# Otorrinolaringologia Pediátrica

Thieme Revinter

# Otorrinolaringologia Pediátrica

**Pierre Fayoux**
Professeur des Universités–praticien hospitalier
Chef du service d'ORL et chirurgie cervico-faciale pédiatrique
Hôpital Jeanne-de-Flandre, CHRU de Lille

**Vincent Couloigner**
Professeur des Universités–praticien hospitalier
Service d'ORL pédiatrique
Hôpital Necker-Enfants malades, AP-HP, Paris

Thieme
Rio de Janeiro • Stuttgart • New York • Delhi

**Dados Internacionais de Catalogação na Publicação (CIP)**

Fayoux, Pierre
    Otorrinolaringologia pediátrica/Pierre Fayoux & Vincent Couloigner; tradução de Carolina Huang & Maria-Júlia Chelini. – 1. Ed. – Rio de Janeiro – RJ: Thieme Revinter Publicações, 2018.
    384 p.: il; 14 x 21 cm.

    Título Original: *ORL de l'enfant*
    Inclui Índice Remissivo, leitura sugerida & Referência.
    ISBN 978-85-5465-089-6

    1. Otologia. 2. Vias Aerodigestivas. 3. Rinologia. 4. Patologias Cervicofaciais. I. Couloigner, Vincent. II. Título.

                                    CDD: 617.51
                                    CDU: 616.21:616.053-2

**Tradução:**
CAROLINA HUANG (Caps. 0 a 22)
*Tradutora Especializada na Área da Saúde, SP*
MARIA-JÚLIA CHELINI (Caps. 23 a 43)
*Tradutora Especializada na Área da Saúde, Brasília/DF*

**Revisão Técnica:**
ROGÉRIO HAMERSCHMIDT
*Professor Adjunto de Otorrinolaringologia da Universidade Federal do Paraná*
*Chefe do Departamento de Oftalmo-Otorrinolaringologia da Universidade Federal do Paraná*
*Mestre e Doutor em Clínica Cirúrgica pela Universidade Federal do Paraná*
*Pós-Graduação em Cirurgia Otológica pela Universidade de Bordeaux II na França*

Título original:
*ORL de l'enfant*
Copyright © 2017 by Elsevier Masson SAS.
ISBN 978-2-294-74471-6

© 2018 Thieme Revinter Publicações Ltda.
Rua do Matoso, 170, Tijuca
20270-135, Rio de Janeiro – RJ, Brasil
http://www.ThiemeRevinter.com.br

Thieme Medical Publishers
http://www.thieme.com
Desenhos: Cyrille Martinet

Impresso no Brasil por Zit Editora e Gráfica Ltda.
5 4 3 2 1
ISBN 978-85-5465-089-6

**Nota:** O conhecimento médico está em constante evolução. À medida que a pesquisa e a experiência clínica ampliam o nosso saber, pode ser necessário alterar os métodos de tratamento e medicação. Os autores e editores deste material consultaram fontes tidas como confiáveis, a fim de fornecer informações completas e de acordo com os padrões aceitos no momento da publicação. No entanto, em vista da possibilidade de erro humano por parte dos autores, dos editores ou da casa editorial que traz à luz este trabalho, ou ainda de alterações no conhecimento médico, nem os autores, nem os editores, nem a casa editorial, nem qualquer outra parte que se tenha envolvido na elaboração deste material garantem que as informações aqui contidas sejam totalmente precisas ou completas; tampouco se responsabilizam por quaisquer erros ou omissões ou pelos resultados obtidos em consequência do uso de tais informações. É aconselhável que os leitores confirmem em outras fontes as informações aqui contidas. Sugere-se, por exemplo, que verifiquem a bula de cada medicamento que pretendam administrar, a fim de certificar-se de que as informações contidas nesta publicação são precisas e de que não houve mudanças na dose recomendada ou nas contraindicações. Esta recomendação é especialmente importante no caso de medicamentos novos ou pouco utilizados. Alguns dos nomes de produtos, patentes e design a que nos referimos neste livro são, na verdade, marcas registradas ou nomes protegidos pela legislação referente à propriedade intelectual, ainda que nem sempre o texto faça menção específica a esse fato. Portanto, a ocorrência de um nome sem a designação de sua propriedade não deve ser interpretada como uma indicação, por parte da editora, de que ele se encontra em domínio público.

Todos os direitos reservados. Nenhuma parte desta publicação poderá ser reproduzida ou transmitida por nenhum meio, impresso, eletrônico ou mecânico, incluindo fotocópia, gravação ou qualquer outro tipo de sistema de armazenamento e transmissão de informação, sem prévia autorização por escrito.

# Colaboradores

## Coordenadores
- **Pierre Fayoux**, professeur des Universités–praticien hospitalier, chef du service ORL et chirurgie cervico-faciale pédiatrique, Hôpital Jeanne de Flandre, CHRU de Lille
- **Vincent Couloigner**, professeur des Universités–praticien hospitalier, service d'ORL Pédiatrique, Hôpital Necker-Enfants Malades, AP-HP, Paris

## Colaboradores
- **Alessandro Amaddeo**, chef de clinique assistant, unité de ventilation non invasive et du sommeil de l'enfant et Inserm U 955, équipe 13, Hôpital Necker-Enfants malades, AP-HP, Paris
- **Sonia Ayari-Khalfallah**, praticien hospitalier, service d'ORL et chirurgie cervico-faciale pédiatrique, Hôpital Femme-Mère-Enfant, CHU de Lyon
- **Céline Bernardeschi**, cabinet de dermatologie buccale, Paris
- **Marion Blanchard**, praticien hospitalier, service d'ORL et chirurgie cervico-faciale pédiatrique, Hôpital Necker-Enfants Malades, AP-HP, Paris
- **Catherine Blanchet**, praticien hospitalier, département d'ORL et chirurgie Maxillo-faciale, CHRU de Montpellier
- **Dominique Bonneau**, professeur des Universités–praticien hospitalier, service de génétique, CHU d'Angers
- **Nicolas Bon Mardion**, praticien hospitalier, service d'ORL et chirurgie cervico-faciale, et audiophonologie infantile, CHU de Rouen
- **Hélène Broucqsault**, chef de clinique assistant, service ORL et chirurgie cervico-faciale pédiatrique, Hôpital Jeanne de Flandre, CHRU de Lille
- **Marie-Noëlle Calmels**, praticien hospitalier, service ORL, Hôpital Pierre-Paul Riquet, Toulouse
- **Lylou Casteil**, interne des hôpitaux, département ORL, CHU de Montpellier
- **Charlotte Célérier**, chef de clinique assistant, service d'ORL pédiatrique et de chirurgie cervico-faciale, Hôpital Necker-Enfants malades, AP-HP, Paris
- **Laurent Coffinet**, praticien hospitalier, service d'ORL pédiatrique, Hôpital d'Enfants de Brabois, CHRU de Nancy
- **Julia Cohen Levy**, orthopédiste dento-facial, Université de Montréal, Canada
- **Bruno Coulombeau**, phoniatre, Lyon
- **Sam J. Daniel**, professeur ORL, Université McGill, chef du service d'ORL, Hôpital de Montréal pour enfants, Canada
- **Françoise Denoyelle**, professeur des Universités–praticien hospitalier, service d'ORL pédiatrique et de chirurgie cervico-faciale, Hôpital Necker-Enfants malades, AP-HP, Paris

- **Antoine Deschildre**, praticien hospitalier, unité de pneumologie et allergologie pédiatriques, Hôpital Jeanne de Flandre, CHRU de Lille
- **Monique Elmaleh-Bergès**, praticien hospitalier, service d'imagerie pédiatrique, Hôpital Robert Debré, AP-HP, Paris
- **Anne Farinetti**, praticien hospitalier, service d'ORL et chirurgie cervico-faciale Pédiatrique, Hôpital de la Timone, AP-HM, Marseille
- **Frédéric Faure**, praticien hospitalier, service d'ORL et chirurgie cervico-faciale, Hôpital Édouard Herriot, CHU de Lyon
- **Brigitte Fauroux**, professeur des Universités–praticien hospitalier, unité de ventilation non invasive et du sommeil de l'enfant et Inserm U 955, équipe 13, Hôpital Necker-Enfants malades, AP-HP, Paris
- **Martine François**, praticien hospitalier, service d'ORL, Hôpital Robert Debré, Paris
- **Patrick Froehlich**, professeur, unité d'ORL pédiatrique, Université McGill, Montréal, Canada
- **Noël Garabédian**, professeur des Universités–praticien hospitalier, service d'ORL et de chirurgie cervico-faciale pédiatriques, Hôpital Necker-Enfants Malades, AP-HP, Paris
- **Bertrand Gardini**, médecin ORL, clinique Sarrus Teinturiers, Toulouse
- **Martin Hitier,** maître de conférences des Universités-praticien hospitalier, service d'ORL et de chirurgie cervico-faciale, CHU de Caen
- **Grégory Hosana**, chef de clinique assistant, service d'ORL et chirurgie cervico-faciale pédiatrique, Hôpital Jeanne de Flandre, CHRU de Lille
- **Roger Kuffer**, anatomopathologiste, stomatologiste, ancien attaché consultant des Hôpitaux de Paris et chargé de cours à la Faculté de Genève
- **Nicolas Leboulanger**, professeur des Universités–praticien hospitalier, service d'ORL pédiatrique et de chirurgie cervico-faciale, Hôpital Necker-Enfants Malades, AP-HP, Paris; Université Paris V
- **Emmanuel Lescanne**, professeur des Universités–praticien hospitalier, service d'ORL pédiatrique, Hôpital Clocheville, CHU de Tours
- **Natalie Loundon**, praticien hospitalier, service d'ORL pédiatrique, Hôpital Necker-Enfants Malades, AP-HP, Paris
- **Cécile Mareau**, praticien hospitalier, Centre d'évaluation et de traitement de la douleur chronique, Hôpital de la Timone, AP-HM, Marseille
- **Rémi Marianowski**, professeur des Universités–praticien hospitalier, service d'ORL, CHU Morvan, Brest
- **Jean-Paul Marie**, professeur des Universités–praticien hospitalier, service d'ORL, chirurgie cervico-faciale, et audiophonologie infantile, CHU de Rouen
- **Sandrine Marlin**, praticien hospitalier, service de génétique, Hôpital Necker-Enfants Malades, AP-HP, Paris
- **Laurent Michaud**, praticien hospitalier, unité de gastro-entérologie, hépatologie et nutrition, département de pédiatrie et centre de référence

des affections congénitales et malformatives de l'œsophage, Hôpital Jeanne de Flandre, Lille

■ **Thierry Mom**, professeur des universités–praticien hospitalier, service d'ORL et chirurgie cervico-faciale, Hôpital Gabriel Montpied, CHU de Clermont-Ferrand

■ **Michel Mondain**, professeur des universités–praticien hospitalier, service d'ORL, Hôpital Gui de Chauliac, CHU de Montpellier

■ **Clémence Mordacq**, praticien hospitalier, unité de pneumologie et allergologie pédiatriques, Hôpital Jeanne de Flandre, CHRU de Lille

■ **Éric Moreddu**, chef de clinique à la faculté-assistant des hôpitaux, Aix--Marseille Université, service d'ORL pédiatrique, Hôpital d'Enfants de la Timone, AP-HM, Marseille

■ **Jérôme Nevoux**, maître de conférences des Universités–praticien hospitalier, service d'ORL, CHU Bicêtre, Groupe Hospitalo-Universitaire Paris Sud, AP-HP, Le Kremlin-Bicêtre

■ **Richard Nicollas**, professeur des Universités–praticien hospitalier, Aix-Marseille Université, service d'ORL pédiatrique, Hôpital d'Enfants de la Timone, AP-HM, Marseille

■ **Catherine Nowak**, praticien hospitalier, service ORL et chirurgie cervico--maxillo-faciale, CHU Bicêtre, Groupe Hospitalo-Universitaire Paris Sud, AP-HP, Le Kremlin-Bicêtre

■ **Vincent Patron**, praticien hospitalier, service d'ORL et de chirurgie cervico- faciale, CHU de Caen

■ **Claire Perrot**, praticien hospitalier, service d'ORL et de chirurgie cervico-faciale pédiatrique, Hôpital Femme-Mère-Enfant, CHU de Lyon

■ **Vincent Pitiot**, chef de clinique-assistant des hôpitaux, service d'ORL et de chirurgie cervico-faciale pédiatrique, Hôpital Femme-Mère-Enfant, CHU de Lyon

■ **Soizick Pondaven Letourmy**, praticien hospitalier, service de chirurgie pédiatrique de la tête et du cou, Hôpital Clocheville, CHU de Tours

■ **Charlotte Querat**, praticien hospitalier, service d'ORL pédiatrique, Hôpital Femme-Mère-Enfant, CHU de Lyon; service d'ORL, Hôpital Nord-Ouest, Villefranche-sur-Saône

■ **Stéphane Roman**, praticien hospitalier, service d'ORL et chirurgie cervico-faciale pédiatrique, Hôpital de la Timone, AP-HM, Marseille

■ **Nicolas Saroul**, praticien hospitalier, service d'ORL et de chirurgie cervico-faciale, Hôpital Gabriel Montpied, CHU de Clermont-Ferrand

■ **Hélène Schmaltz**, chef de clinique, service d'ORL et de chirurgie cervico--faciale, CHU de Strasbourg

■ **Natacha Teissier**, praticien hospitalier, service d'ORL pédiatrique, Hôpital Robert Debré, Paris

■ **Briac Thierry**, praticien hospitalier, service d'ORL pédiatrique, Hôpital Necker- Enfants Malades, AP-HP, Paris

- **Jean-Michel Triglia**, professeur des Universités–praticien hospitalier, service d'ORL et chirurgie cervico-faciale pédiatrique, Hôpital de la Timone, AP-HM, Marseille
- **Éric Truy**, professeur des Universités–praticien hospitalier, service d'ORL pédiatrique, Hôpital Femme-Mère-Enfant, CHU de Lyon
- **Thierry Van Den Abbeele**, professeur des Universités–praticien hospitalier, service d'ORL pédiatrique, Hôpital Robert Debré, AP–HP, Paris
- **Chantal Wood**, praticien hospitalier, Centre de prise en charge de la douleur chronique, Hôpital Dupuytren, CHU de Limoges

# Prefácio

A publicação de uma obra de otorrinolaringologia pediátrica para pediatras é útil por várias razões.

■ Tratam-se de diversas patologias que atingem órgãos cujas anatomias e funções são particularmente complexas (audição, respiração, deglutição, fonação).

■ Essas patologias são frequentes, sejam elas rinofaringites, otites, rinossinusites, anginas, deficiências auditivas, obstruções das vias aéreas superiores, síndrome da apneia do sono, distúrbios da salivação e/ou da deglutição, disfonias, cistos, adenites, adenopatias e outras massas cervicais.

■ As ferramentas diagnósticas e terapêuticas úteis para a nossa especialidade evoluíram significativamente nos últimos anos. O diagnóstico por imagem está cada vez mais eficiente e com menos radiação. A genética ocupa uma importância crescente entre os casos de surdez, malformações e tumores. No plano terapêutico, a cirurgia por via externa é, pouco a pouco, substituída por manejos menos invasivos. As estenoses laríngeas costumam ser tratadas por via endoscópica, principalmente desde que se passou a usar balões de dilatação. Os hemangiomas cervicofaciais ou laríngeos são curados, em grande parte, com betabloqueadores administrados por via oral. Os linfangiomas císticos são cada vez mais controlados por meio de escleroterapia ou com certas substâncias, como o sirolimus ou a vincristina. A maioria das mastoidites agudas é tratada clinicamente e não necessita mais de mastoidectomias para drenagem.

■ Frequentemente, o pediatra está na primeira linha do manejo de afecções otorrinolaringológicas pediátricas, como nos casos de surdez, infecções, estridores e massas cervicais.

Esta obra, escrita visando à concisão e clareza por profissionais de referência da nossa especialidade, deverá ser uma ferramenta útil na prática cotidiana dos pediatras no manejo dessas doenças.

**Pr Noël Garabédian**
Professeur des Univesités – Praticien hospitalier, service d'ORL et chirurgie cervico-faciale pédiatrique,
Hôpital Necker-Enfants Malades, AP-HP, Paris.

# Sumário

Colaboradores ................................................................ V
Prefácio ........................................................................ IX
Sumário de vídeos ...................................................... XVII
Lista de abreviações .................................................. XIX

| | | |
|---|---|---|
| Capítulo 1 | **Revisão de Embriologia** *(Pierre Fayoux)* ......... | 1 |
| | Introdução ........................................................... | 2 |
| | Crânio e face ...................................................... | 2 |
| | Arcos branquiais ................................................ | 5 |
| | Estruturas faríngeas .......................................... | 6 |
| | Estruturas laríngeas .......................................... | 10 |

## Parte 1    Otologia

| | | |
|---|---|---|
| Capítulo 2 | **Otites Média Aguda e Externa** *(Emmanuel Lescanne)* ..... | 13 |
| | Otite média aguda ............................................. | 14 |
| | Otite externa ...................................................... | 18 |
| Capítulo 3 | **Otites Crônicas** *(Françoise Denoyelle, Charlotte Célérier)*. | 19 |
| | Aspectos gerais ................................................. | 21 |
| | Otite média secretora ....................................... | 22 |
| | Otite crônica simples e perfuração timpânica sequelar ..... | 24 |
| | Otites crônicas supurativas e colesteatomatosas – bolsas de retração severa e colesteatomas adquiridos ..................... | 26 |
| | Colesteatomas congênitos ............................... | 29 |
| | Complicações .................................................... | 30 |
| Capítulo 4 | **Surdez** *(Natalie Loundon)* ............................ | 31 |
| | Diagnóstico ........................................................ | 32 |
| | Manejo ................................................................ | 36 |
| Capítulo 5 | **Malformações da Orelha** *(Anne Farinetti, Jean-Michel Triglia)* ............................................ | 39 |
| | Malformações congênitas da orelha externa e da orelha média ............................................ | 40 |
| | Malformações da orelha média – aplasias menores .......... | 43 |
| | Malformações da orelha interna .................... | 45 |
| Capítulo 6 | **Paralisias Faciais Periféricas** *(Éric Truy, Charlotte Querat, Sonia Ayari-Khalfallah)* ................................... | 47 |
| | Definição ............................................................. | 48 |
| | Epidemiologia .................................................... | 48 |

|  |  |  |
|---|---|---|
|  | Quadros clínicos | 48 |
|  | Diagnóstico etiológico e manejo | 48 |
| Capítulo 7 | **Vertigens** *(Jérôme Nevoux)* | **55** |
|  | Diagnóstico | 56 |
|  | Principais etiologias e tratamentos | 57 |
| Capítulo 8 | **Fraturas do Osso Temporal** *(Stéphane Roman, Jean-Michel Triglia)* | **61** |
|  | Epidemiologia | 62 |
|  | Quadros clínicos | 62 |
|  | Manejo | 62 |
| Capítulo 9 | **Lesões e Corpos Estranhos no Conduto Auditivo Externo** *(Laurent Coffinet)* | **65** |
|  | Revisão da anatomia do meato acústico | 66 |
|  | Quadros clínicos | 66 |
|  | Manejo | 66 |

## Parte 2    Vias Aerodigestivas

|  |  |  |
|---|---|---|
| Capítulo 10 | **Conduta em Caso de Estridor** *(Nicolas Saroul, Thierry Mom)* | **73** |
|  | Introdução | 74 |
|  | Etiologias | 74 |
|  | Conduta em caso de criança acometida por estridor | 74 |
|  | Diagnóstico | 75 |
|  | Manejo | 76 |
| Capítulo 11 | **Conduta em Caso de Desconforto Respiratório Alto** *(Catherine Nowak)* | **79** |
|  | Semiologia | 80 |
|  | Diagnóstico positivo | 80 |
|  | Procedimento diagnóstico | 80 |
|  | Diagnóstico topográfico | 83 |
|  | Diagnóstico etiológico | 83 |
| Capítulo 12 | **Anginas e Faringites** *(Martine François)* | **87** |
|  | Definição | 88 |
|  | Epidemiologia | 88 |
|  | Diagnóstico | 89 |
|  | Tratamento | 90 |
|  | Complicações | 90 |
|  | Formas clínicas particulares | 90 |
| Capítulo 13 | **Síndrome de Apneia e Hipopneia Obstrutiva** *(Rémi Marianowski, Brigitte Fauroux, Alessandro Amaddeo, Julia Cohen Levy)* | **95** |
|  | Definição | 96 |
|  | Epidemiologia | 96 |

| | | |
|---|---|---:|
| | Natureza e etiologia do obstáculo | 96 |
| | Principais objetivos do manejo | 98 |
| | Diagnóstico | 98 |
| | Tratamento | 102 |
| **Capítulo 14** | **Laringite Aguda** *(Lylou Casteil, Michel Mondain)* | **107** |
| | Definições | 108 |
| | Quadros clínicos | 108 |
| **Capítulo 15** | **Laringomalacia** *(Sonia Ayari-Khalfallah, Claire Perrot, Vincent Pitiot)* | **113** |
| | Definição e epidemiologia | 114 |
| | Fisiopatologia | 114 |
| | Quadros clínicos | 114 |
| | Comorbidades | 115 |
| | Manejo | 115 |
| **Capítulo 16** | **Malformações e Estenoses Laríngeas** *(Nicolas Leboulanger)* | **119** |
| | Definições e revisão de anatomia | 120 |
| | Estenoses laríngeas | 120 |
| | Cistos laríngeos | 122 |
| | Fendas laríngeas | 122 |
| | Outras malformações | 123 |
| | Traqueostomia | 124 |
| **Capítulo 17** | **Paralisias Laríngeas** *(Jean-Paul Marie, Nicolas Bon Mardion)* | **127** |
| | Introdução | 128 |
| | Apresentação clínica | 128 |
| | Diagnóstico | 128 |
| | Etiologias | 129 |
| | Quais exames complementares fazer? | 129 |
| | Tratamento | 130 |
| | Discinesia laríngea (movimento paradoxal de cordas vocais) | 132 |
| | Miopatia e miastenia | 132 |
| | Conclusão | 132 |
| **Capítulo 18** | **Dispneia de Origem Traqueal** *(Briac Thierry, Noël Garabédian)* | **135** |
| | Diagnóstico | 136 |
| | Etiologias | 136 |
| | Tratamento | 138 |
| **Capítulo 19** | **Traumas Laringotraqueais e Queimaduras das Vias Aéreas Superiores** *(Pierre Fayoux)* | **139** |
| | Traumas laringotraqueais | 140 |
| | Queimaduras das vias aéreas superiores | 142 |

| | | |
|---|---|---|
| Capítulo 20 | **Corpos Estranhos no Trato Aerodigestório e Ingestão de Substâncias Cáusticas** *(Marion Blanchard, Laurent Michaud)* | 145 |
| | Corpos estranhos em vias aéreas superiores | 146 |
| | Ingestão de corpos estranhos no trato digestório | 149 |
| | Ingestão de substâncias cáusticas | 152 |
| Capítulo 21 | **Disfonia Crônica** *(Bruno Coulombeau)* | 155 |
| | Introdução | 156 |
| | Avaliação | 156 |
| | Etiologias | 157 |
| | Conclusão | 161 |
| Capítulo 22 | **Insuficiência Velopalatina** *(Vincent Couloigner, Noël Garabédian)* | 163 |
| | Definição | 164 |
| | Etiologias | 164 |
| | Sintomas | 165 |
| | Avaliação clínica e paraclínica | 165 |
| | Tratamento | 166 |
| Capítulo 23 | **Distúrbios de Deglutição** *(Sam J. Daniel, Pierre Fayoux)* | 169 |
| | Introdução | 170 |
| | Quadros clínicos | 170 |
| | Etiologias | 171 |
| | Abordagem | 171 |
| Capítulo 24 | **Patologia da Mucosa Oral** *(Céline Bernardeschi, Roger Kuffer)* | 181 |
| | Lesões papulosas, hiperplásicas e hiperceratóticas | 182 |
| | Erosões e ulcerações | 185 |
| | Bolhas | 186 |
| | Vesículas | 187 |
| **Parte 3** | **Rinologia** | |
| Capítulo 25 | **Rinites e Rinossinusites Agudas** *(Marie-Noëlle Calmels)* | 191 |
| | Definição | 192 |
| | Rinites e rinossinusites agudas | 192 |
| | Complicações | 194 |
| Capítulo 26 | **Rinossinusite Crônica e Rinite Alérgica** *(Sam J. Daniel, Patrick Froehlich, Clémence Mordacq, Antoine Deschildre)* | 199 |
| | **Rinossinusite crônica** | **200** |
| | Introdução | 200 |
| | Abordagem diagnóstica | 200 |
| | Conclusão | 202 |
| | **Rinite Alérgica** | **203** |
| | Introdução | 203 |
| | Exploração da alergia | 203 |
| | Tratamento da alergia | 206 |

Sumário  XV

| | | |
|---|---|---|
| Capítulo 27 | **Epistaxe** *(Vincent Patron, Martin Hitier)* | 209 |
| | Etiologias | 210 |
| | Investigação | 212 |
| | Tratamento | 212 |
| Capítulo 28 | **Obstrução Nasal** *(Thierry Van Den Abbeele)* | 215 |
| | Obstrução nasal congênita | 216 |
| | Obstrução nasal no bebê | 220 |
| | Obstrução nasal na criança maior | 220 |
| | Conclusão | 225 |
| Capítulo 29 | **Distúrbios do Olfato** *(Pierre Fayoux, Hélène Broucqsault)* | 227 |
| | Introdução | 228 |
| | Quadros clínicos | 228 |
| | Etiologias | 228 |
| | Abordagem | 230 |
| Capítulo 30 | **Patologias da Base do Crânio** *(Vincent Couloigner)* | 233 |
| | Malformações | 234 |
| | Tumores | 235 |
| | Infecções | 236 |

## Parte 4 — Patologias Cervicofaciais

| | | |
|---|---|---|
| Capítulo 31 | **Adenites e Abscessos** *(Bertrand Gardini)* | 241 |
| | Adenites | 242 |
| | Abscessos | 244 |
| | Conclusão | 245 |
| Capítulo 32 | **Abcessos Para- e Retrofaríngeos** *(Catherine Blanchet, Hélène Schmaltz)* | 247 |
| | Lembretes anatômicos e generalidades | 248 |
| | Quadros clínicos | 249 |
| | Abordagem | 251 |
| Capítulo 33 | **Cistos e Fístulas Cervicais** *(Marion Blanchard)* | 255 |
| | Cistos e fístulas laterocervicais | 256 |
| | Cistos medianos do pescoço | 260 |
| Capítulo 34 | **Cistos e Fístulas da Face** *(Soizick Pondaven Letourmy, Emmanuel Lescanne)* | 263 |
| | Cistos e fístulas do dorso nasal | 264 |
| | Fístulas pré-auriculares congênitas | 265 |
| | Fístulas congênitas dos lábios | 266 |
| | Cistos dermoides da região orbital | 266 |
| | Cistos e Fístulas da 1ª fenda branquial | 267 |
| | Fenda facial | 268 |
| Capítulo 35 | **Massas Cervicais** *(Richard Nicollas, Éric Moreddu)* | 271 |
| | Tumefação das regiões laterais | 272 |
| | Tumefação da região mediana | 278 |

Capítulo 36 **Patologias das Glândulas Salivares** *(Frédéric Faure, Jérôme Nevoux)* .................................................................. 281
    Patologias obstrutivas ............................................. 282
    Distúrbios de salivação ........................................... 284
    Patologias tumorais ................................................ 285

Capítulo 37 **Hemangiomas e Malformações Vasculares Cervicais** *(Natacha Teissier)* .............................................. 289
    Hemangiomas ......................................................... 290
    Linfagiomas ............................................................. 294

Capítulo 38 **Traumatismos Cervicofaciais** *(Grégory Hosana, Pierre Fayoux)* .................................................................. 299
    Quadros clínicos ...................................................... 300
    Abordagem .............................................................. 300

# Parte 5    Capítulos Transversais

Capítulo 39 **Refluxo Gastroesofágico e Patologias ORL** *(Thierry Van Den Abbeele)* .............................. 307
    Introdução ............................................................... 308
    Quadros clínicos – manifestações extradigestivas ............ 309
    Abordagem .............................................................. 310

Capítulo 40 **ORL Pediátrica e Genética** *(Sandrine Marlin, Dominique Bonneau)* ..................................... 313
    Epidemiologia ......................................................... 314
    Diagnóstico genético .............................................. 314
    Diferentes mecanismos genéticos ........................ 315
    Novos métodos de diagnóstico ............................ 323

Capítulo 41 **Distúrbios Auditivos e Ventilatórios nas Doenças Ósseas Constitucionais** *(Vincent Couloigner)* .. 325
    Síndrome de Pierre Robin ..................................... 326
    Acondroplasia ......................................................... 327
    Síndrome de Franceschetti ou de Treacher Collins ........... 328
    Osteogênese imperfeita (OI) ................................ 329

Capítulo 42 **Exames de Imagem** *(Monique Elmaleh-Bergès)* ............ 331
    Introdução ............................................................... 332
    Técnicas de exame de imagem ............................ 332
    Situações clínicas .................................................... 337

Capítulo 43 **Abordagem da Dor** *(Cécile Mareau, Chantal Wood)* ....... 343
    Introdução ............................................................... 344
    Etiologias ................................................................. 344
    Como avaliar a dor de uma criança ..................... 344
    Tratamento da dor ................................................. 346
    Conclusão ................................................................ 355

Índice Remissivo .................................................................. 356

# Assista a 10 vídeos on-line em MediaCenter.Thieme.com!

Simplesmente visite a página MediaCenter.Thieme.com e, quando solicitado durante o processo de registro, digite o código abaixo para começar hoje.

**AS78-K98L-W2G5-3SR6**

|  | **WINDOWS & MAC** | **TABLET** |
|---|---|---|
| **Navegador(es) Recomendado(s)** | Versões mais recentes de navegador nas principais plataformas e qualquer sistema operacional móvel que suporte reprodução de vídeo HTML5. Todos os navegadores devem estar habilitados para JavaScript |  |
| **Plug-in Flash Player** | *Flash Player* 9 ou Superior. *Para usuários de Mac: ATI Rage 128 GPU não suporta o modo de tela cheia com escalonamento do equipamento.* | Tablet, PCs com Android e OS suportam Flash 10.1. |
| **Recomendado para melhor aproveitamento** | Resoluções do monitor:<br>• Normal (4:3) 1024 × 768 ou superior<br>• Panorâmico (16:9) 1280 × 720 ou superior<br>• Panorâmico (16:10) 1440 × 900 ou superior<br>Conexão à internet de alta velocidade (mínima 384 kbps) é sugerida. | Conexão Wi-Fi ou dados móveis é necessário. |

Conecte-se conosco nas redes sociais

# Sumário de vídeos

**Parte 2**   Vias aerodigestivas

**Capítulo 10**   Conduta em caso de estridor

**Vídeo 10.1.**
Estridor.

**Vídeo 10.2.**
Ruído expiratório.

**Vídeo 10.3.**
Tiragem inspiratória.

**Capítulo 17**   Paralisias laríngeas

**Vídeo 17.1.**
Paralisia laríngea esquerda.

**Vídeo 17.2.**
Paralisia laríngea esquerda com adução paradoxal inspiratória.

**Capítulo 23**   Distúrbios de deglutição

**Vídeo 23.1.**
Falha no desencadeamento do reflexo faríngeo.

**Vídeo 23.2.**
Falha no desencadeamento do reflexo faríngeo.

**Vídeo 23.3.**
Estase salivar.

**Vídeo 23.4.**
Falha na abertura do esfíncter superior do esôfago.

**Vídeo 23.5.**
Distúrbios de coordenação.

# Lista de abreviações

| | |
|---|---|
| AEEH | Subsídio à Educação da Criança com Deficiência |
| AINES | Anti-Inflamatórios Não Esteroides |
| AMM | Autorização de Comercialização |
| ANSM | Agence Nationale de Sécurité du Médicament et des Produits de Sonté |
| BOR | Brânquio-otorrenal |
| CAE | Conduto Auditivo Externo |
| CBCT | *Cone Beam Computed Tomography* (tomografia computadorizada de feixe cônico) |
| CAI | Conduto Auditivo Interno |
| CE | Corpo Estranho |
| CMV | Citomegalovírus |
| CPAP | *Continuous Positive Airway Pressure* (pressão positiva contínua das vias aéreas) |
| DNA | Ácido Desoxirribonucleico |
| EBV | Vírus Epstein-Barr |
| ECG | Eletrocardiograma |
| EDIN | Échelle de Douleur et D'inconfort du Nouveau-né |
| EEG | Eletroencefalograma |
| EES | Esfíncter Esofágico Superior |
| EMA | *European Medicines Agency* |
| EMG | Eletromiograma |
| EOG | Eletro-Oculograma |
| EVA | Escala Visual Analógica |
| EVENDOL | *Évaluation Enfant DouLeur* |
| FEES | *Fiberoptic Endoscopic Evaluation of Swallowing* (avaliação fibroscópica da deglutição) |
| FISH | *Fluorescence in Situ Hybridization* (hibridização fluorescente *in situ*) |
| FLACC | *Face, Legs, Activity, Cry, Consolability* |
| FPS-R | *Faces Pain Scale – Revised* |
| HAS | *Haute Autorité de Santé* |
| HEDEN | Hétéro-Évaluation de la Douleur de L'enfant |
| HIV | Vírus da Imunodeficiência Humana |
| HMG | Hemograma |
| HEF | Hiperplasia Epitelial Focal |
| HPV | Papilomavírus Humano |
| HSV | Vírus da Herpes *Simplex* |
| IAV | Índice de Apneias e Hipopneias |

| | |
|---|---|
| IBP | Inibidor da Bomba de Prótons |
| IDR | Intradermorreação |
| Ig | Imunoglobulina |
| IM | Intramuscular |
| ITE | Imunoterapia Específica |
| IV | Intravenoso(a) |
| IVF | Insuficiência Velofaríngea |
| LCR | Líquido Cefalorraquidiano |
| MEOPA | Mistura Equimolar de Oxigênio – Protóxido de Nitrogênio |
| MIBG | Metaiodobenzilguanidina |
| MI | Mononucleose Infecciosa |
| ODF | Ortopedia Dentofacial |
| OEA | Otoemissões Acústicas |
| OI | Osteogênese Imperfeita |
| OMA | Otite Média Aguda |
| OMS | Otite Média Secretora |
| PCR | *Polymerase Chain Reaction* (reação em cadeia da polimerase) |
| PCR | Proteína C Reativa |
| PEAA | Potenciais Evocados Auditivos Automatizados |
| PEATE | Potenciais Evocados Auditivos de Tronco Encefálico |
| PFP | Paralisia Facial Periférica |
| PG | Poligrafia do Sono |
| PPC | Pressão Positiva Contínua |
| PPPM | *Parents' Post-operative Pain Measure* |
| PSG | Polissonografia |
| RAEE | Respostas Auditivas de Estado Estável |
| RGE | Refluxo Gastroesofágico |
| RM | Ressonância Magnética |
| SA | Semana de Amenorreia |
| SAHOS | Síndrome de Apneia e Hipopneia Obstrutiva do sono |
| SAOS | Síndrome de Apneia do Sono |
| SFIPP | *Société Française d'Imagerie Pédiatrique et Prénatale* |
| SFORL | *Société Française d'Oto-rhino-laryngologie* |
| SPLF | *Société de Pneumologie de Langue Française* |
| TC | Tomografia Computadorizada |
| RD | Teste Rápido de Detecção |
| TV | Tubo de Ventilação |
| VA | Vias Aéreas |
| VAS | Vias Aéreas Superiores |
| VNI | Ventilação Não Invasiva |
| VPPB | Vertigem Posicional Paroxística Benigna |
| VSR | Vírus Sincicial Respiratório |
| VZV | Vírus Varicela-Zóster |

# Otorrinolaringologia Pediátrica

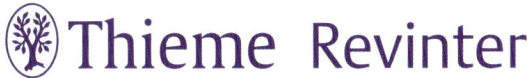

CAPÍTULO

# 1

# Revisão de Embriologia

Pierre Fayoux

**ESTRUTURA DO CAPÍTULO**
- Introdução
- Crânio e face
- Arcos branquiais
- Estruturas faríngeas
- Estruturas laríngeas

**Pontos-chave**

- As estruturas cervicais formam-se, basicamente, a partir do sistema branquial.
- A inervação e a indução celulares dependem das cristas neurais.
- A morfologia cervicofacial é estabelecida no final do período embrionário.
- As falhas de desenvolvimento ou fusão desses primórdios embrionários são responsáveis por malformações cervicofaciais congênitas.

## Introdução

Revisaremos aqui somente as noções de embriologia necessárias à compreensão das diferentes malformações cervicofaciais que serão apresentadas nesta obra.

- As estruturas cervicofaciais se desenvolvem a partir do mesoblasto paraxial, da placa lateral e da crista neural.
- Ocorre uma migração das células da crista neural do sistema nervoso central e dos rombômeros (R1-R7) do tronco cerebral para a face e os quatro arcos branquiais.
- Elas desempenham um papel essencial na diferenciação e na indução tecidual, formando as estruturas medianas do esqueleto da face e tecidos derivados dos arcos branquiais (Quadro 1.1).

## Crânio e face

- A porção cefálica é composta pelo neurocrânio, que envolve o cérebro, e pelo viscerocrânio, que constituirá a face.
- As proeminências faciais se desenvolvem na 3ª semana, fundindo-se progressivamente para definir os orifícios da face. Elas são separadas do primeiro arco pelo estomodeu (Figura 1.1).
- A ruptura da membrana orofaríngea ocorre na 5ª semana, determinando a comunicação da cavidade faríngea com a cavidade amniótica.
- Formação do palato: a fusão do palato primário ocorre na 8ª semana e do palato secundário na 12ª semana, concluindo a separação da cavidade bucal e das fossais nasais (Figura 1.2).

**Quadro 1.1.** Derivados dos arcos branquiais.

| Arco branquial | Artéria do arco | Elementos esqueléticos | Músculos | Nervo craniano |
|---|---|---|---|---|
| 1 | Ramo terminal da artéria maxilar | Derivados dos arcos cartilaginosos (originários de células das cristas neurais): - cartilagem de Meckel: martelo e bigorna Derivados do mesênquima do arco por ossificação dérmica: osso maxilar, zigomáticos, porção escamosa do osso temporal, mandíbula (originárias de células das cristas neurais) | Músculos da mastigação (temporal, masseter e pterigóideos), milo-hióideo, ventre anterior do digástrico, tensor do tímpano, tensor do véu palatino (originário do mesoderma cefálico) | Ramos maxilares e mandibulares do nervo trigêmeo (V) |
| 2 | Artéria estapédia (no embrião), artéria caroticotimpânica (no adulto) | Estribo, processo estilóide, corno menor e porção superior do corpo do osso hióide (derivados da cartilagem do segundo arco (Reichert); originários de células das cristas neurais) | Músculos das expressões faciais (orbicular do olho, orbicular da boca, risório, platisma, frontal e bucinador), ventre posterior do digástrico, estilo-hióideo, estapédio (originários do mesoderma cefálico) | Nervo facial (VII) |
| 3 | Artéria carótida comum, raiz da artéria carótida interna | Porção inferior e cornos maiores do osso hióide (derivados das cartilagens dos terceiros arcos e originários de células das cristas neurais) | Estilofaríngeo (originário do mesoderma cefálico) | Nervo glossofaríngeo (IX) |
| 4 | Arco da aorta (lado esquerdo), artéria subclávia direita (lado direito); primórdios de origem das artérias pulmonares | Cartilagens da laringe (derivadas das cartilagens dos sextos arcos; originárias de células das cristas neurais) | Constritores da faringe, cricotireóideo, elevador do véu palatino (originários dos somitos occipitais 2 a 4) | Ramos laríngeo superior do nervo vago (X) |
| 5 | Canal arterial, raiz das artérias pulmonares definitivas | Cartilagens da laringe (derivadas das cartilagens dos sextos arcos; originárias de células das cristas neurais) | Músculos intrínsecos da laringe (originários dos somitos occipitais 1 e 2) | Ramo laríngeo recorrente do nervo vago (X) |

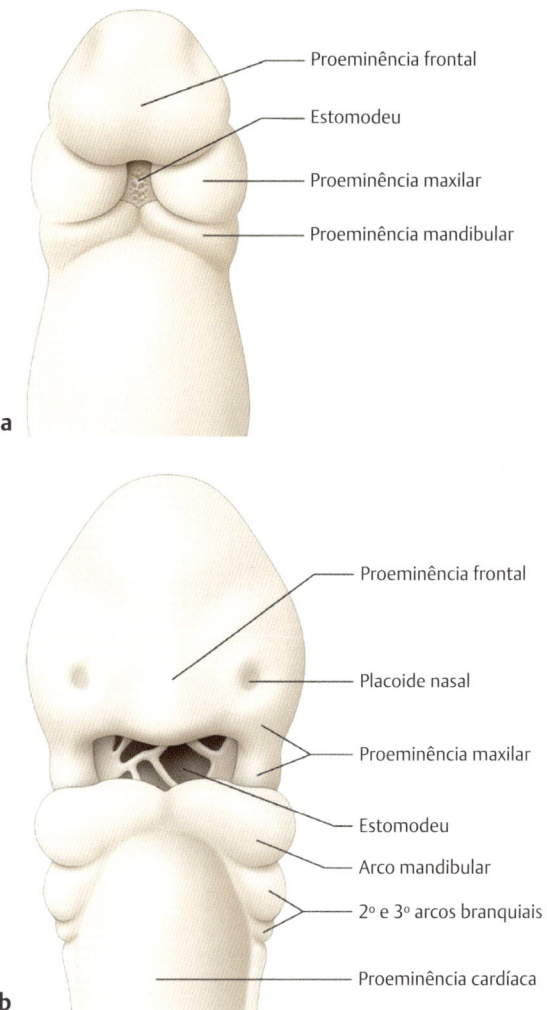

**Figura 1.1. Desenvolvimento da face.**
a, b. A face é constituída por uma proeminência frontal, duas proeminências maxilares e duas proeminências mandibulares. Estas duas últimas são separadas pelo estomodeu, uma boca embrionária, que se abre por meio da ruptura da membrana orofaríngea.

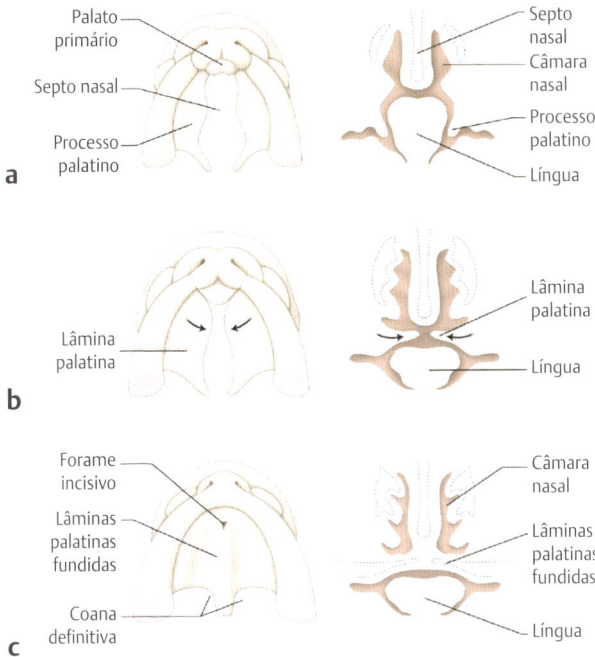

**Figura 1.2. Desenvolvimento do palato.**
a: Fusão do palato primário. b. Fusão do palato secundário. c. A fusão completa dos primórdios palatinos permite a separação entre a cavidade bucal e as fossas nasais.

## Arcos branquiais

- Cinco arcos branquiais se desenvolvem nas lâminas laterais entre a 4ª e a 5ª semana de desenvolvimento.
- Eles são formados por mesoderma, limitado pelos sulcos ectodérmicos e pelas bolsas endodérmicas na parede lateral do intestino primitivo (Figura 1.3).
- As estruturas musculoesqueléticas e a inervação sensorial e motora das estruturas faringolaríngeas provêm dos arcos faríngeos e são próprias de cada arco.
- No desenvolvimento dos arcos, o 2º arco cobre aos poucos o 2º e o 4º arcos, formando uma cavidade que contém as 2ª, 3ª e 4ª bolsas ectodérmicas. Essa cavidade corresponde ao seio cervical, cuja ausência de involução completa causará cistos e fístulas da segunda fenda branquial (Capítulo 33).
- As estruturas derivadas de cada arco (Quadro 1.1) se estabelecem pouco a pouco.

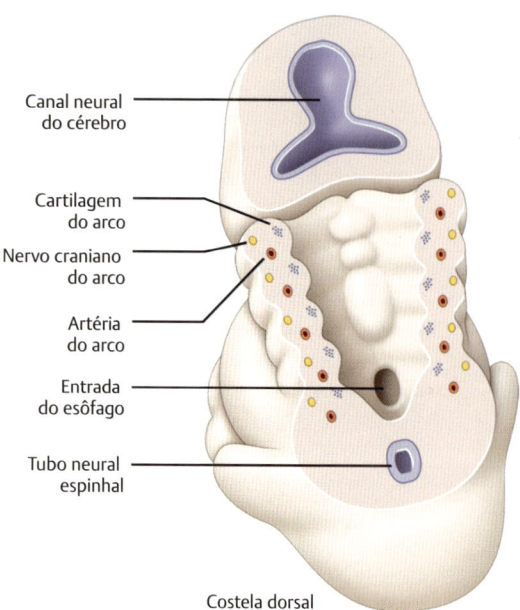

**Figura 1.3. Arcos branquiais.**
Os arcos são limitados pelos sulcos ectodérmicos e pelas bolsas endodérmicas. Cada arco possui os próprios primórdios vasculares e nervosos.

- As 3ª e 4ª bolsas endodérmicas invaginar-se-ão no 4º arco para formar o broto do timo. Os primórdios glandulares separar-se-ão gradativamente da luz faríngea e migrarão para a base do pescoço, formando as glândulas paratireoides, a 3ª fenda originando a paratireoide superior e a 4ª fenda dando origem à paratireoide inferior. A persistência desse trajeto de migração acarreta fístulas da 4ª fenda, que se estendem do seio piriforme até a parte alta e lateral da tireoide (Figura 1.4).

## Estruturas faríngeas

- A fenda respiratória aparece na 3ª semana e as proeminências ventrais desenvolver-se-ão para formar as estruturas faríngeas.
- A partir da 4ª semana, a proliferação mesodérmica da parte ventral do arco mandibular resultará no desenvolvimento de duas saliências linguais laterais e de um broto mediano: o tubérculo ímpar.
- Uma segunda elevação mediana, a cópula ou eminência hipobranquial, desenvolve-se a partir do mesoderma dos 2º e 3º arcos.

- Uma terceira elevação mediana se desenvolve na parte mediana do 4° arco, que corresponde ao primórdio da epiglote.
- As saliências linguais se proliferam rapidamente, cobrindo o tubérculo ímpar para formar a parte móvel da língua.
- A base da língua é formada pelo desenvolvimento da cópula. Ela permanece separada da parte móvel pelo sulco terminal, cuja parte mediana corresponde ao forame cego (Figura 1.5).
- A tireoide aparece na 3ª semana, entre o forame cego e a cópula. Ela invagina-se gradualmente no mesoderma cervical para assumir sua posição anatômica na 7ª semana. Permanece ligada ao intestino faríngeo por meio do ducto tireoglosso, que atrofia e desaparece (Figura 1.6).
- A ausência de reabsorção do ducto tireoglosso acarreta a formação de cistos do trato tireoglosso (Capítulo 33).

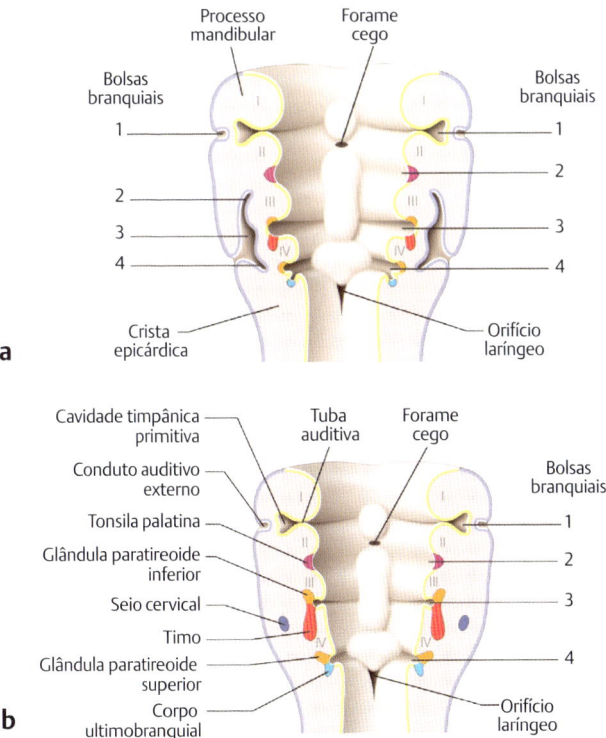

**Figura 1.4. Evolução dos arcos branquiais.**
a. O segundo arco envolve o 3° e 4° arcos e funde-se ao 4° arco para formar o seio cervical.
b. Os primórdios do timo (vermelho) migram a partir da 3ª bolsa endodérmica, passando pelo 4° arco para alcançar a parte baixa do pescoço.

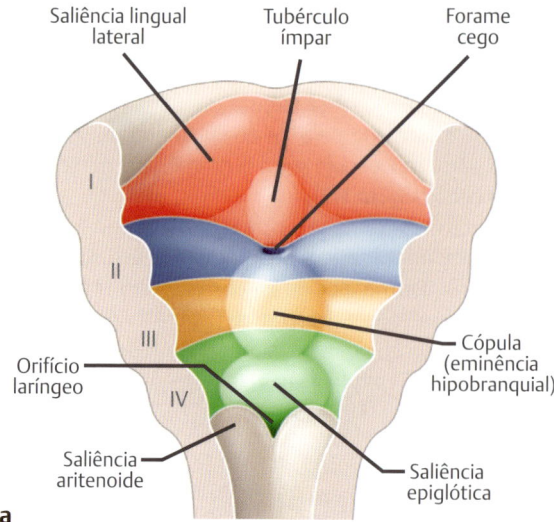
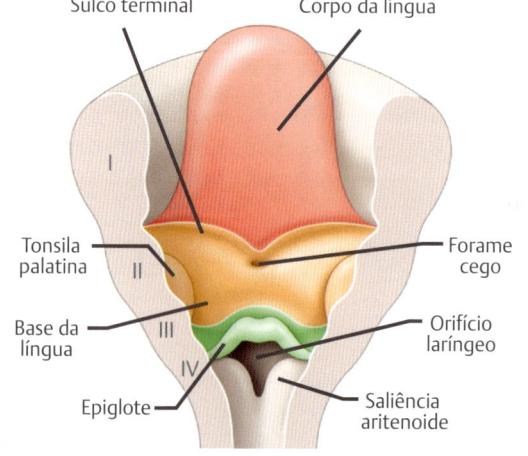

**Figura 1.5.** Desenvolvimento dos primórdios linguais.
a. Proliferação mesodérmica da parte ventral dos arcos branquiais que dá origem aos diferentes brotos da língua. b. Proliferação das saliências linguais pelo tubérculo ímpar formando a parte móvel da língua (vermelho). A base da língua é formada pelo desenvolvimento da cópula (amarelo).

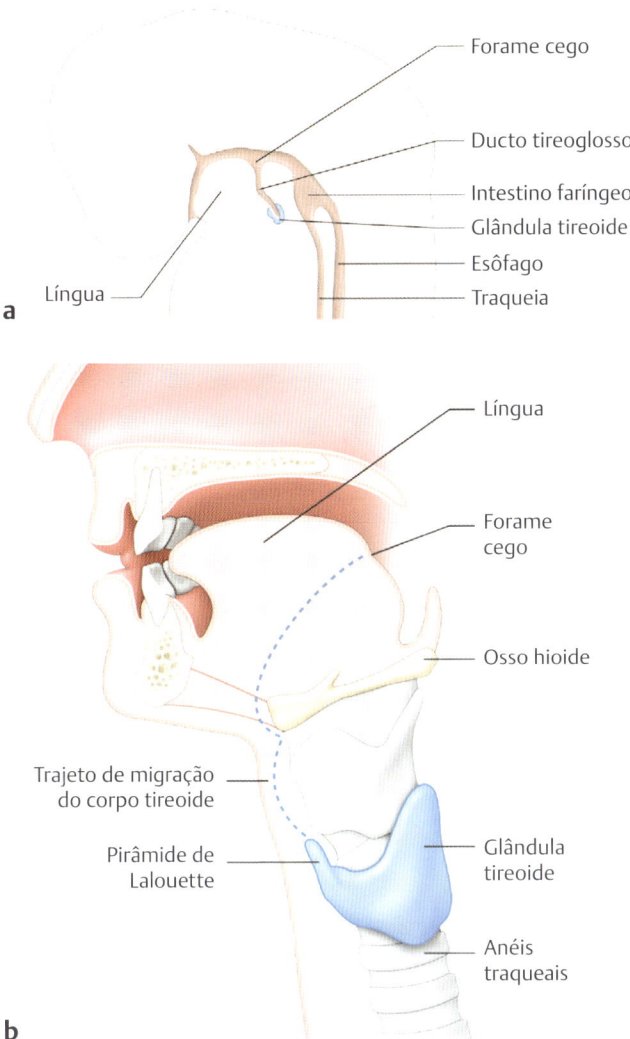

**Figura 1.6. Desenvolvimento da tireoide.**
a. A tireoide aparece entre o forame cego e a cópula. Ela invagina-se no mesoderma cervical, permanecendo ligada ao intestino faríngeo pelo ducto tireoglosso. b. A tireoide assume sua posição anatômica na 7ª semana; depois, o ducto tireoglosso atrofia e desaparece.

## Estruturas laríngeas

- 3ª semana de desenvolvimento: o sulco laringotraqueal aparece na parede anterior do intestino primitivo sob a forma de uma goteira, que é um esboço do trato respiratório.
- 4ª semana de desenvolvimento:
  - separação dos tratos respiratório e digestório pelo septo traqueoesofágico;
  - aparecimento da glote primitiva sob a forma de uma simples fenda ladeada por uma condensação mesenquimatosa.
- 5ª semana:
  - proliferação em três saliências – glote embrionária;
  - dois canais aparecem na lâmina epitelial: o canal vestibulotraqueal, anterior, geralmente não passante, e o canal faringotraqueal, posterior, cujo orifício faríngeo se situa na ponta mais caudal da fissura interaritenoide (Figura 1.7).
- 6ª semana: aparecem as primeiras condensações mesenquimatosas com diferenciação cartilaginosa e muscular, e estabelecem-se os primeiros esboços nervosos.
- 7ª semana de desenvolvimento: a lâmina epitelial obtura totalmente o canal faringotraqueal; a repermeabilização da lâmina epitelial ocorre por meio de um mecanismo ativo.
- Uma falha de permeabilização do plano glótico pode causar atresias da laringe.

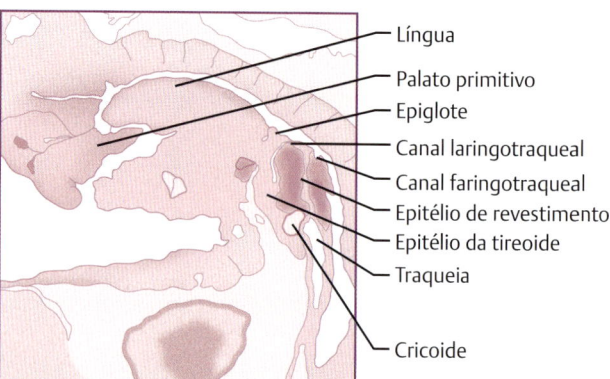

**Figura 1.7. Laringe embrionária.**
Corte histológico mostrando a luz laríngea inicialmente formada pelos canais laringotraqueal e faringotraqueal. A oclusão da laringe fica visível na 7ª semana de desenvolvimento.

# PARTE 1

# Otologia

| | | |
|---|---|---|
| Capítulo 2 | Otites Média Aguda e Externa *(Emmanuel Lescanne)* .......... | 13 |
| Capítulo 3 | Otites Crônicas *(Françoise Denoyelle, Charlotte Célérier)* ....... | 19 |
| Capítulo 4 | Surdez *(Natalie Loundon)* ..................................... | 31 |
| Capítulo 5 | Malformações da Orelha *(Anne Farinetti, Jean-Michel Triglia)* ................................. | 39 |
| Capítulo 6 | Paralisias Faciais Periféricas *(Éric Truy, Charlotte Querat, Sonia Ayari-Khalfallah)* ............................ | 47 |
| Capítulo 7 | Vertigens *(Jérôme Nevoux)* ..................................... | 55 |
| Capítulo 8 | Fraturas do Osso Temporal *(Stéphane Roman, Jean-Michel Triglia)* ................................. | 61 |
| Capítulo 9 | Lesões e Corpos Estranhos do Conduto Auditivo Externo *(Laurent Coffinet)* ................................. | 65 |

CAPÍTULO
# 2

# Otites Média Aguda e Externa

Emmanuel Lescanne

## ESTRUTURA DO CAPÍTULO

- **Otite média aguda**
  - Definição e aspectos gerais
  - Diagnóstico
  - Tratamento
  - Complicações da otite média aguda
- **Otite externa**
  - Definição e aspectos gerais
  - Clínica
  - Tratamento

> **Pontos-chave**
> - A otite média aguda corresponde a uma infecção da orelha média. O tratamento é sintomático e a antibioticoterapia está reservada às crianças com menos de 2 anos e às formas mais sintomáticas ou complicadas.
> - A otite externa é uma infecção do conduto auditivo externo. O tratamento é local.

## Otite média aguda

### Definição e aspectos gerais

- A otite média aguda (OMA) é uma infecção bacteriana da orelha média, com a presença de pus na cavidade timpânica.
- Dois germes são predominantes: *Streptococcus pneumoniae* e *Haemophilus influenzae*, seguidos por *Branhamella catarrhalis*.
- A frequência das OMAs em crianças é uma problemática comum na prática pediátrica.
- Porém, três circunstâncias exigem um parecer especializado: crianças menores de 3 meses, crianças imunodeprimidas e as formas recorrente ou resistente ao tratamento.

### Diagnóstico

- Geralmente ocorre otalgia febril de início súbito.
- Entre as crianças com menos de 2 anos, a otalgia é substituída por manipulação ou puxada do pavilhão, irritabilidade, anorexia e distúrbios do sono com choros incomuns. Além disso, uma sintomatologia abdominal (diarreia, vômito) pode ser sinal indireto da otite.
- A otorreia pode ser o sintoma de alerta quando o tímpano perfura sob pressão da secreção supurada. Nesse caso, a otalgia costuma desaparecer.

#### Otoscopia

- A otoscopia é o elemento-chave do diagnóstico da OMA (Figura 2.1).
- Existem três critérios otoscópicos: secreção, inflamação (hiperemia e abaulamento) e desaparecimento ou apagamento dos contornos do martelo.
- A secreção na orelha média permite distinguir a miringite viral (ou miringite bolhosa) da OMA. Sob a pressão da secreção purulenta, pode ocorrer uma ruptura do tímpano. Nesse caso, o tímpano é mascarado pela otorreia que recobre o conduto.

#### Paracentese ou miringotomia

- Fecha a supuração e permite que o bacteriologista identifique o germe causador.

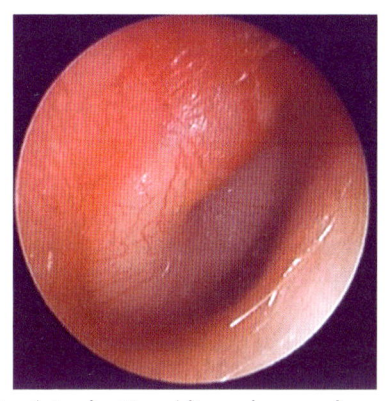

Figura 2.1. Aspecto otoscópico da otite média aguda supurada.

- Está reservada aos raros casos em que as terapias não funcionam, para adaptar o tratamento antibiótico ao germe ou às formas hiperálgicas que não cedem ao tratamento habitual.

### Evolução
- Os sintomas da OMA regridem sem antibióticos dentro de 24 horas em 2/3 das crianças e, em 4/5, após dois ou três dias de evolução.
- Entre o 7º e o 14º dia, 70% das crianças apresentam resolução completa dos sinais de otite, exceto a secreção da orelha média, que poderá persistir por mais tempo.

## Tratamento

A antibioticoterapia é indicada considerando-se, basicamente, dois fatores: a idade e a intensidade do quadro clínico.
- Antes dos 2 anos, a antibioticoterapia é imediatamente recomendada durante 8 a 10 dias.
- Após os 2 anos de idade e se a criança for pouco sintomática, a abstenção do tratamento com antibióticos é compreensível; em contrapartida, se a sintomatologia for importante (febre elevada, otalgia intensa, otorreia), deve ser prescrita antibioticoterapia para 5 dias.

A amoxicilina, com dose de 80 a 100 mg/kg/dia duas vezes por dia, deve ser privilegiada como primeira opção. A dose de 150 mg/kg/dia fica reservada aos tratamentos sem sucesso. Outras alternativas são os seguintes antibióticos, que podem ser prescritos de acordo com a circunstância:
- associação amoxicilina-ácido clavulânico em caso de síndrome otite-conjuntivite (alta probabilidade de infecção por *Hæmophilus influenzæ*);
- cefpodoxima em caso de alergia verdadeira às penicilinas sem alergia às cefalosporinas (situação mais frequente);

- eritromicina-sulfafurazol ou cotrimoxazol (trimetoprima-sulfametoxazol), em casos de contraindicação aos betalactâmicos (penicilinas e cefalosporinas);
- ceftriaxona em uma única injeção intramuscular (IM) em caso de impossibilidade de garantir um tratamento adaptado por via oral.

Por outro lado:
- o tratamento analgésico-antipirético é sempre recomendado;
- a eficácia dos anti-inflamatórios não foi demonstrada;
- as gotas otológicas contendo antibióticos não são indicadas na OMA.

## Complicações da otite média aguda

As complicações podem ser intrapetrosas ou intracranianas.

### Mastoidite aguda

Pode ser:
- uma mastoidite aguda do lactente;
- um edema e desaparecimento do sulco retroauricular com descolamento do pavilhão (Figura 2.2);
- na otoscopia, uma OMA que, às vezes, apresenta protuberância posterossuperior, transbordando para a parede do conduto no formato de uma "teta de vaca".

O exame neurológico da criança buscará outras complicações.
A tomografia computadorizada (TC) de ossos temporais deve eliminar uma tromboflebite do seio lateral, um empiema ou um abscesso intracraniano (Figura 2.3).
O manejo é urgente: antibioticoterapia parenteral associada à drenagem do abscesso em meio especializado.

### Neurite do nervo facial

A neurite do nervo facial:
- é uma paralisia facial periférica;
- cura-se, em geral, com tratamento antibiótico;
- é tratada com corticoterapia e aeração transtimpânica (inserção de tubo de ventilação) geralmente associadas à antibioticoterapia.

### Labirintite

Em caso de sinais e/ou sintomas cocleovestibulares, pode haver suspeita de labirintite. O manejo é feito em meio especializado; acrescenta-se uma corticoterapia à antibioticoterapia e à aeração transtimpânica. O prognóstico funcional é mais reservado.

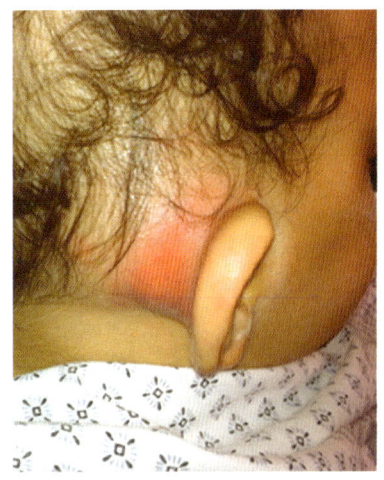

**Figura 2.2.** Aspecto clínico de mastoidite.
Presença de tumefação retroauricular inflamatória que descola o pavilhão.

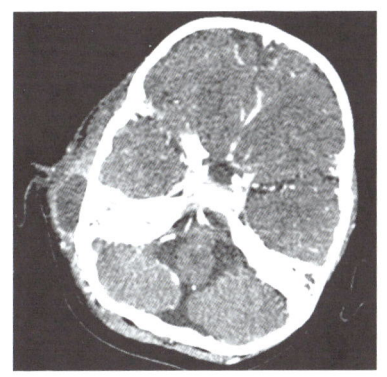

**Figura 2.3.** Aspecto tomográfico de mastoidite.
A tomografia mostra volumosa coleção em mastoide direita.

## Meningite

- A propagação é feita por osteólise ou microtromboflebite local, por via hematogênica ou, ainda, por meio de via pré-formada.
- Apresenta-se com prostração acompanhada de problemas no nível de consciência, rigidez na nuca, cefaleias em um contexto infeccioso febril.

## Otite externa

### Definição e aspectos gerais
- É uma dermoepidermite da pele do conduto auditivo externo de origem infecciosa.
- Trata-se de uma patologia muito frequente, principalmente durante o verão, aparecendo nas práticas de natação.
- As bactérias encontradas com mais frequência são: *Pseudomonas aeruginosa*, *Staphylococcus aureus*, e micoses.

### Clínica
A otite externa se apresenta com:
- otalgia intensa sem febre, lancinante, que aumenta na primeira parte da noite;
- dor na mastigação ligada ao contato do côndilo mandibular com a face anterior do conduto;
- na otoscopia, com a introdução dolorosa do espéculo, um conduto auditivo externo edemaciado, inflamado, dolorido e com secreções esbranquiçadas. O tímpano, se estiver visível, está subnormal.

### Tratamento
- É realizada uma limpeza atraumática do conduto auditivo externo.
- Se o tímpano não estiver bem visível, é melhor obter o parecer de um otorrinolaringologista para confirmar a integridade do tímpano antes de fazer o tratamento local.
- Em caso de conduto retraído, recomenda-se colocar um tampão expansível para permitir boa penetração das gotas.
- Fluoroquinolonas são aplicadas como tratamento local durante 7 dias com uma frequência de 2 a 4 instilações por dia.
- O tratamento local inclui, também, anestésico e até mesmo corticoides e analgésicos por via oral.
- Uma antibioticoterapia por via sistêmica pode ser associada a certas situações ligadas à extensão locorregional da otite.
- A suspeita de otite externa de origem micótica requer tratamento local com antimicótico.
- Recomenda-se pesquisar uma afecção dermatológica subjacente (eczema, erisipela, impetigo etc.), acúmulo de cerume ou corpo estranho.

CAPÍTULO

# 3

# Otites Crônicas

Françoise Denoyelle ▪ Charlotte Célérier

## ESTRUTURA DO CAPÍTULO

- **Aspectos gerais**
  - Resumo de anatomia
  - Quadro e epidemiologia
- **Otite média secretora**
  - Fisiopatologia
  - Clínica
  - Diagnóstico
  - Conduta
  - Tratamento
- **Otite crônica simples e perfuração timpânica sequelar**
  - Fisiopatologia
  - Clínica
  - Diagnóstico
  - Conduta
  - Tratamento
- **Otites crônicas supurativas e colesteatomatosas – bolsas de retração severa e colesteatomas adquiridos**
  - Fisiopatologia
  - Clínica
  - Diagnóstico
  - Diagnóstico diferencial em caso de otorreia crônica
  - Conduta
  - Tratamento

- **Colesteatomas congênitos**
  - Fisiopatologia
  - Clínica
  - Diagnóstico
  - Conduta
- **Complicações**
  - Timpanosclerose
  - Otite adesiva

## Pontos-chave

- As otites crônicas raramente são de origem congênita (colesteatoma congênito). Em geral, elas resultam de otites secretoras, muito frequentes antes dos 5 anos, que na maioria das vezes se curam sem sequelas, mas que também podem evoluir para formas mais severas de otites crônicas: bolsas de retração timpânica, colesteatomas, otites crônicas simples e perfurações timpânicas sequelares, timpanosclerose e otite adesiva.
- A otite média secretora está ligada à imaturidade do sistema imunológico até os 4 ou 5 anos de idade. Nenhum tratamento medicamentoso conseguiu comprovar eficácia para esta afecção. As formas mal toleradas (otites agudas reincidentes, surdez que repercute na linguagem, no comportamento ou na aprendizagem escolar, bolsa de retração) podem exigir a colocação de tubos de ventilação transtimpânicos, associados ou não a uma adenoidectomia.
- As otites crônicas abertas e as perfurações timpânicas sequelares podem-se beneficiar de uma timpanoplastia (miringoplastias ou timpanoplastias do tipo 1) depois dos 6 anos de idade, desde que reunidas certas condições.
- As bolsas de retração evolutivas, que são preenchidas por epiderme e cujo fundo não puder mais ser visualizado com facilidade, necessitam de um tratamento cirúrgico (timpanoplastia).

# Aspectos gerais

## Resumo de anatomia

A anatomia do tímpano e da cadeia ossicular está representada na Figura 3.1

## Quadro e epidemiologia

São encontradas de acordo com as idades:
- lactente: otites médias secretoras (OMS), muito frequentes, colesteatomas congênitos;
- 18 meses a 7 anos: otites serosas, bolsas de retração, perfurações timpânicas ativas, otites crônicas simples, colesteatomas congênitos, raramente colesteatomas adquiridos;
- crianças maiores de 7 anos: otites serosas, mais raras, bolsas de retração e colesteatomas adquiridos, perfurações timpânicas sequelares.

As OMS acometem 60% das crianças com idade entre 3 meses e 2 anos. As perfurações timpânicas, as bolsas de retração severas e os colesteatomas acometem 3 a 6 crianças em cada 100.000; os colesteatomas congênitos, 0,5 em

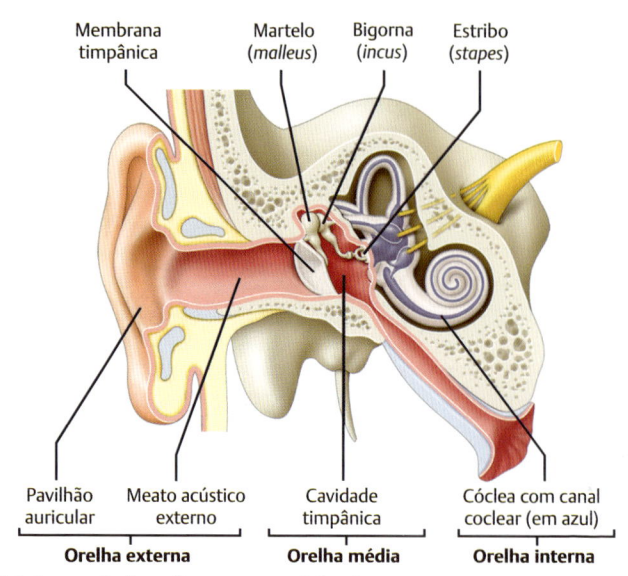

**Figura 3.1.** Anatomia da orelha externa, média e interna.

cada 100.000 - sendo estes 2 a 3 vezes mais frequentes em meninos. Os fatores de risco encontrados de modo intermitente são: infecções recidivantes (meio social, fumo passivo, alergia e, mais raramente, refluxo gastroesofágico), patologia do véu palatino, malformações craniofaciais, obstrução nasal ou nasofaríngea crônica (vegetações obstrutivas, rinite alérgica ++, tumores incomuns do cavum), discinesia ciliar congênita.

## Otite média secretora

### Fisiopatologia
A fisiopatologia consiste em um mecanismo pós-infeccioso e/ou uma disfunção da tuba auditiva.

### Clínica
- Em lactentes, a OMS é indolor, revelada por um exame sistemático das otites médias agudas recorrentes.
- Após os 18 meses de idade, a OMS se manifesta por hipoacusia leve com um atraso de linguagem (em caso de atraso moderado e/ou ausência de linguagem, suspeitar uma surdez mais grave de outra causa).

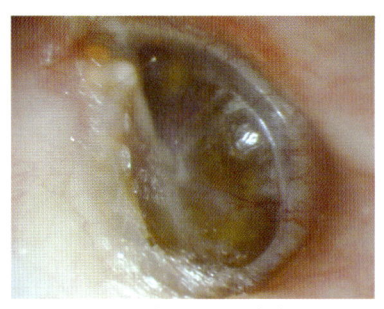

**Figura 3.2.** Otite secretora antiga com efusão amarelada e retração global do tímpano.

## Diagnóstico

- Na otoscopia, encontra-se um tímpano fosco com líquido retrotimpânico e efusão geralmente amarelada (Figura 3.2).
- A timpanometria é anormal, do tipo B (curva achatada) ou C (pico deslocado à esquerda = depressão).
- A cura é espontânea em mais de 90% dos casos em aproximadamente 4 a 5 anos.

## Conduta

A conduta a ser adotada está apresentada na Figura 3.3.

## Tratamento

Indica-se um tratamento em caso de:
- otites médias agudas (OMA) recidivantes;
- hipoacusia bilateral com atraso de linguagem;
- evolução para bolsa de retração.

Os fatores contribuintes são tratados clinicamente.
O tratamento cirúrgico consiste em:
- uma colocação de tubos de ventilação (TV) transtimpânicos de curta ou longa duração (em caso de reincidência);
- uma adenoidectomia, que é controversa, mas é de indicação clara em caso de obstrução nasal debilitante ou com rinorreia crônica.

O tratamento cirúrgico de uma fenda velopalatina não influencia a evolução da OMS.

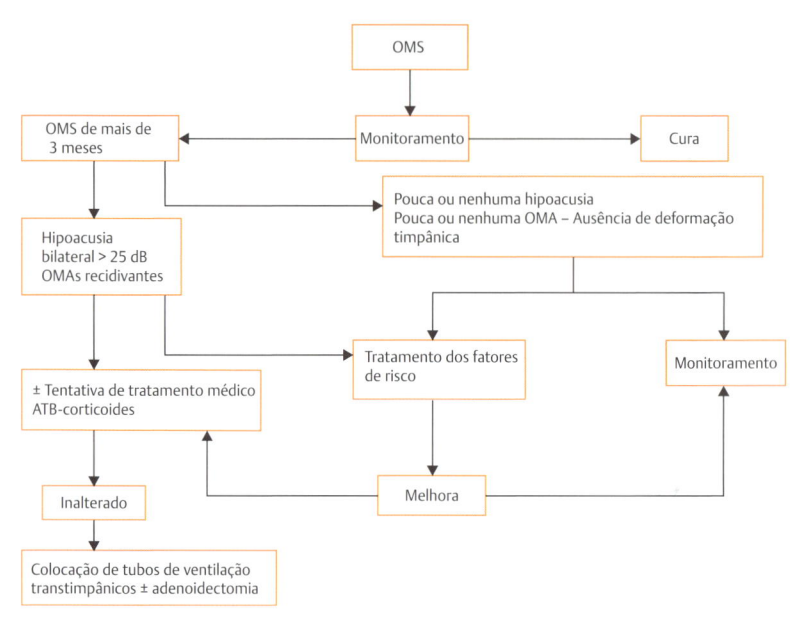

**Figura 3.3.** Conduta em caso de otite média secretora (OMS)

## Otite crônica simples e perfuração timpânica sequelar

### Fisiopatologia

É uma complicação da OMS com perfuração por TVs (principalmente os de longa duração) e/ou mecanismo pós-infeccioso (necrose da membrana durante uma OMA).

### Clínica

São encontradas:
- otorreias crônicas ou recidivantes, otorreias e dores ligadas à natação;
- hipoacusia leve, às vezes moderada em caso de acometimento ossicular.

### Diagnóstico

O diagnóstico é feito com otoscopia (Figura 3.4).

### Conduta

A conduta a ser adotada é apresentada na Figura 3.5.

Otites Crônicas 25

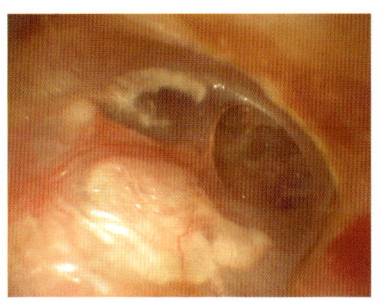

**Figura 3.4.** Perfuração anteroinferior seca com placas de miringoesclerose anterossuperior e posterior.

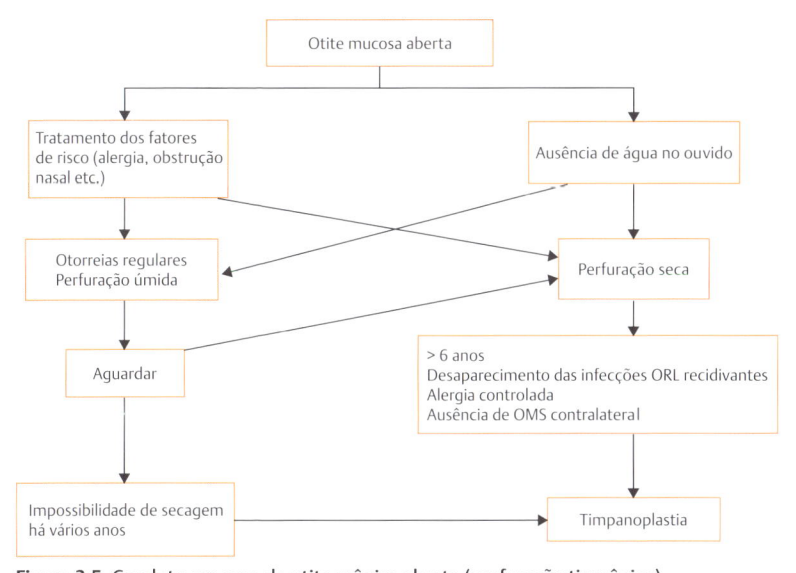

**Figura 3.5.** Conduta em caso de otite crônica aberta (perfuração timpânica).

## Tratamento

Para uma otite crônica aberta, o tratamento consiste em:

- secar a perfuração com tratamento médico dos fatores de risco, e adenoidectomia em caso de obstrução nasal;
- realizar uma timpanoplastia a partir dos 6 anos se as seguintes condições forem atendidas (por recomendação da *Société Française d'Oto-Rhino-Laryngologie – SFORL*):
  - desaparecimento das infecções respiratórias recidivantes;
  - perfuração persistente por mais de 6 meses, seca há mais de 3 meses;
  - alergia controlada ou fora dos períodos de alergia;
  - suspender em caso de otite média secretora ou de retração contralateral.

# Otites crônicas supurativas e colesteatomatosas – bolsas de retração severa e colesteatomas adquiridos

## Fisiopatologia

Uma bolsa de retração é uma complicação da OMS que fragiliza a membrana timpânica e cria uma depressão da orelha média agravada pela disfunção tubária, criando assim a aspiração de uma bolsa a partir do tímpano. A bolsa se torna severa quando não se consegue ver seu fundo ("não controlável"), tornando-a susceptível ao acúmulo de lamelas epidérmicas.

O colesteatoma adquirido é o estágio avançado em que a bolsa com acúmulo de descamação epidérmica aumenta e, gradualmente, em alguns meses (às vezes com mais rapidez em caso de superinfecção), ocorre lise das estruturas adjacentes: ossículos, canal ósseo do nervo facial, tégmen da meninge, orelha interna. Outro mecanismo possível é a migração epidérmica pelas bordas invaginadas de uma perfuração.

## Clínica

Podem ser encontrados:
- otorreia crônica ou recidivante, frequentemente causada por *Pseudomonas aeruginosa*;
- hipoacusia;
- de modo muito sugestivo, reaparecimento de otorreia unilateral perto dos 7 a 8 anos em uma criança com histórico de OMS e colocação de TV;
- mais raramente, revelados por uma complicação: paralisia facial, vertigens, cofose.

## Diagnóstico

- A otoscopia evidencia uma bolsa de retração frequentemente visível, na maioria das vezes posterior (80%), ou na membrana de Schrapnell (20%) (Figura 3.6), com detritos epidérmicos e, em caso de colesteatoma, às vezes massa branca retrotimpânica (Figura 3.7).
- Uma otoscopia pode ser dificultada em caso de superinfecção ou de pólipos inflamatórios, ou também a bolsa pode não estar visível; exames de tomografia computadorizada ou ressonância magnética poderão ser então realizados e, se não obtiverem resultados, pode-se fazer uma otoscopia sob anestesia geral.
- A tomografia de ossos temporais pode revelar: opacidade da orelha média, muitas vezes com aspecto de "bola", lise ossicular, eventual lise de um canal semicircular, do canal facial, do tégmen da meninge. Às vezes a opacidade não é específica, pois não há lise ossicular visível.
- A ressonância de ossos temporais é realizada em caso de dúvida, com sequências específicas para avaliação do colesteatoma em difusão.

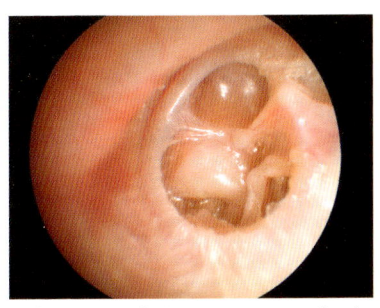

**Figura 3.6.** Bolsa de retração posteroinferior e anterossuperior do tímpano esquerdo, moldando o ramo descendente da bigorna e do estribo, não controlável na incisura posterior da caixa com detritos ceruminosos e epidérmicos na bigorna.

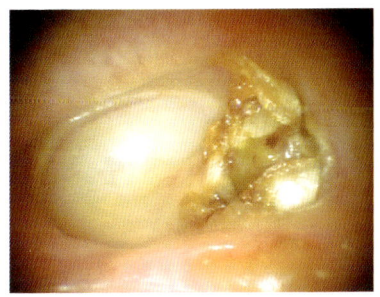

**Figura 3.7.** Colesteatoma do tímpano esquerdo com detritos epidérmicos visíveis na bolsa de retração posterossuperior e aspecto extremamente branco do tímpano representando a invasão da cavidade timpânica.

- A audiometria pode mostrar: hipoacusia de condução às vezes muito discreta (algumas bolsas de retração), geralmente leve ou moderada ou tardiamente mista e, excepcionalmente, cofoses.

## Diagnóstico diferencial em caso de otorreia crônica

O diagnóstico diferencial é:
- colesteatoma congênito (tratamento idêntico);
- corpo estranho, principalmente TV;
- granulomatose, principalmente de origem tuberculosa;
- histiocitose de células de Langerhans;
- tumor, especialmente rabdomiossarcoma;
- otite externa crônica, principalmente micose do conduto auditivo;
- massa líquida cervical fistulizada no conduto auditivo: cisto congênito da primeira fenda branquial.

## Conduta

A conduta a ser adotada é apresentada na Figura 3.8.

## Tratamento

O tratamento local da otorreia consiste em gotas com quinolonas ± corticoides. A cirurgia (que dura de 2 a 4 horas) tem as seguintes características:
- monitoramento do nervo facial por eletromiografia peroperatória;
- exérese cuidadosa e completa do colesteatoma;
- exérese dos ossículos englobados eventualmente;
- limpeza da infecção, dos granulomas;
- preenchimento das lises ósseas eventuais (meninge, canais semicirculares);
- amplo reforço do tímpano por cartilagem;
- reconstrução ossicular no primeiro ou segundo tempo.

O segundo tempo operatório é realizado de 12 a 15 meses depois, exceto para algumas bolsas de retração ou certos colesteatomas pequenos cuja exérese tenha sido realizada em bloco com a matriz e que necessitam de monitoramento por RM.

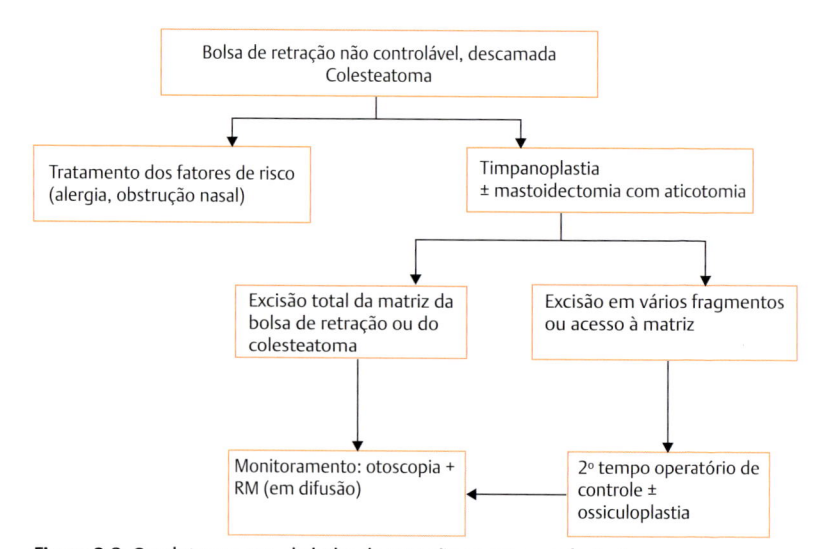

**Figura 3.8.** Conduta em caso de bolsa de retração severa ou colesteatoma.

# Colesteatomas congênitos

## Fisiopatologia

Encontra-se persistência de um resquício epidermoide da vida embrionária na orelha média.

## Clínica

Um colesteatoma congênito é revelado pela descoberta inesperada de massa branca retrotimpânica em uma criança geralmente pequena (2 a 5 anos) (Figura 3.9). Podem ser encontradas:
- hipoacusia;
- tardiamente, superinfecção e otorreia – nesse caso, é difícil afirmar o caráter congênito;
- raramente, reveladas por uma complicação: paralisia facial, vertigens, cofose.

## Diagnóstico

O diagnóstico é feito:
- por otoscopia – tímpano normal com massa branca retrotimpânica; localização mais sugestiva: anterossuperior;
- por tomografia ± RM de ossos temporais – como no caso do colesteatoma adquirido;
- na ausência de histórico de otorreia ou perfuração timpânica;
- na ausência de histórico de cirurgia otológica.

## Conduta

A conduta é igual à do colesteatoma adquirido.

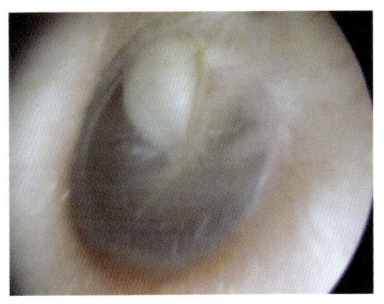

**Figura 3.9.** Colesteatoma congênito anterossuperior do tímpano esquerdo.

## Complicações

Existem duas complicações raras da OMS: a timpanosclerose e a otite adesiva.

### Timpanosclerose

Um depósito de cálcio e fosfato na mucosa da orelha média forma um bloqueio da cadeia ossicular com surdez mista e evolutiva. O tímpano geralmente é perfurado. O fechamento do tímpano pode limitar a evolução, mas com resultados auditivos decepcionantes, e a necessidade do uso de aparelho auditivo. A timpanosclerose deve ser diferenciada da miringosclerose, comum e muito frequente, com depósitos esbranquiçados na espessura da membrana timpânica, sem repercussão auditiva (ver Figura 3.4).

### Otite adesiva

A cavidade timpânica é coberta por tecido conjuntivo espesso que prejudica seu funcionamento, ficando com um aspecto de tímpano aderido ao promontório. Essa complicação causa surdez mista e evolutiva, com tratamento cirúrgico insatisfatório, e a necessidade do uso de aparelho auditivo.

CAPÍTULO 4

# Surdez

Natalie Loundon

## ESTRUTURA DO CAPÍTULO

- **Diagnóstico**
  - Triagem neonatal
  - Confirmação do diagnóstico
  - Diagnóstico etiológico
- **Manejo**
  - Surdez de condução
  - Surdez de condução não operável (ou de cirurgia diferenciada) e surdez de percepção
  - Outros manejos

> **Pontos-chave**
> - A incidência de surdez moderada à profunda ao nascimento é de 1/1.000.
> - À surdez em neonatos, soma-se a surdez adquirida; aos 3 anos, a prevalência de surdez é de 3/1.000.
> - A triagem auditiva neonatal consiste nas otoemissões acústicas ou nos potenciais evocados auditivos. Em caso de teste não conclusivo por duas vezes, são necessárias explorações auditivas mais aprofundadas adaptadas à idade.
> - O manejo deverá estar de acordo com a idade, a natureza da lesão e a severidade do déficit. Pode envolver reabilitação auditiva com diversas modalidades, atendimento psicossocial e apoio financeiro. Em razão da possibilidade de surdez adquirida, a triagem neonatal não exclui a necessidade de posterior monitoramento auditivo e de linguagem por parte do pediatra.

## Diagnóstico

### Triagem neonatal

A triagem neonatal (Figura 4.1) foi estabelecida na França por um decreto de 23 de abril de 2012.

Duas técnicas podem ser usadas: as otoemissões acústicas (OEA) e os potenciais evocados auditivos automatizados (PEAA). Esses testes não dão um limiar auditivo, mas apenas indicam, de maneira binária, se a audição está normal ou se outras investigações auditivas são necessárias.

- As OEA são provenientes das células ciliadas externas. Existem 1 a 6% de falsos positivos (ausência de OEA com audição normal): em caso de conduto estreito, ruído de fundo, líquido atrás do tímpano. Os falsos negativos (acometimento das células ciliadas externas, neuropatias auditivas) envolvem até 10% dos lactentes hospitalizados na UTI.
- As PEAA (Figura 4.2) medem a atividade elétrica da cóclea e do nervo auditivo. As frequências testadas vão de 2.000 a 4.000 Hz. Há menos falsos positivos e falsos negativos do que nas OEA. É o único exame confiável para crianças que passaram pela UTI.

Em caso de teste anormal em duas ocasiões ou de uma criança com fatores de risco de surdez (Quadro 4.1), deve-se fazer o encaminhamento a um otorrinolaringologista.

A triagem prossegue muito depois do período neonatal em razão da possibilidade de surdez adquirida ou de falsos negativos na triagem neonatal. Os sinais aparentes dependem da idade e do problema: atraso na linguagem, problemas de comportamento, dificuldades com atenção ou escola, atraso motor (Quadro 4.2).

Surdez

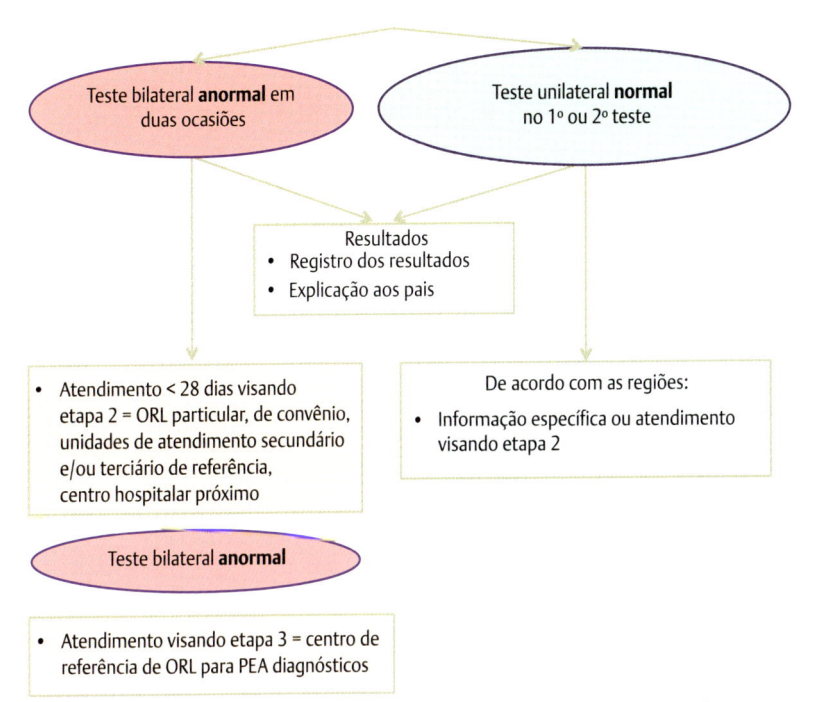

```
┌─────────────────────────┐         ┌─────────────────────────┐
│ Teste bilateral anormal │         │ Teste unilateral normal │
│    em duas ocasiões     │         │   no 1º ou 2º teste     │
└─────────────────────────┘         └─────────────────────────┘
                    │                           │
                    ▼                           ▼
              ┌──────────────────────────────────┐
              │           Resultados             │
              │  • Registro dos resultados       │
              │  • Explicação aos pais           │
              └──────────────────────────────────┘
                    │                           │
                    ▼                           ▼
```

- Atendimento < 28 dias visando etapa 2 = ORL particular, de convênio, unidades de atendimento secundário e/ou terciário de referência, centro hospitalar próximo

De acordo com as regiões:
- Informação específica ou atendimento visando etapa 2

Teste bilateral **anormal**

- Atendimento visando etapa 3 = centro de referência de ORL para PEA diagnósticos

**Figura 4.1.** Algoritmo da triagem neonatal de atendimento dos lactentes testados na maternidade.

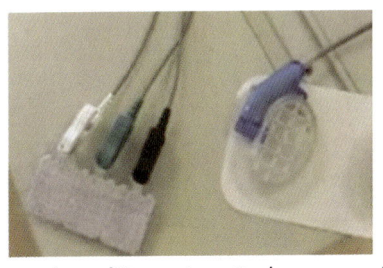

**Figura 4.2.** Potenciais evocados auditivos automatizados – consumíveis.

## Confirmação do diagnóstico

Vários elementos permitem a confirmação do diagnóstico:
- audiometria subjetiva:
  • audiometria tonal. É possível em qualquer idade: < 30 meses – reflexo de orientação, investigação ou qualquer outra reação comportamental –; > 30 meses – audiometria participativa com o uso de fichas, ábaco ou filme;
  • audiometria vocal (listas de palavras): com repetições ou por denominação (listas de imagens, livros de figuras) (Figura 4.3).

**Quadro 4.1.** Fatores de risco de surdez de percepção permanente (segundo a Haute Autorité de Santé).

- Peso de nascimento < 2.000 g, termo < 32 semanas de amenorreia (SA)
- Apgar: < 3 no 1º min, ou < 6 no 5º min
- Desconforto ventilatório com ventilação > 5 dias
- Malformações cervicofaciais e síndrome polimalformativas
- Hiperbilirrubinemia > 300-350 μmol/L
- Meningite bacteriana
- Aminoglicosídeos no final da gestação ou no período neonatal > 5 dias
- Infecção fetal (citomegalovírus, toxoplasmose, rubéola, herpes, sífilis)
- Problemas do sistema nervoso central
- Histórico familiar de surdez (histórico familiar de acometimento da audição ou prótese auditiva antes dos 50 anos: pais, avós, tios, primos)

**Quadro 4.2.** Desenvolvimento perceptivo sonoro, motor e de linguagem.

| Evolução das reações aos estímulos sonoros |
| --- |
| - 0-4 meses: reflexo de orientação à voz materna, reação a barulhos, música, susto
- 4-6 meses: reação ao chamado com intensidades diferentes, gira a cabeça
- 6-12 meses: volta-se ao chamado, na direção da fonte sonora
- 12 meses: entende palavras simples
- 18-24 meses: entende frases, nomeia 10 imagens
- 30-36 meses: repetição de palavras, respostas adaptadas às perguntas |
| **Principais etapas do desenvolvimento da linguagem** |
| - 2 meses: balbucio, murmúrios
- 3 meses: balbuciação, brincadeiras melódicas
- 6 meses: reprodução de sílabas, "conversas", protolinguagem
- 10-12 meses: primeira palavra
- 18 meses: 20 palavras
- 2 anos: 200 palavras isoladas/frases
- 3 anos: > 1.000 palavras/frases simples/"eu"/passado-futuro
- 4 anos: frases complexas |
| **Principais etapas do desenvolvimento motor** |
| - 3 meses: segura a cabeça, brinca com as mãos
- 6 meses: senta-se sem apoio, preensão voluntária
- 12 meses: fica em pé sem apoio, aponta
- 15 meses: caminha, tira/coloca
- 24 meses: escala, corre, desenrosca, encaixa, gira |

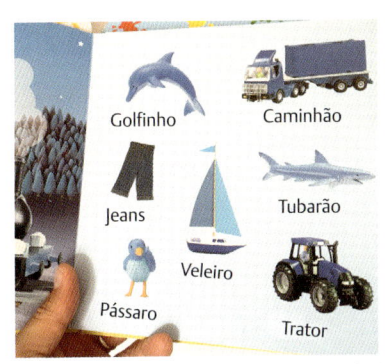

**Figura 4.3.** Audiometria vocal com figuras (vocabulário adaptado à idade da criança).

- testes objetivos: potenciais evocados auditivos de tronco encefálico (PEATE) (limiar auditivo global para as frequências agudas de 2.000 a 4.000 Hz) e resposta auditiva de estado estável (*auditory steady-state responses* [RAEE]) (limiares auditivos frequência por frequência entre 500 e 4.000 Hz), são feitos durante um cochilo ou, mais raramente, sob anestesia geral.

Recomenda-se refazer os testes se ainda houver dúvidas. Qualquer atraso de linguagem necessita de avaliação auditiva; um atraso psicomotor associado à surdez pode ser sinal de acometimento vestibular.

Há três tipos de surdez:
- de percepção (neurossensorial), ligadas ao acometimento da orelha interna ou do nervo auditivo, geralmente definitiva, podendo levar à surdez total (cofose);
- de transmissão ou condutiva, por acometimento do tímpano ou dos ossículos, que não ultrapassam 60 dB de déficit auditivo;
- mistas.

## Diagnóstico etiológico

O exame clínico e a avaliação auditiva orientam os exames complementares com enfoque etiológico: exames de imagem das vias auditivas, avaliação vestibular, oftalmológica, cardíaca, renal, genética.

As principais etiologias estão resumidas no Quadro 4.3.

Quadro 4.3. Etiologias da surdez infantil.

| Surdez de transmissão ||
|---|---|
| Surdez adquirida (99%) | Surdez congênita (0,5%), surdez hereditária secundária (0,5%) |
| - Rolha de cerume<br>- Otite secretora<br>- Otite crônica e sequelas<br>- Traumática | - Aplasia maior<br>- Aplasia menor<br>- Otospongiose (excepcional) |

| Surdez de percepção ||||
|---|---|---|---|
| Congênita hereditária (80%) | Adquirida ou secundária (20%) |||
| | Pré-natal | Neonatal | Pós-natal |
| - Autossômica recessiva (80%)<br>- Autossômica dominante (20%)<br>- Ligada ao cromossomo X<br>- Mitocondrial | - Sofrimento fetal<br>- Prematuridade<br>- Embriopatia/fetopatia<br>- Ototóxica | - Anóxia neonatal<br>- Infecção neonatal<br>- Ototóxica<br>- Icterícia + exsanguineotransfusão | - Meningite, citomegalovírus<br>- Genética (secundária)<br>- Ototóxica<br>- Traumática |

## Manejo

### Surdez de condução

Em geral, o tratamento é clínico (otites secretores específicas) ou cirúrgico (drenos transtimpânicos, timpanoplastia).

### Surdez de condução não operável (ou de cirurgia diferenciada) e surdez de percepção

É possível usar aparelho auditivo a partir dos 2 meses de vida.
Em casos de surdez de percepção severa a profunda bilateral, é possível o uso de implante coclear – prótese semi-implantável que estimula diretamente o nervo auditivo (Figura 4.4). Idealmente, esse implante é indicado antes do 18º mês de vida nos casos de surdez congênita profunda. Ele apresenta algumas contraindicações, especialmente quando há malformação importante do nervo auditivo ou ossificação completa da cóclea.

### Outros manejos

São indicados: reeducação ortofônica, apoio psicológico, reeducação associada vestibular ou psicomotora, escolarização adaptada, apoio financeiro (isenção dos custos médicos, subsídio à educação da criança com deficiência [AEEH]).

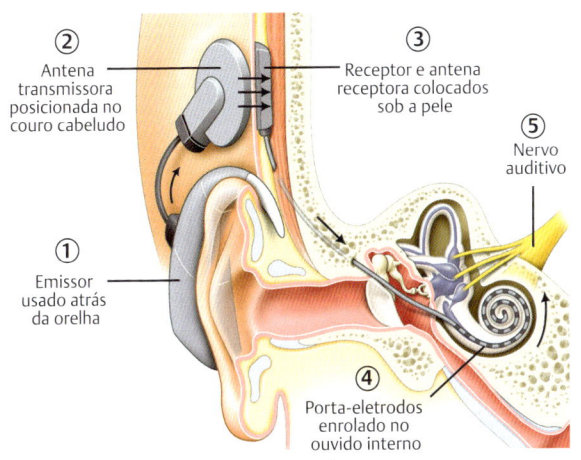

**Figura 4.4. Esquema de orelha com implante coclear.**
O processador externo comunica-se por meio da antena na parte interna, cujos eletrodos são implantados na cóclea perto da terminação do nervo auditivo.

## Leitura sugerida

Childhood hearing screening. American Academy of Audiology, www.cdc.gov.

HAS. Propositions portant sur le dépistage individuel chez l'enfant de 28 jours à 6 ans ; Octobre 2005.

HAS. Surdité de l'enfant : accompagnement des familles et suivi de l'enfant de 0 à 6 ans, hors accompagnement scolaire. Recommandation pour la pratique clinique ; Décembre 2009.

Guide des bonnes pratiques en audiométrie de l'enfant. Société Française d'Audiologie ; 2009.

Jacobson J, Jacobson C. Evaluation of hearing loss in infants and young children. Pediatr Ann 2004 ; 33 : 811–21.

Loundon N, Marcolla A, Roux I, et al. Auditory neuropathy or endocochlear hearing loss ? Otol Neurotol 2005 ; 26 : 748–54.

Matsunaga T. Value of genetic testing in the otological approach for sensorineural hearing loss. Keio J Med 2009 ; 58(4) : 216–22.

Ohl C, Dornier L, Czajka C, et al. Newborn hearing screening on infants at risk. Int J Pediatr Otorhinolaryngol 2009 ; 73(12) : 1691–5.

Petit C, Levilliers J, Hardelin JP. Molecular genetics of hearing loss. Annu Rev Genet 2001 ; 35 : 589–646.

Yoshinaga-Itano C. Levels of evidence : universal newborn hearing screening (UNHS) and early hearing detection and intervention systems (EHDI). J Commun Disord 2004 ; 37 : 451–65.

CAPÍTULO
5

# Malformações da Orelha

Anne Farinetti • Jean-Michel Triglia

## ESTRUTURA DO CAPÍTULO

- **Malformações congênitas da orelha externa e da orelha média**
  - Epidemiologia
  - Malformações do pavilhão da orelha externa – aplasias maiores
  - Estenoses do conduto auditivo externo com pavilhões normais
- **Malformações da orelha média – aplasias menores**
  - Epidemiologia
  - Exame clínico
  - Apresentações clínicas
  - Avaliação
  - Manejo
- **Malformações da orelha interna**
  - Malformações da cóclea
  - Anomalias do vestíbulo
  - Malformações do conduto auditivo interno e do nervo coclear

> **Pontos-chave**
> 
> - As malformações congênitas da orelha externa e da orelha média incluem as malformações do pavilhão auricular ou aplasias maiores, as estenoses do conduto auditivo externo com pavilhões normais e as aplasias menores ou malformações da orelha média. Essas malformações têm incidência de 1/10 a cada 20.000 nascimentos. Requerem avaliação auditiva, TC de ossos temporais e vários exames para a pesquisa de malformações não auditivas associadas, principalmente oftalmológicas, renais, vertebrais e cardíacas. O manejo pode consistir em simples monitoramento ou requerer reabilitação auditiva (prótese ou implante auditivo, timpanoplastia) ou reconstrução do pavilhão auricular com fins estéticos.
> - As malformações da orelha interna são diagnosticadas por meio de exames de imagem para a avaliação de surdez de percepção ou mista. O déficit auditivo geralmente é evolutivo. As malformações podem ser uni ou bilaterais e podem estar associadas a certas patologias sindrômicas (síndrome CHARGE etc.). Há risco de comunicação anormal entre os líquidos das orelhas interna e média, o que pode provocar meningite bacteriana e fuga de líquido da orelha interna em certas cirurgias da orelha (timpanoplastias, implantes cocleares).

A surdez de origem malformativa pode estar ligada à lesão da orelha externa, orelhas média ou interna, ou então às suas associações em graus diversos.

## Malformações congênitas da orelha externa e da orelha média

### Epidemiologia

- Essas malformações são raras: 1/10 a cada 20.000 nascimentos.
- Elas são bilaterais em 20 a 30% dos casos.
- Em 5% dos casos, em casos de forma unilateral, há aplasia menor contralateral.

## Malformações do pavilhão da orelha externa – aplasias maiores

### Epidemiologia
Representa 42% das malformações da orelha, com predominância masculina.

## Exame clínico

São examinados:
- o aspecto do pavilhão (Figura 5.1);
- o conduto auditivo externo (CAE) – ausente (74%), estenosado (14%) ou recuado de forma moderada (12%);
- o tímpano (placa atrésica, tímpano normal ou malformado);
- o estado da orelha contralateral.

## Apresentações clínicas

Existem as seguintes formas:
- unilaterais: frequentemente isoladas, secundárias ao uso de substâncias tóxicas durante a gravidez (talidomida) ou após diabetes materna;

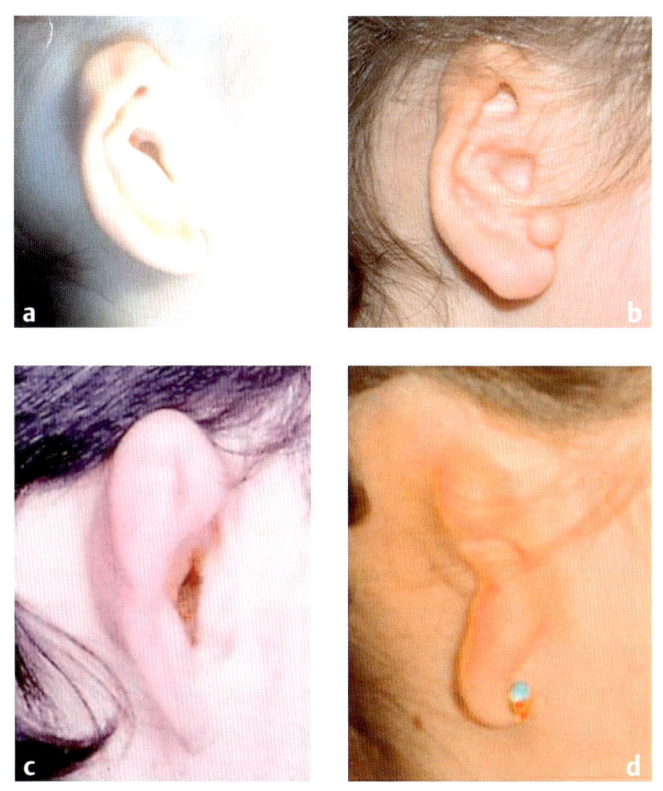

**Figura 5.1.** Aplasias maiores do pavilhão auricular.
a. Estádio I. b. Estádio II. c. Estádio III. d. Estádio IV.

- bilaterais, simétricas ou não: geralmente sindrômicas - síndrome de Goldenhar, síndrome oculoauriculofrontonasal, síndrome CHARGE, síndrome brânquio-otorrenal, disostose mandibulofacial (síndromes de Treacher Collins ou Franceschetti).

### Avaliação

- Avaliação auditiva (Figura 5.2): pesquisar surdez de transmissão de 60 a 70 dB em caso de aplasia maior com meato auditivo externo ausente; eliminar surdez de percepção por malformação de orelha interna em caso de aplasia bilateral.
- Tomografia (TC) de ossos temporais: permite observar o aspecto do CAE e dos ossículos, o grau de pneumatização mastóidea, o trajeto do canal do nervo facial, malformações ósseas e osseomembranosas da orelha interna.
- Em caso de aplasia severa isolada, são realizadas avaliação oftalmológica, radiografia da coluna cervical e ecografias cardíaca e renal.

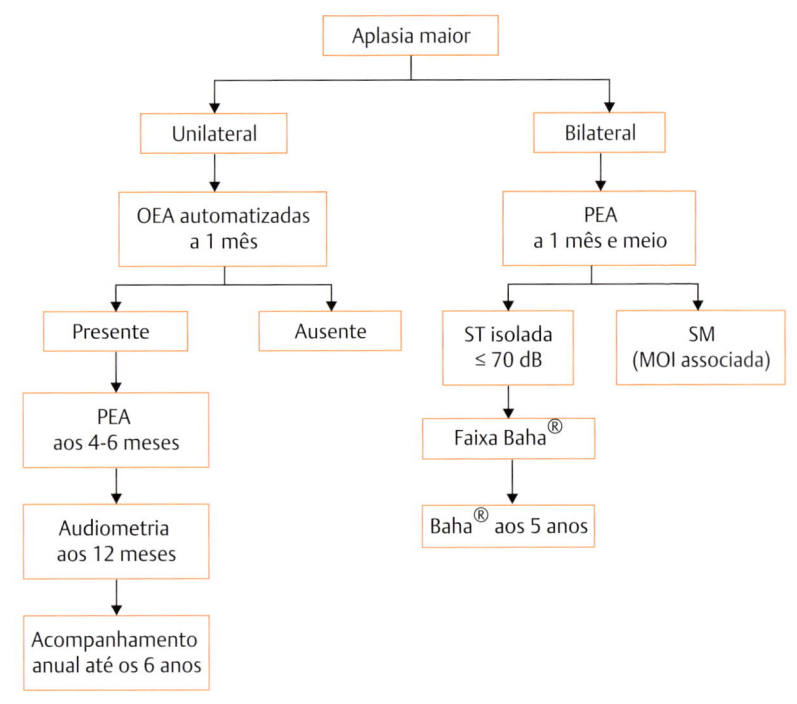

```
                        Aplasia maior
                       /            \
                  Unilateral      Bilateral
                      |               |
              OEA automatizadas      PEA
                  a 1 mês         a 1 mês e meio
                 /      \           /        \
          Presente   Ausente   ST isolada    SM
              |                  ≤ 70 dB  (MOI associada)
            PEA                    |
        aos 4-6 meses         Faixa Baha®
              |                    |
         Audiometria         Baha® aos 5 anos
         aos 12 meses
              |
       Acompanhamento
       anual até os 6 anos
```

**Figura 5.2. Protocolo de avaliação de uma aplasia maior de orelha.**
Baha®: prótese auditiva de condução óssea; OEA: otoemissões acústicas;
PEA: potenciais evocados auditivos; SM: surdez mista; ST: surdez de transmissão.

## Manejo

O manejo deve proceder da seguinte forma:
- aplasia unilateral: monitoramento otoscópico e audiométrico anual;
- aplasia bilateral:
  - aparelho auditivo unilateral por prótese em condução aérea em caso de CAE presente e condução óssea em caso de CAE ausente;
  - a partir de um mês de vida, associação à reeducação ortofônica;
  - cirurgia estética do pavilhão auricular (exérese de apêndices pré-auriculares defeituosos em lactentes; reconstrução do pavilhão a partir dos 7 anos);
  - cirurgia mandibular.

## Estenoses do conduto auditivo externo com pavilhões normais

### Epidemiologia

Essas estenoses são raras. Elas podem ser completas (aplasia maior) ou parciais (aplasia menor), mais ou menos proximais, membranosas e/ou ósseas.

### Exame clínico e avaliação

O exame clínico e a avaliação são iguais aos das malformações do pavilhão (ver anteriormente).
Um colesteatoma congênito está associado em menos de 10% dos casos.

### Apresentações clínicas

As estenoses geralmente são isoladas ou sindrômicas e, neste caso, costumam ser bilaterais (síndromes de Crouzon, de Goldenhar ou sequência de Pierre Robin).

### Manejo

- Atresia unilateral: nenhum manejo.
- Atresia bilateral: aparelho auditivo unilateral por prótese em condução óssea (faixa Baha®) a partir do primeiro mês de vida.

## Malformações da orelha média – aplasias menores

### Epidemiologia

Essas malformações envolvem:
- 51% das malformações da orelha;
- 1/10 a cada 20.000 nascimentos;
- com ligeira predominância masculina.

Além disso:
- são bilaterais em 30 a 40% dos casos;
- aparecem em um contexto familiar idêntico em 15% dos casos.

Raramente são isoladas; na maior parte das vezes, estão associadas a anomalias da orelha externa, da orelha média ou interna.

## Exame clínico

O exame otológico (Figura 5.3) deve pesquisar malformações do pavilhão (25% dos casos), CAE (30% dos casos), tímpano e martelo (30% dos casos).

## Apresentações clínicas

Existem possíveis associações a:
- malformações branquiogênicas (30% dos casos: dismorfias mandibulofaciais, síndrome brânquio-otorrenal, fístulas pré-auriculares);
- cranioestenoses (3% dos casos: síndrome de Pfeiffer, de Crouzon);
- anomalias do esqueleto (3% dos casos: síndrome de Klippel-Feil, de Lobstein).

## Avaliação

- Avaliação auditiva: encontra-se uma surdez de transmissão de 35 dB em média, que pode alcançar 60 dB; a surdez está presente desde o nascimento, é estável, sem zumbido nem vertigem.
- TC de ossos temporais: permite avaliar a operabilidade da malformação dos ossículos; às vezes não há malformação visível, principalmente na anciclose estapedovestibular.

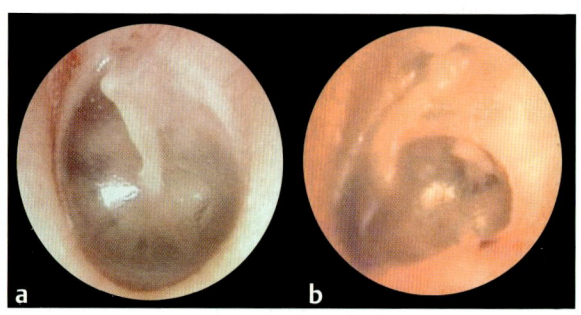

**Figura 5.3.** Aplasia menor da orelha esquerda, vista endoscópica.
a. Lado normal. b. Lado da aplasia. Observar o aspecto malformativo do cabo do martelo.

## Manejo

A decisão cirúrgica depende do nível de surdez, da ausência de malformações da orelha interna e da mobilidade do estribo.
Para:
- surdez unilateral com GAP aéreo-ósseo < 30 dB: estabelece-se monitoramento;
- GAP aéreo-ósseo > 35 dB: indica-se cirurgia;
- surdez bilateral: indica-se cirurgia ou próteses auditivas.

## Malformações da orelha interna

- Em geral, estas malformações são isoladas. Podem estar associadas a diversas síndromes (CHARGE, microdeleção 22q11.2, síndrome brânquio-otorrenal, síndrome de Pendred etc.).
- São responsáveis por surdez de percepção ou mista, frequentemente evolutiva.
- Podem estar associadas à comunicação anormal entre os líquidos das orelhas interna e média e, portanto, há risco maior de meningite bacteriana e fuga de líquido da orelha interna em certas cirurgias da orelha (timpanoplastias, implantes cocleares). Essas fugas podem deteriorar a audição e requerer reintervenção de preenchimento. O risco de meningite torna necessária a verificação de uma boa cobertura pelas vacinas antipneumocócicas e anti-Haemophilus influenzae.
- A TC permite analisar a orelha externa e as orelhas média e interna.
- A RM favorece a pesquisa de colesteatoma (sequências de difusão) e de anomalias associadas do nervo coclear, bulbos olfativos e cérebro.

### Malformações da cóclea

Essas malformações representam 26% das anomalias da orelha interna; 13% de todas as malformações da orelha.
Podem ser encontradas:
- aplasia completa do labirinto (tipo Michel) – interrupção da embriogênese a 5 semanas de amenorreia (SA), com ausência completa de cóclea e vestíbulo, associada à hipoplasia/agenesia do conduto auditivo interno (CAI);
- aplasia da cóclea – interrupção da embriogênese a 5 SA;
- cavidade comum (Figura 5.4) - vestíbulo e cóclea formam uma única cavidade por interrupção da embriogênese a 4 SA; o CAI é anormal;
- displasia cocleovestibular (partição incompleta do tipo I) - cóclea e vestíbulo císticos;
- malformação de Mondini (partição do tipo II) (Figura 5.5) - malformação coclear mais frequente por interrupção da embriogênese a 7 SA; pode ser uni ou bilateral e causa surdez de percepção endococlear progressiva.

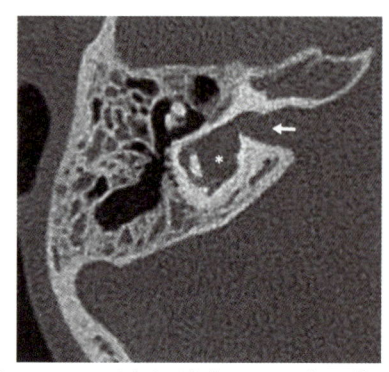

**Figura 5.4.** Tomografia em corte axial. Cavidade comum da orelha direita.
\*: cavidade comum; seta: conduto auditivo interno.

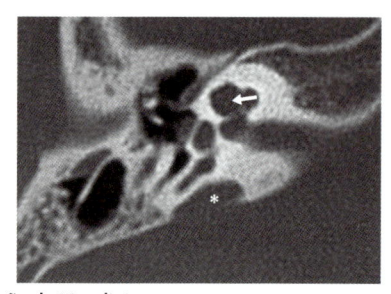

**Figura 5.5.** Malformação de Mondini.
\*: aqueduto vestibular alargado; seta: cóclea incompletamente desenvolvida (menos de 2,5 voltas em espiral).

## Anomalias do vestíbulo

Consistem em:
- anomalias dos canais semicirculares (40% dos casos) – aplasias completas, relativamente raras (síndrome CHARGE), ou displasias;
- anomalias isoladas e excepcionais do vestíbulo, sáculo e utrículo;
- dilatação do aqueduto do vestíbulo – malformação mais frequente da orelha interna.

## Malformações do conduto auditivo interno e do nervo coclear

São encontrados:
- meato acústico interno estreito e/ou hipoplasia do nervo coclear, dilatação do CAI isolada, aplasia do nervo coclear;
- comunicação aumentada entre o fundo do CAI e a orelha interna.

CAPÍTULO

# 6

# Paralisias Faciais Periféricas

Éric Truy ▪ Charlotte Querat ▪ Sonia Ayari-Khalfallah

## ESTRUTURA DO CAPÍTULO

- Definição
- Epidemiologia
- Quadros clínicos
- Diagnóstico etiológico e manejo
  - Etiologias das paralisias faciais periféricas neonatais
  - Etiologias das paralisias faciais periféricas adquiridas em crianças

> **Pontos-chave**
> - A paralisia facial corresponde a um déficit motor da hemiface.
> - O acometimento da pálpebra é sinal de acometimento periférico.
> - O diagnóstico é baseado em avaliação clínica laboratorial e exames de imagem.
> - O manejo dependerá da etiologia, da gravidade e do prognóstico.

## Definição

- Na paralisia facial periférica (PFP), o acometimento está situado no nível ou posterior ao 2º neurônio do nervo facial que nasce na ponte.
- Esse déficit motor homogêneo atinge o território superior e inferior do rosto.
- Não há dissociação automático-voluntária.

## Epidemiologia

A incidência é de 21/100.000/ano em crianças com menos de 15 anos, com média etária do diagnóstico entre 9 e 9 anos e meio [1,2].

## Quadros clínicos

Podem ser encontrados:
- assimetria do rosto na mímica, mas também em repouso nas formas mais severas;
- fechamento mais ou menos incompleto do olho (sinal de Charles Bell) ou o sinal dos cílios de Souques (os cílios parecem mais aparentes no fechamento forçado dos olhos);
- apagamento das linhas de expressão;
- apagamento do sulco nasogeniano;
- queda da comissura labial e atração da boca para o lado saudável durante um sorriso ou uma careta.

A quantificação do acometimento é feita por meio da classificação de House e Brackmann (Quadro 6.1).
No recém-nascido, o déficit só é visível quando ele chora.

## Diagnóstico etiológico e manejo

A *anamnese* deve identificar: os históricos (de PFP, patologias ou cirurgias otológicas, tumor, doença sistêmica), forma de aparecimento (súbita ou gradativa, em que medida o acometimento se completou de imediato), os sinais associados (hipoacusia, hiperacusia dolorosa, vertigem, lacrimejamento ou secura ocular, problema no paladar, erupção cutânea, massa cervicofacial, infecção recente).

**Quadro 6.1.** Classificação de House e Brackmann.

| | |
|---|---|
| Grau I: função facial normal | Função facial normal em todas as áreas |
| Grau II: acometimento leve | Em repouso: tônus e simetria normais<br>Fronte: alguns movimentos a movimentos normais<br>Olho: fechamento normal com esforço mínimo ou máximo<br>Problemas secundários: sincinesias muito leves e inconstantes. Não há contratura |
| Grau III: acometimento moderado | Em repouso: tônus e simetria<br>Fronte: movimentos discretos ou ausentes<br>Olho: fechamento normal com esforço máximo e assimetria evidente<br>Problemas secundários: sincinesias e/ou contraturas notáveis, mas não graves |
| Grau IV: acometimento moderadamente grave | Em repouso: tônus e simetria normais<br>Fronte: nenhum movimento<br>Olho: fechamento incompleto com esforço máximo<br>Boca: movimento assimétrico com esforço máximo<br>Problemas secundários: sincinesias e/ou contraturas graves |
| Grau V: acometimento grave | Em repouso: assimetria facial<br>Fronte: nenhum movimento<br>Olho: movimento discreto com esforço máximo<br>Problemas secundários: sincinesias e/ou contraturas geralmente ausentes |
| Grau VI: paralisia total | Em repouso: perda total de tônus<br>Fronte: nenhum movimento<br>Olho: nenhum movimento<br>Boca: nenhum movimento<br>Problemas secundários: ausentes |

O *exame clínico* pesquisa a natureza periférica da paralisia facial pela presença de um acometimento motor que envolva ambos os territórios, inferior e superior; ele quantifica o grau de acometimento e elimina uma anomalia neurológica associada. O exame otológico é periauricular e cervical.
São realizados:

- *avaliação laboratorial:* conforme o contexto, hemograma (HMG), proteína C reativa (PCR), complementadas por sorologias (*herpes simplex virus* [HSV], doença de Lyme, HIV, vírus Epstein-Barr [EBV], citomegalovírus [CMV]), punção lombar (em um contexto de meningite, encefalite, doença de Lyme), biópsia da medula em caso de suspeita de patologia hematológica;
- *avaliação radiológica:* TC nos acometimentos traumáticos ou otíticos, RM nos demais casos.

## Etiologias das paralisias faciais periféricas neonatais

Diagnosticadas ao nascimento, as PFP podem ser pós-traumáticas ou congênitas.

### Paralisias faciais periféricas pós-traumáticas

Essas PFP são causadas por compressão intrauterina ou durante o parto (fórceps). Podem ser encontrados:
- um indício de trabalho de parto ou parto complicados;
- uma equimose de mastoide, um hemotímpano, um torcicolo.

A evolução costuma ser favorável. Em caso de ausência de melhora após 4 semanas, exame elétrico do nervo e tomografia de ossos temporais deverão ser exigidos antes de discutir eventual tratamento cirúrgico.

### Agenesia ou hipoplasia do VII ou de seu núcleo na região do tronco cerebral

Esse acometimento está associado ou não à atresia do conduto auditivo interno (Figura 6.1).

### Síndrome de Moebius

É uma diplegia facial, às vezes assimétrica, com acometimentos oculomotores (agenesia do VII e do VI). Existem:
- um possível acometimento dos pares cranianos IX, X e XI;
- uma possibilidade de malformações das extremidades que entram em um contexto sindrômico mais vasto (síndrome de Polland).

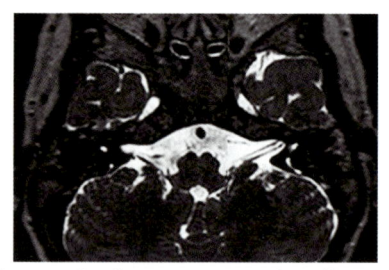

**Figura 6.1.** Agenesia do nervo facial em um contexto de malformação auricular maior unilateral atingindo a orelha externa, a pirâmide petrosa e o nervo facial.
Observar, do lado esquerdo, dois nervos na parte superior do conduto auditivo interno, diante do nervo facial e atrás do vestibular superior; ao passo que do lado direito observa-se apenas um nervo vestibular superior na parte de trás.

## Microssomias hemifaciais

É um conjunto de patologias malformativas do rosto relacionadas com anomalias de desenvolvimento dos 1º e 2º arcos branquiais, com anomalias auriculares, maxilomalares, orbitária e, às vezes, deficiência auditiva (síndromes de Treacher Collins, de Franceschetti, de Goldenhar).

## Associação CHARGE

Essa síndrome corresponde à associação: coloboma, *heart defects* (anomalias cardíacas), atresia de coanas, atraso no crescimento ou mental, *genital anomalies* (anomalias genitais), *ear anomalies* (anomalias das orelhas).
Paralisia facial pode estar associada; ela corresponde a um critério maior do diagnóstico da CHARGE.

## Paralisia facial congênita hereditária (HCFP)

É uma disfunção isolada do nervo facial causada por um problema de desenvolvimento do núcleo branquiomotor facial e de seu nervo.
Esse problema está ligado a dois *loci*, HCFP (*hereditary congenital facial paresis*) 1 e 2, localizados, respectivamente, nos cromossomos 3q212-Q22.1 e 10q21.3-Q22.1.

# Etiologias das paralisias faciais periféricas adquiridas em crianças

## Contexto infeccioso

### Paralisias faciais periféricas durante otites médias agudas (OMA)
- Essas PFP representam 9 a 20% das PFP infantis.
- O intervalo entre a OMA e a PFP é de aproximadamente 6 dias.
- O tratamento consiste em uma paracentese do tímpano com coleta bacteriológica e antibioticoterapia associada à corticoterapia.

### Otite média crônica colesteatomatosa
- Esse acometimento representa 1 a 2% dos casos de PFP.
- O tratamento é, obrigatoriamente, cirúrgico.

### Doença de Lyme
- A doença de Lyme é muito frequente em crianças: de 23,5 a 50% das etiologias [2,3].
- A PFP está envolvida na segunda fase da doença de Lyme (neuroborreliose).
- É necessário pesquisar picada de carrapato e eritema migratório.

- O diagnóstico é confirmado por sorologia sanguínea e no líquido cefalorraquidiano (LCR).
- O tratamento é feito com amoxicilina ou ceftriaxona durante 14 a 21 dias.
- A recuperação é completa em 89% dos casos [2].

**Zona do gânglio geniculado**

Neste caso, a PFP ocorre, geralmente, após erupção vesicular na zona de Ramsay-Hunt.
Podem ser encontrados:
- otodinia;
- acometimentos cocleovestibulares mais ou menos acometimentos dos nervos baixos (IX, X, XI e XII) em 40% dos casos (síndrome de Sicard).

O tratamento é feito com aciclovir IV e corticoides.

**Outros acometimentos infecciosos gerais**

HIV e *Listeria* também podem provocar PFP.

## Contexto traumático

**Fraturas de osso temporal (ver Capítulo 8)**

Essas fraturas são analisadas por TC.
O nervo facial é acometido em 20% das fraturas longitudinais e em 50% das fraturas transversais (Figura 6.2).
O tratamento pode ser:
- clínico, com corticoides, cuidados oftalmológicos e fisioterapia precoce;
- cirúrgico, em caso de fragmento ósseo atrapalhando o trajeto do nervo na tomografia, paralisia facial imediata e completa e em caso de ausência de recuperação significativa.

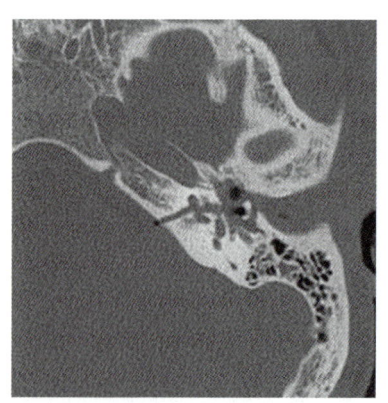

**Figura 6.2.** Fratura transversal da pirâmide petrosa esquerda com traço transcoclear e atingindo a segunda porção intrapetrosa do nervo facial.

## Paralisias faciais periféricas iatrogênicas
Esses acometimentos ocorrem em cirurgias otológicas ou parotidianas.

## Outras causas raras
### Paralisia facial de origem tumoral
O acometimento é de instalação progressiva.
As causas são: neurinoma do nervo facial (Figura 6.3), tumor do ângulo pontocerebelar, hemangioma cavernoso, aneurisma congênito, tumor parotidiano ou doença hematológica.

### Síndrome de Melkerson-Rosenthal [4]
Essa síndrome envolve edema orofacial recorrente, paralisia facial recidivante e língua fissurada.

## Paralisia facial periférica idiopática ou paralisia de Charles Bell
- É a etiologia mais frequente: entre 30 e 60% dos casos [1,2].
- É um diagnóstico de exclusão.
- A instalação é súbita ou se completa em alguns dias, acompanhada de dor retroauricular e, às vezes, hiperacusia isolada.
- Há um acometimento inflamatório do trajeto intratemporal do nervo na RM (Figura 6.4).
- O acometimento se cura sem sequelas e sem tratamento em 70% dos casos, geralmente em menos de 4 meses.

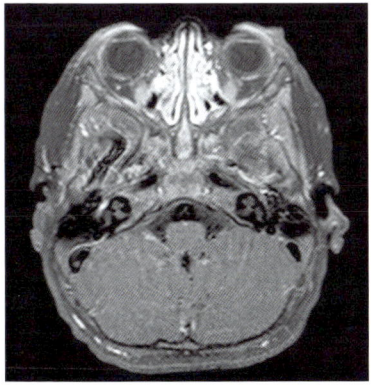

**Figura 6.3.** RM mostrando a presença de lesão tumoral no trajeto intrapetroso do nervo facial cujo realce com gadolínio IV e T1 sugere a possibilidade de neurinoma.

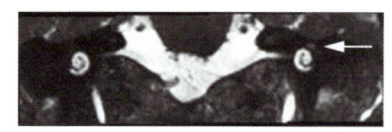

**Figura 6.4.** Hipersinal de RM em T1 de uma paralisia facial idiopática, mostrando seu acometimento inflamatório (a seta indica o sinal no nível do gânglio geniculado).

- O tratamento inclui corticoides por via oral e prevenção de complicações orbitárias. A vantagem da associação sistemática de antivirais não foi comprovada em relação ao uso exclusivo de corticoides [5].

### Referências

[1] Jenke AC, Stoek LM, Zilbauer M, et al. Facial palsy : etiology, outcome and management in children. Eur J Paediatr Neurol 2011 ; 15(3) : 209-13.
[2] Drack FD, Weissert M. Outcome of peripheral facial palsy in children – a catamnestic study. Eur J Paediatr Neurol 2013 ; 17(2) : 185-91.
[3] Feder HM. Lyme disease in children. Infect Dis Clin North Am 2008 ; 22 : 315-26.
[4] Eidlitz-Markus T, Gilai A, Mimouni M, et al. Recurrent facial nerve palsy in paediatric patients. Eur J Pediatr 2001 ; 160(11) : 659-63.
[5] Engström M, Berg T, Stjernquist-Desatnik A, et al. Prednisolone and valaciclovir in Bell's palsy : a randomised, double-blind, placebo-controlled, multicentre trial. Lancet Neurol 2008 ; 7(11) : 993-1000.

### Leitura sugerida

Terzis JK, Anesti K. Developmental facial paralysis : a review. J Plast Reconstr Aesthet Surg 2011 ; 64(10) : 1318-33.

CAPÍTULO 7

# Vertigens
## Diagnóstico e Manejo

Jérôme Nevoux

**ESTRUTURA DO CAPÍTULO**

- **Diagnóstico**
  - Anamnese
  - Exame físico
  - Exames complementares
- **Principais etiologias e tratamentos**
  - Patologias também observadas em adultos
  - Patologias mais específicas e/ou mais frequentes em crianças

> **Pontos-chave**
> - A vertigem é uma sensação de movimento (principalmente, rotação) da criança ou do ambiente.
> - A avaliação se baseia na anamnese, no exame clínico, principalmente vestibular e neurológico, na vestibulometria, na avaliação auditiva e, em geral, em RM das vias vestibulares.
> - A lesão causal pode estar localizada na orelha interna, no nervo auditivo ou nas vias vestibulares centrais. Pode ser uma disfunção sem substrato anatômico identificável ou um processo infeccioso, autoimune, vascular, viral ou tumoral. As etiologias são variadas, iguais às dos adultos, como vertigem posicional paroxística benigna, doença de Menière, neurite vestibular, esclerose múltipla, acidentes vasculares. Outras são mais específicas à criança ou, em todo caso, mais frequentes em crianças (equivalente de enxaqueca, vertigem paroxística benigna infantil, problemas oftalmológicos, tumor da fossa posterior etc.).

## Diagnóstico

### Anamnese

A anamnese pode evidenciar: sensação de rotação e/ou oscilação, desvio ao caminhar e/ou queda, duração da crise (avaliada com a criança), vertigem desencadeada por mudanças de posição, cefaleias, náuseas, vômitos, hipoacusia.

### Exame físico

O exame físico permite realizar:
- a pesquisa de um acometimento do sistema nervoso central – síndrome cerebelar (reflexos osteotendinosos exacerbados e policinéticos; sinal de Romberg não lateralizado: o paciente em pé, com os pés juntos, braço estendido, se desequilibra em todas as direções ao fechar os olhos); síndrome piramidal (déficit motor, sinal de Babinski); acometimento dos nervos cranianos (oculomotores, mistos, trigêmeos, facial); desalinhamento ocular; nistagmo vertical e/ou que muda de sentido com a direção do olhar; nistagmo de fixação; movimento visual sacádico;
- a pesquisa e a caracterização de uma síndrome vestibular periférica [1] – nistagmo de sentido oposto ao dos desvios corporais; desvio dos indicadores; marcha em estrela; sinal de Romberg lateralizado (tendência à queda do lado do acometimento vestibular); prova de Fukuda positiva (desvio dos indicadores e do corpo durante marcha sem se deslocar e com os olhos fechados).

## Exames complementares

São realizadas:
- vestibulometria – sistemática; provas funcionais vestibulares permitem melhorar o diagnóstico e avaliar a gravidade do acometimento vestibular;
- avaliação auditiva – sistemática;
- RM das vias vestibulares – realizada com bastante frequência.

Outros exames são possíveis de acordo com os resultados dos testes anteriores: consulta com neurologista, pesquisa genética etc.

## Principais etiologias e tratamentos

### Patologias também observadas em adultos

- Vertigem posicional paroxística benigna (VPPB): vertigens de duração breve (< 1 minuto) que ocorrem com a mudança de posição. O tratamento é feito com manobra liberatória.
- Doença de Ménière (excepcional antes dos 10 anos): vertigens recidivantes que duram de várias horas a vários dias, associadas a uma perda auditiva nas frequências graves. Elas requerem monitoramento regular simples ou tratamento com betaistina no caso de vertigens prolongadas.

### Patologias mais específicas e/ou mais frequentes em crianças

- Equivalentes de enxaqueca (25% dos casos): vertigens acompanhadas de cefaleias, náuseas, vômitos, fonofobia/fotofobia, favorecidas por cansaço e que podem durar até 72 horas. O tratamento consiste na eliminação do fator desencadeante e administração de anti-inflamatórios não esteroides ou betabloqueadores [2].
- Vertigem paroxística benigna infantil (18% dos casos): vertigens recorrentes não posicionais de duração breve (segundos a minutos) que ocorrem sem aviso em crianças de 3 a 8 anos e de resolução espontânea. Não existe tratamento, mas, às vezes, auxílio psicológico é indicado [3].
- Problemas oftalmológicos (10% dos casos): anomalias de refração ou de alinhamento corrigidas por óculos corretivos e/ou sessões de ortóptica [4]. O diagnóstico é feito por exame oftalmológico completo com dilatador.
- Vertigens pós-traumatismo craniano (10% dos casos): podem estar ligadas a uma comoção labiríntica, uma fratura do osso temporal ou uma fístula perilinfática (fuga de líquido da orelha interna). Fraturas e fístulas podem requerer intervenção cirúrgica.

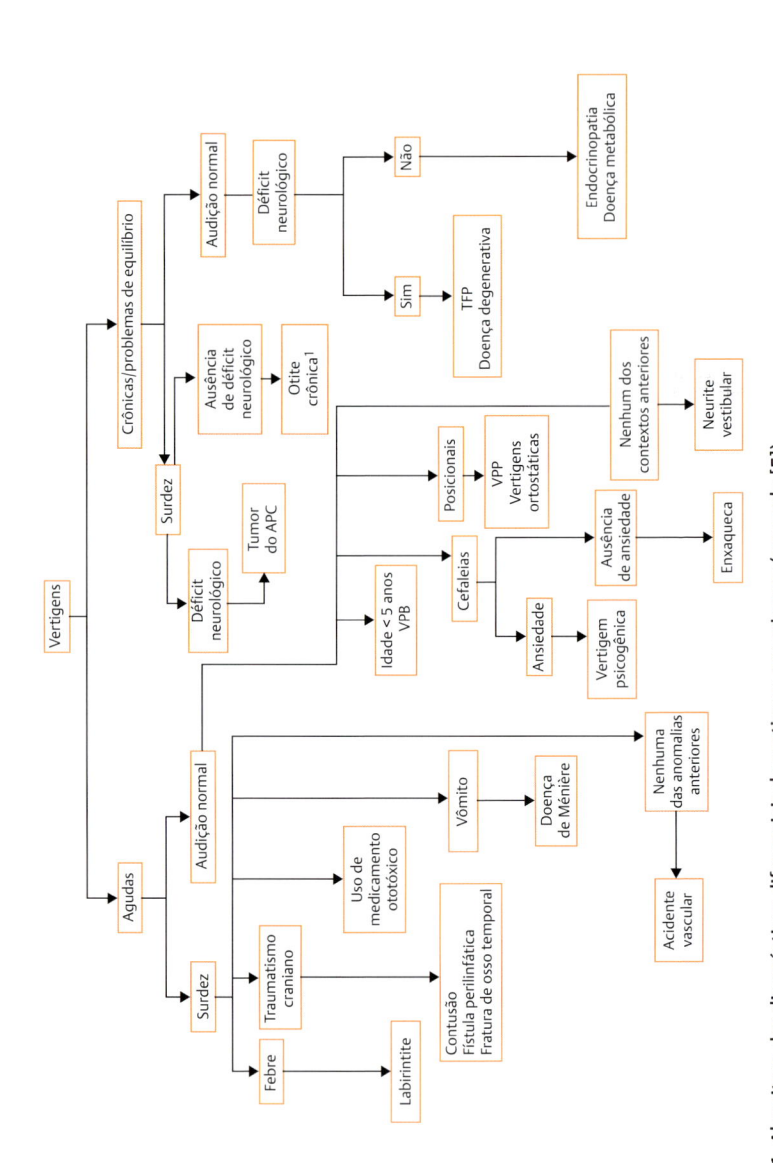

**Figura 7.1.** Algoritmo dos diagnósticos diferenciais de vertigens em crianças (segundo [5]).
APC: ângulo pontocerebelar; TFP: tumor da fossa cerebral posterior; VPB: vertigem paroxística benigna; VPP: vertigem posicional paroxística. 1. Essencialmente colesteatoma.

- Neurite vestibular (5% dos casos): é uma infecção viral do nervo vestibular, raramente associada a um acometimento auditivo. Os sinais iniciais geralmente são sugestivos de gastroenterite aguda. As vertigens durante vários dias. O tratamento inicial é sintomático com medicamentos para náuseas (metoclopramida) e vertigens. Com o tempo, haverá resolução espontânea das vertigens.
- Patologias centrais (raras): é possível encontrar tumor da fossa posterior, acidente vascular cerebral, esclerose múltipla.

Um algoritmo dos diagnósticos diferenciais de vertigens em crianças é proposto na Figura 7.1.

### Referências

[1] O'Reilly RC, Greywoode J, Morlet T, et al. Comprehensive vestibular and balance testing in the dizzy pediatric population. Otolaryngol Head Neck Surg 2011; 144 : 142–8.

[2] Langhagen T, Lehrer N, Borggraefe I, et al. Vestibular migraine in children and adolescents : clinical findings and laboratory tests. Front Neurol 2015; 5 : 292.

[3] Jahn K, Langhagen T, Heinen F. Vertigo and dizziness in children. Curr Opin Neurol 2015; 28 : 78–82.

[4] Wiener-Vacher SR. Vestibular disorder in children. Int J Audiol 2008; 47 : 578–83.

[5] Gioacchini FM, Alicandri-Ciufelli M, Kaleci S, et al. Prevalence and diagnosis of vestibular disorders in children : a review. Int J Pediatr Otorhinolaryngol 2014; 78 : 718–24.

CAPÍTULO
8

# Fraturas do Osso Temporal

Stéphane Roman ▪ Jean-Michel Triglia

## ESTRUTURA DO CAPÍTULO

- Epidemiologia
- Quadros clínicos
- Manejo
  - Avaliação tomográfica do osso temporal
  - Tratamento

> **Pontos-chave**
> - A fratura longitudinal é extralabiríntica.
> - A fratura transversal geralmente é translabiríntica, com risco de surdez neurossensorial e de paralisia facial.
> - O diagnóstico é com base na clínica e na tomografia da parte petrosa.
> - Um tratamento cirúrgico pode ser necessário em caso de otoliquorreia ou de paralisia facial inicial.

## Epidemiologia

- As fraturas do osso temporal estão presentes em 15 a 20% dos traumatismos cranianos.
- Elas representam riscos específicos para orelha média, orelha interna e nervo facial.
- A distribuição é bimodal, com pico de frequência aos 3 anos e 12 anos para uma proporção de 2 meninos para 1 menina [1].
- As principais causas são os acidentes em veículos motorizados (42 a 60%) e as quedas (27 a 50%) [1,2].

## Quadros clínicos

- A inspeção da região periauricular e a otoscopia permitem pesquisar contusões, presença de perfuração timpânica ou ocorrência de hemotímpano [2].
- Paralisia facial periférica (PFP) completa ou incompleta é igualmente pesquisada, bem como seu caráter inicial ou secundário.
- Também é bom pesquisar a presença de nistagmo espontâneo ou revelado nos olhares laterais (semiespontâneo) e prever explorações vestibulares, se necessário.
- É realizada uma avaliação audiométrica, pois a surdez é um sinal frequentemente associado. É necessário caracterizar o tipo (de condução, neurossensorial ou mista), sua profundidade e sua evolução.
- Pesquisa-se, também, a ocorrência de otoliquorreia cerebroespinhal na região do conduto auditivo externo ou de fossa nasal (teste de glicose com fita das secreções coletadas e beta-2 transferrina em caso de glicose reagente).
- Um exame neurológico completo deve ser realizado.

## Manejo

### Avaliação tomográfica do osso temporal

- É importante diferenciar, em relação ao grande eixo longitudinal do osso temporal, as fraturas longitudinais (70 a 80% dos casos) (Figura 8.1) e as transversais (15 a 20% dos casos) (Figura 8.2), que expõem a um risco de acometimento translabiríntico [1-3].

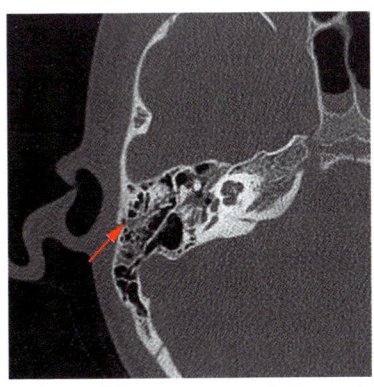

**Figura 8.1.** Corte tomográfico axial de parte petrosa direita mostrando fratura longitudinal com luxação incudomaleolar.

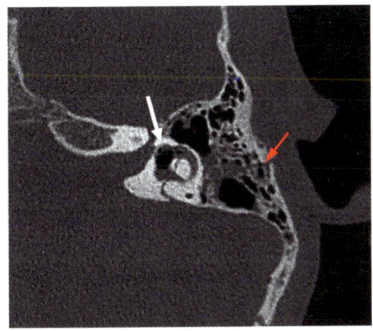

**Figura 8.2.** Corte tomográfico axial (seta vermelha) de parte petrosa esquerda mostrando fratura transversal com pneumovestíbulo (seta branca).

- Deve-se associar a ela a caracterização do traço de fratura através (10% dos casos), ou fora (90% dos casos) da cápsula óptica. Esta caracterização tem bom valor preditivo para surdez neurossensorial [1].

## Tratamento

- Otorragia isolada: privilegiar os tópicos locais.
- Surdez de transmissão persistente por mais de um mês: suspeitar de disjunção da cadeia ossicular e discutir a exploração cirúrgica da orelha [3].
- Surdez neurossensorial: pode ser causada por comoção labiríntica, hemorragia intralabiríntica, traumatismo do 8º par craniano ou núcleos cocleares ou impacto do estribo na orelha interna. A surdez de percepção profunda pós-fratura da cápsula ótica é de mau prognóstico, com risco de ossificação coclear que pode complicar a reabilitação auditiva [1].

- Na presença de surdez neurossensorial flutuante ou evolutiva, com vertigens e pneumolabirinto, pensar em uma fístula perilinfática, necessitando de exploração cirúrgica com preenchimento da fístula.
- Na presença de paralisia facial periférica:
    - incompleta e de aparecimento tardio: proceder a um tratamento médico por corticoterapia (metilprednisolona 1 mg/kg/dia) com monitoramento e avaliação diários (95% de recuperação completa);
    - completa, mas com prazo de instalação desconhecido: a escolha terapêutica fica em função de exames eletrofisiológicos e de imagem [4];
    - completa e imediata, com perfil eletrofisiológico de desnervação maior: costuma-se indicar exploração cirúrgica [4];
- Otoliquorreia cerebroespinhal: um tratamento conservador é indicado (evitar os esforços de pressão, repousar na cama com a cabeça elevada a um ângulo de 15 a 25 graus), com monitoramento do fluxo até que pare espontaneamente em um período de 15 dias. A colocação de um dreno lombar é feita para interromper a fuga persistente ou associada à pressão intracraniana elevada. As indicações cirúrgicas envolvem a persistência dos sintomas após 7 a 10 dias e/ou uma hérnia cerebral e/ou episódios recorrentes de meningite.

## Referências

[1] Dunklerbarger J, Branstetter B, Lincoln A, et al. Pediatric temporal bone fractures : current trends and comparison of classification schemes. Laryngoscope 2014 ; 124 : 781–4.

[2] Kang HM, Kim MG, Hong SM, et al. Comparison of temporal bone fractures in children and adults. Acta Otolaryngol 2013 ; 133(5) : 469–74.

[3] Aguilar EA, Yeakley JW, Ghorayeb BY, et al. High resolution CT scan of temporal bone fractures : association of facial nerve paralysis with temporal bone fractures. Head Neck Surg 1987 ; 9(3) : 162–6.

[4] Yetiser S. Total facial nerve decompression for severe traumatic facial nerve paralysis : a review of 10 cases. Int J Otolaryngol 2012 ; 2012 : 607359.

CAPÍTULO
# 9

# Lesões e Corpos Estranhos no Conduto Auditivo Externo

Laurent Coffinet

## ESTRUTURA DO CAPÍTULO

- **Revisão da anatomia do meato acústico**
- **Quadros clínicos**
- **Manejo**
  - Esquema clássico do manejo
  - Exceções
  - Manejo otorrinolaringológico

> **Pontos-chave**
> - Uma lesão ou um corpo estranho no conduto auditivo externo geralmente é pouco sintomática e de diagnóstico otoscópico.
> - A extração de um corpo estranho é, às vezes, dolorosa e traumática.
> - Deve-se encaminhar a criança a um otorrinolaringologista nos casos de obstrução ou mais complicados.
> - Pode ser necessária anestesia geral em caso de extração difícil.

## Revisão da anatomia do meato acústico

- O meato acústico tem um formato tortuoso que favorece a obstrução por corpos estranhos.
- Ele possui uma pele fina e frágil, e sua vascularização é abundante, correndo risco de lesão e sangramento.
- Sua inervação sensitiva é muito rica, o que torna qualquer ação dolorosa.
- A membrana timpânica fica na extremidade do conduto auditivo externo (CAE); nela existe um risco de lesão, da mesma forma que na cadeia ossicular, na orelha interna ou no nervo facial [1].

## Quadros clínicos

- Um corpo estranho (CE) costuma ser pouco sintomático ou assintomático.
- O diagnóstico é otoscópico, por visualização do CE.
- Em alguns casos, o CE é mascarado por otorreia.
- Existe risco de lesão em caso de manobras inadequadas (agravamento da obstrução, sangramento, edema, dores etc.).
- Também existe risco de induzir medo que, às vezes, pode ser duradouro na criança quanto a qualquer coisa que vá se aproximar da orelha.

## Manejo

### Esquema clássico do manejo

- Uma otoscopia delicada e atenta deve ser realizada para analisar a situação.
- É bom organizar o manejo por um otorrinolaringologista em boas condições [2].
- É possível aguardar algumas horas ou até o dia seguinte para uma extração em boas condições.
- Se a anestesia geral for considerada para a extração, convém a criança ficar de jejum por 6 horas antes do procedimento.

**Quadro 9.1.** Corpo estranho do conduto auditivo externo (CAE) e qualquer trauma do CAE que necessite de manejo especializado de ORL com urgência.

| Situações urgentes | Observações |
|---|---|
| Baterias de relógio | Extração de urgência |
| Lesões importantes da pele do CAE | Limpeza da orelha com gotas antibióticas não ototóxicas (quinolona) |
| Lesão da membrana timpânica | |
| Complicação infecciosa (otorreia, dores etc.) | |
| Sinais cocleovestibulares | Exame de imagem (TC da parte petrosa) |
| Paralisia facial | |

## Exceções

Há três exceções para o esquema de manejo acima.
1. O CE é um inseto vivo:
- os movimentos do inseto no CAE são muito dolorosos para o paciente;
- se o tímpano estiver intacto, imobilizar o inseto limpando o ouvido com óleo mineral por microscopia; administrar xilocaína a 2 ou 4% ou iodopovidona [3,4] antes da extração.
2. O CE é grave ou complicado (Quadro 9.1); o manejo especializado do otorrinolaringologista é urgente, até mesmo muito urgente [5].
3. A retirada do CE por lavagem é possível na ausência de contraindicação (Quadro 9.2); é necessário, também, garantir a realização da lavagem em boas condições.

## Manejo otorrinolaringológico

O médico otorrinolaringologista deve dispor de material adaptado (Figura 9.1) e de condições que garantam a imobilidade do paciente antes de começar a extração:
- uma simples contenção da criança pode ser feita;
- o recurso a uma mistura de $NO/O_2$ é desejável se a extração corre o risco de ser dolorosa;
- o recurso à anestesia geral é discutido em função do CE (perfurante, aderente) e suas complicações (localização no tímpano, lesão), perfil da criança e circunstâncias.

Por outro lado:
- um controle otoscópico deve ser sistemático;
- gotas de antibiótico (± corticoides) devem ser administradas em caso de lesão do CAE;

**Quadro 9.2.** Contraindicações ao uso da lavagem da orelha para a retirada de um corpo estranho do conduto auditivo externo (CAE).

| |
|---|
| Ligada ao estado da membrana timpânica (MT):<br>– perfuração ou qualquer alteração<br>– antecedente de cirurgia da MT, inclusive colocação de tubos de ventilação transtimpânicos<br>– qualquer incerteza sobre o estado da MT |
| Ligada ao estado da pele do CAE:<br>– lesão – sangramento<br>– otite externa – supuração |
| Ausência de um mínimo de cooperação do paciente |
| Ligada à natureza do corpo estranho (CE):<br>– bateria (risco importante de agravar as lesões)<br>– inseto ainda vivo (deve ser imobilizado primeiro – ver texto)<br>– CE orgânico (pode inchar ou criar uma reação inflamatória local)<br>– CE pontiagudo ou cortante (risco de lesões do CAE ou da MT)<br>– CE preso à MT (mal suportado ou mesmo doloroso para a criança) |
| Obstrução importante do CE que não permite que a água passe para trás do CE |

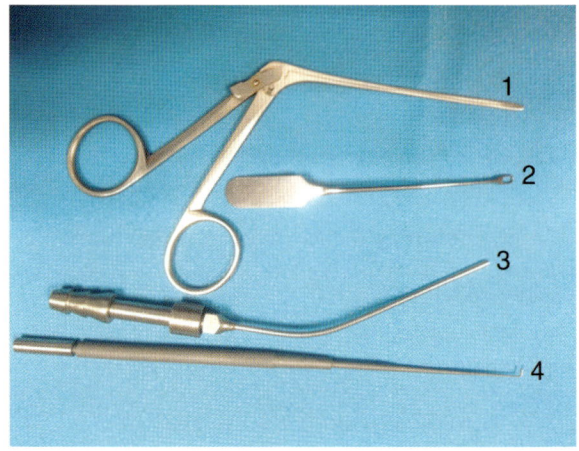

**Figura 9.1.** Material necessário à extração de um corpo estranho do conduto auditivo externo: 1. micropinça; 2. cureta de Saint-Paul; 3. microaspirador; 4. gancho delicado.

■ em caso de lesões por bateria de relógio, são necessários cuidados locais longos, com acompanhamento ou intervenções em caso de estenose;
■ em caso de hipoacusia ou lesão timpânica, um acompanhamento otoscópico e audiométrico se faz necessário.

## Referências

[1] Wolter NE, Cushing SL, Das-Purkayastha PK, et al. Non-accidental caustic ear injury : two cases of profound cochlea-vestibular loss and facial nerve injury. Int J Pediatr Otolaryngol 2012; 76 : 145–8.

[2] DiMuzio Jr. J, Deschler DG. Emergency department management of foreign bodies of the external ear canal in children. Otol Neurotol 2002; 23 : 473–5.

[3] Leffler S, Cheney P, Tandberq D. Chemical immobilization and killing intra-aural roaches : an in vitro comparative study. Ann Emerg Med 1993; 22(12) : 1795–8.

[4] Antonelli PJ, Ahmadi A, Prevatt A. Insecticidal activity of common reagents for insect foreign bodies of the ear. Laryngoscope 2001; 111 : 15–20.

[5] Gregori D, Morra B, Berchialla P, et al. Foreign bodies in the ears causing complications and requiring hospitalization in children 0–14 age : results from the ESFBI study. Auris Nasus Larynx 2009; 36 : 7–14.

# PARTE 2

# Vias Aerodigestivas

| | | |
|---|---|---|
| Capítulo 10 | Conduta em Caso de Estridor *(Nicolas Saroul, Thierry Mom)* | 73 |
| Capítulo 11 | Conduta em Caso de Desconforto Respiratório Alto *(Catherine Nowak)* | 79 |
| Capítulo 12 | Anginas e Faringites *(Martine François)* | 87 |
| Capítulo 13 | Síndrome de Apneia e Hipopneia Obstrutiva *(Rémi Marianowski, Brigitte Fauroux, Alessandro Amaddeo, Julia Cohen Levy)* | 95 |
| Capítulo 14 | Laringite Aguda *(Lylou Casteil, Michel Mondain)* | 107 |
| Capítulo 15 | Laringomalacia *(Sonia Ayari-Khalfallah, Claire Perrot, Vincent Pitiot)* | 113 |
| Capítulo 16 | Malformações e Estenoses Laríngeas *(Nicolas Leboulanger)* | 119 |
| Capítulo 17 | Paralisias Laríngeas *(Jean-Paul Marie, Nicolas Bon Mardion)* | 127 |
| Capítulo 18 | Dispneia de Origem Traqueal *(Briac Thierry, Noël Garabédian)* | 135 |
| Capítulo 19 | Traumas Laringotraqueais e Queimaduras das Vias Aéreas Superiores *(Pierre Fayoux)* | 139 |
| Capítulo 20 | Corpos Estranhos no Trato Aerodigestório e Ingestão de Substâncias Cáusticas *(Marion Blanchard, Laurent Michaud)* | 145 |
| Capítulo 21 | Disfonia Crônica *(Bruno Coulombeau)* | 155 |
| Capítulo 22 | Insuficiência Velopalatina *(Vincent Couloigner, Noël Garabédian)* | 163 |
| Capítulo 23 | Distúrbios de Deglutição *(Sam J. Daniel, Pierre Fayoux)* | 169 |
| Capítulo 24 | Patologia da Mucosa Oral *(Céline Bernardeschi, Roger Kuffer)* | 181 |

CAPÍTULO 10

# Conduta em Caso de Estridor

Nicolas Saroul ■ Thierry Mom

## ESTRUTURA DO CAPÍTULO

- Introdução
- Etiologias
- Conduta em caso de criança acometida por estridor
- Diagnóstico
- Manejo

> **Pontos-chave**
> - O estridor é um sintoma de obstrução das vias aéreas.
> - A causa do estridor geralmente pode ser visualizada.
> - É necessário que o manejo das crianças acometidas por estridor seja rápido e completo.
> - A endoscopia laríngea possui papel fundamental nesse manejo.
> - A laringomalacia predomina entre as etiologias.

## Introdução

- O estridor é um sintoma que pode ter causas variadas.
- É um ruído inspiratório (que também pode ser expiratório para os anglo--saxões [1]) de tonalidade variável (Vídeos 10.1 e 10.2).
- Ele é secundário à obstrução parcial das vias aéreas (VA) laringotraqueais. Às vezes, vários níveis de estreitamento estão associados [2,3].
- Não há correlação entre a intensidade do ruído e o grau de estreitamento das VA.
- Geralmente há tiragem supraesternal, mas isso não é sinal de gravidade.

## Etiologias

- Estridor de origem supraglótica e faríngea: o estridor é tipicamente inspiratório, de tonalidade mais grave. A principal causa é a laringomalacia.
- Estridor de origem glótica: ele é inspiratório ou bifásico, de tonalidade mais aguda. As paralisias laríngeas são as causas mais frequentes.
- Estridor de origem subglótica: em geral, inspiratório ou bifásico. As etiologias são dominadas pelas estenoses e pelos hemangiomas infantis subglóticos.
- Estridor de origem traqueal: o estridor geralmente é expiratório, mas pode ser bifásico. A traqueomalacia é o típico exemplo de etiologia de estridor de origem traqueal [4].

## Conduta em caso de criança acometida por estridor

Recomenda-se avaliar a gravidade da obstrução das VA pesquisando:
- tiragem intercostal (Vídeo 10.3);
- balanço tóraco-abdominal;
- cianose;
- taquicardia, e depois bradicardia;
- sinais de hipercapnia: sudorese, alteração da consciência, hipertensão arterial.

Para as dispneias crônicas, pesquisa-se:
- perda de peso e/ou estagnação estaturoponderal;
- fracionamento alimentar;
- episódios de apneia ou sufocamento durante o sono.

Posteriormente, recomenda-se pesquisar a etiologia do estridor:
- estridor de aparecimento agudo:
  - laringite;
  - abscesso parafaríngeo;
  - descompensação inflamatória de lesões congênitas;
  - inalação de corpos estranhos.
- estridor de aparecimento subagudo ou crônico:
  - laringomalacia: aparecimento do estridor nos primeiros 15 dias de vida (ver Capítulo 15);
  - lesão subglótica:
    – hemangioma subglótico infantil. O estridor é de aparecimento tardio (cerca de 2 meses) e gradual. Um angioma cutâneo é encontrado em aproximadamente 50% dos casos.
    – estenose subglótica; dispneia crônica, laringite de repetição;
    – fendas; associação a engasgos alimentares.
  - lesão glótica;
    – geralmente associada à disfonia;
    – o aparecimento tardio depende da causa: congênita (membrana laríngea, por exemplo) ou adquirida (papilomatose laríngea, paralisia laríngea secundária a uma intervenção cirúrgica, por exemplo).
  - patologia traqueal: estridor classicamente expiratório ou bifásico, como ocorre na traqueomalacia;
  - estridor concomitante a uma hipotonia global dentro do quadro de uma patologia sindrômica (sequência de Pierre Robin, síndrome de Di George – deleção 22q11 –, síndrome CHARGE, trissomia 21 etc.).

## Diagnóstico

- Exame nasofibroscópico laríngeo: permite estabelecer o diagnóstico na maior parte dos casos.
- Exame endoscópico direto: realizado sob anestesia geral, permite explorar toda a laringe e a traqueia.
- Radiologia: pouco útil neste caso. A ecografia da laringe ou a tomografia são úteis para avaliar as malformações císticas, a extensão dos angiomas, as massas teciduais laringotraqueais ou para avaliar a região em caso de estenose não visível.

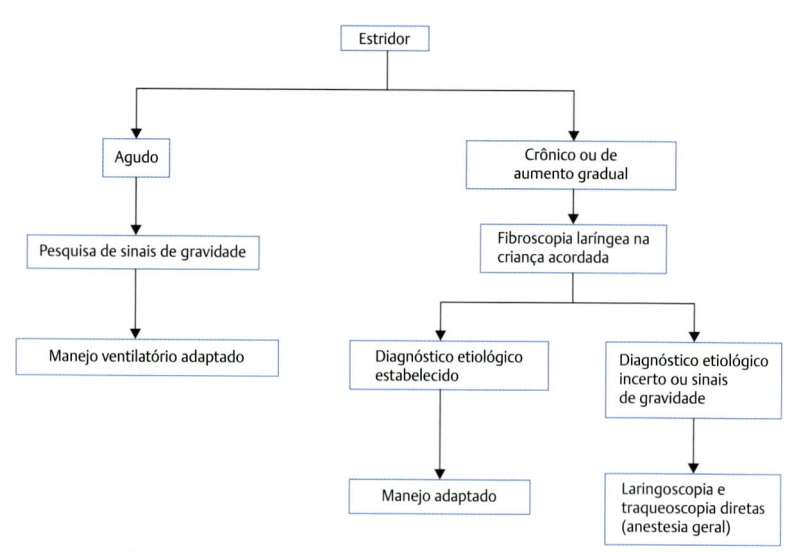

```
                          ┌─────────┐
                          │ Estridor │
                          └─────────┘
                ┌──────────────┴──────────────┐
                ▼                             ▼
          ┌─────────┐              ┌──────────────────────┐
          │  Agudo  │              │ Crônico ou de        │
          └─────────┘              │ aumento gradual      │
                │                  └──────────────────────┘
                ▼                             ▼
    ┌──────────────────────────┐   ┌──────────────────────┐
    │ Pesquisa de sinais de    │   │ Fibroscopia laríngea │
    │ gravidade                │   │ na criança acordada  │
    └──────────────────────────┘   └──────────────────────┘
                │                    ┌────────┴────────┐
                ▼                    ▼                 ▼
    ┌──────────────────────────┐ ┌────────────┐ ┌──────────────────┐
    │ Manejo ventilatório      │ │Diagnóstico │ │Diagnóstico       │
    │ adaptado                 │ │etiológico  │ │etiológico incerto│
    └──────────────────────────┘ │estabelecido│ │ou sinais de      │
                                 └────────────┘ │gravidade         │
                                       │        └──────────────────┘
                                       ▼                 ▼
                                 ┌────────────┐ ┌──────────────────┐
                                 │  Manejo    │ │Laringoscopia e   │
                                 │  adaptado  │ │traqueoscopia     │
                                 └────────────┘ │diretas           │
                                                │(anestesia geral) │
                                                └──────────────────┘
```

**Figura 10.1.** Algoritmo de manejo de um estridor.

## Manejo

- Um tratamento etiológico é urgente na presença de sinais de gravidade ou em caso de risco evolutivo.
- Um tratamento paliativo por ventilação não invasiva ou traqueostomia será necessário se o tratamento etiológico não puder ser realizado ou for ineficaz.
- A decisão é pluridisciplinar, envolvendo otorrinolaringologistas e pediatras (pneumopediatras, intensivistas, cardiopediatras, pediatras gastroenterologistas etc.).
- A correção dos fatores de risco de descompensação – refluxo gastroesofágico, alergia, déficit imunitário – também é necessária.

A Figura 10.1 propõe um algoritmo de manejo.

## ▶ Vídeos

Os vídeos a seguir podem ser acessados no endereço:
http://www.em-cosulte/e-complement/474471

**Vídeo 10.1. Estridor.**
Ouve-se um ruído inspiratório associado à pequena tiragem.

**Vídeo 10.2. Ruído expiratório.**
É um diagnóstico diferencial do estridor. O ruído ocorre no tempo expiratório e, no paciente, corresponde a uma traqueomalacia baixa.

**Vídeo 10.3. Tiragem inspiratória.**
Paciente com paralisia bilateral das cordas vocais. O estridor não é percebido em decorrência da ventilação mecânica, mas pode-se observar a tiragem maior no tempo inspiratório.

## Referências

[1] Mancuso RF. Stridor in neonates. Pediatr Clin North Am 1996; 43(6) : 1339. 6.
[2] Rutter MJ, Link DT, Liu JH, et al. Laryngotracheal reconstruction and the hidden airway lesion. Laryngoscope 2000; 110(11) : 1871–4.
[3] Schroeder Jr. JW, Bhandarkar ND, Holinger LD. Synchronous airway lesions and outcomes in infants with severe laryngomalacia requiring supraglottoplasty. Arch Otolaryngol Head Neck Surg 2009; 135(7) : 647–51.
[4] Boogaard R, Huijsmans SH, Pijnenburg MW, et al. Tracheomalacia and bronchomalacia in children : incidence and patient characteristics. Chest 2005; 128(5) : 3391–7.

CAPÍTULO
# 11

# Conduta em Caso de Desconforto Respiratório Alto

Catherine Nowak

## ESTRUTURA DO CAPÍTULO

- **Semiologia**
- **Diagnóstico positivo**
- **Procedimento diagnóstico**
  - Interrogatório dos pais
  - Inspeção
  - Exame clínico geral
  - Sinais de gravidade
  - Exame otorrinolaringológico
  - Exames complementares
- **Diagnóstico topográfico**
- **Diagnóstico etiológico**

> **Pontos-chave**
> 
> - Um desconforto respiratório alto está ligado a um obstáculo situado entre o vestíbulo nasal e a traqueia cervical.
> - Os sinais clínicos são bradipneia inspiratória, tiragem ou estridor.
> - Em recém-nascidos e lactentes, qualquer obstrução nasal bilateral pode gerar desconforto respiratório.
> - A avaliação se baseia no exame clínico e na nasofibroscopia, complementados, se necessário, por explorações guiadas. As etiologias são numerosas, principalmente malformativas, infecciosas, traumáticas, tumorais, vasculares, metabólicas (doenças de depósito) e podem atingir uma ou várias partes ao longo das vias aéreas.
> - O manejo se baseia no controle urgente da via respiratória, associado a um tratamento etiológico, que pode ser clínico ou cirúrgico de acordo com a situação.

## Semiologia

Como a semiologia é particularmente rica, o interrogatório, combinado com o exame clínico da criança, costuma permitir orientação topográfica e os exames complementares somam-se em segundo plano para especificar o diagnóstico etiológico.

## Diagnóstico positivo

O desconforto respiratório alto se manifesta por:
- bradipneia inspiratória, que confirma a origem obstrutiva extratorácica da dispneia;
- tiragem inspiratória subjacente por obstrução;
- estridor, que é um ruído inspiratório de origem faringolaringotraqueal extratorácica.

## Procedimento diagnóstico

### Interrogatório dos pais

O interrogatório busca especificar:
- as circunstâncias do desconforto respiratório, seu caráter agudo ou crônico;
- a existência de aspiração de corpo estranho ou trauma;
- a presença de ruído respiratório, seu caráter permanente, sua evolução durante as atividades da criança;

- os antecedentes da criança (entubação etc.);
- a existência de tosse, alteração da voz, disfagia, episódios dispneicos, mal-estar, sinais sugestivos de refluxo gastroesofágico.

## Inspeção

A inspeção é feita com a criança despida. O objetivo é pesquisar a presença de dismorfia facial, angiomas cutâneos etc., e avaliar:
- o nível de consciência;
- a qualidade da voz (normal, abafada, rouca, fraca, bitonal);
- o estridor e suas características (ruído agudo, ronco, cornagem), seu caráter permanente ou intermitente, sua intensidade;
- a tiragem e sua localização: submandibular e retromandibular, suprasternal, intercostal, xifoide;
- batimento das asas do nariz, balanço tóraco-abdominal.

## Exame clínico geral

O exame clínico permite medir: pulso, pressão arterial, saturação do sangue em oxigênio, frequência respiratória, temperatura corporal.
No fim dessa primeira avaliação, deve-se pesquisar sinais de gravidade que devem levar a um manejo em UTI imediato.

## Sinais de gravidade

Os sinais de gravidade são representados por:
- sinais de hipercapnia: palidez extrema, sudorese, taquicardia, alteração da consciência, cianose;
- pausas respiratórias;
- dispneia que se torna de dois tempos, o que evidencia um obstáculo muito fechado;
- sinais de esgotamento: evolução de bradipneia para polipneia superficial com atenuação dos sinais de dificuldade.

## Exame otorrinolaringológico

O exame otorrinolaringológico avalia as vias aéreas superiores, do nariz à traqueia cervical.
A rinoscopia anterior pesquisa malformação, desvio de septo, tumor e inflamação na mucosa. A permeabilidade nasal é simplesmente avaliada por meio da formação de vapor em uma superfície metálica (espelho de Glatzel) ou por pequenos algodões colocados diante de cada narina do recém-nascido. Em caso de dúvida, a nasofibroscopia permite identificar estenose dos orifícios piriformes, atresia coanal ou obstrução rinofaríngea.

A cavidade bucal e a orofaringe são examinadas cuidadosamente com o abaixador de língua (contraindicado em caso de disfagia febril). São analisados o volume da língua e amígdalas palatinas, a existência de uma curvatura laterofaríngea ou retrofaríngea, a anatomia do palato mole e do palato duro.
A fibroscopia laríngea (diâmetro 2,9 a 4 mm) permite examinar as vias aéreas superiores, principalmente as fossas nasais e o *cavum*, e é necessária ao diagnóstico das patologias retrobasolinguais e glotossupraglóticas (Figura 11.1). Ela não deve sair do plano glótico e deve ser muito cautelosa, feita até mesmo em bloco cirúrgico no caso de criança instável.

## Exames complementares
As indicações dependem da etiologia pesquisada e do tratamento considerado.

### Laringotraqueoscopia
Realizada em bloco cirúrgico sob anestesia, a laringotraqueoscopia é indicada quando a fibroscopia laríngea não permite o diagnóstico, quando há discordância entre os sinais clínicos e as anomalias observadas, quando se pesquisa uma anomalia associada ou quando um procedimento local é necessário ao tratamento da dispneia.

### Ecografia
A ecografia é útil para o diagnóstico de paralisia laríngea, de massas cervicais, parafaríngeas ou retrofaríngeas, mas permanece muito dependente de um operador.

### Exames de tomografia computadorizada ou ressonância magnética
A tomografia é necessária à avaliação de trauma, abscesso ou flegmão, estenose dos orifícios piriformes ou atresia coanal.

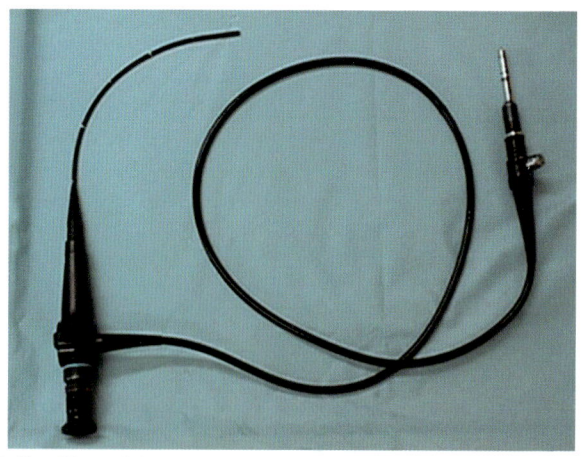

**Figura 11.1.** Nasofibroscópio.

Tomografia, angio-TC e RM permitem a análise das lesões tumorais, císticas e vasculares, bem como a avaliação das compressões extrínsecas ou intrínsecas laringotraqueais.

## Diagnóstico topográfico

A análise do estridor e a localização da tiragem inspiratória permitem localizar o obstáculo (Quadro 11.1). É possível encontrar:

**Quadro 11.1.** Topografia do obstáculo de acordo com o ruído respiratório e a tiragem.

| Topografia do obstáculo | Tiragem | Tipo de ruído respiratório |
|---|---|---|
| Nasal e rinofaríngeo | Submandibular, em base de pescoço, torácica | Ronco |
| Bucal ou orofaríngeo | Submandibular, em base de pescoço, torácico | Ronco |
| Supraglótico | Supraesternal, intercostal, xifoide | Ruído agudo polifásico |
| Glótico | Supraesternal, intercostal, xifoide | Ruído agudo não polifásico |
| Subglótico e traqueia extratorácica | Tiragem supraesternal, intercostal, xifoide | Cornagem |

- um obstáculo nasal ou rinofaríngeo – tiragem em base de pescoço, torácico e submandibular. O ruído é do tipo ronco. A dispneia melhora com a abertura da boca (choro);
- um obstáculo bucal ou orofaríngeo – tiragem alta submandibular, acúmulo de saliva, voz abafada, ruído do tipo ronco ampliado em decúbito dorsal;
- um obstáculo supraglótico – tiragem suprasternal, intercostal, xifoide, ruído agudo polifásico ampliado pelo choro e melhorado pelo sono (laringomalacia);
- um obstáculo glótico – tiragem supraesternal, intercostal, xifoide, ruído agudo não polifásico e voz bitonal (paralisia laríngea), voz ausente (membrana);
- um obstáculo subglótico e traqueal extratorácico – tiragem supraesternal, intercostal, xifoide, estridor do tipo cornagem, voz rouca, tosse de cachorro.

## Diagnóstico etiológico

As principais etiologias em função da idade do aparecimento são apresentadas no Quadro 11.2.

Quadro 11.2. Principais etiologias do desconforto respiratório alto.

| | Fossas nasais e rinofaringe | Cavidade bucal e orofaringe | Laringe | Traqueia extratorácica |
|---|---|---|---|---|
| Recém-nascido | Malformação<br>Hipoplasia maxilar<br>Atresia coanal bilateral<br>Hipoplasia dos orifícios piriformes<br>Obstrução nasal tumoral (meningoencefalocele, glioma)<br>Dacriocistocele | Micrognatia e retrognatia<br>Macroglossia e tumores da língua<br>Linfangioma<br>Tumores faríngeos (teratomas, tumores nervosos)<br>Cistos valeculares | Atresia laríngea<br>Estenose, membrana<br>Cistos laríngeos<br>Laringomalacia<br>Paralisia laríngea<br>Fenda | Atresia, hipoplasia ou estenose<br>Compressão extrínseca (vascular, tumor, cisto) Traqueomalacia |
| Lactente de menos de 6 meses | Rinite | | Hemangioma subglótico<br>Laringomalacia | |
| Criança de mais de 6 meses febril | Rinite e rinofaringite | Angina<br>Abscesso retrofaríngeo ou parafaríngeo | Laringite subglótica<br>Epiglotite | Laringotraqueobronquite bacteriana |
| Criança de mais de 6 meses não febril | Hipertrofia de adenoides<br>Tumor | Hipertrofia de amígdalas<br>Queimadura<br>Edema alérgico<br>Tumor<br>Corpo estranho | Corpo estranho<br>Trauma externo<br>Queimadura<br>Estenose pós-entubação<br>Tumores | Corpo estranho<br>Trauma externo<br>Queimadura<br>Estenose pós-entubação<br>Tumores<br>Compressão extrínseca |

A orientação diagnóstica em caso de desconforto respiratório alto está descrita na Figura 11.2.

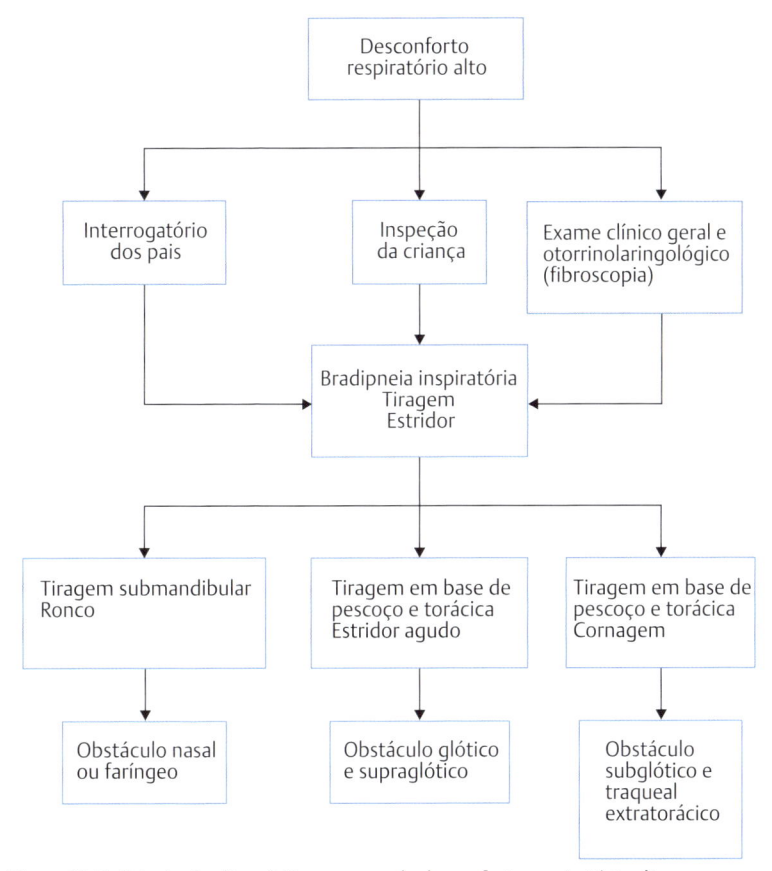

```
                    ┌─────────────────┐
                    │   Desconforto   │
                    │ respiratório alto│
                    └─────────────────┘
                             │
        ┌────────────────────┼────────────────────┐
        ▼                    ▼                    ▼
┌──────────────┐    ┌──────────────┐    ┌──────────────────┐
│Interrogatório│    │   Inspeção   │    │Exame clínico geral e│
│  dos pais    │    │  da criança  │    │otorrinolaringológico│
│              │    │              │    │   (fibroscopia)  │
└──────────────┘    └──────────────┘    └──────────────────┘
        │                    │                    │
        └────────────────────▼────────────────────┘
                   ┌──────────────────────┐
                   │Bradipneia inspiratória│
                   │       Tiragem        │
                   │       Estridor       │
                   └──────────────────────┘
                             │
        ┌────────────────────┼────────────────────┐
        ▼                    ▼                    ▼
┌──────────────┐    ┌──────────────────┐    ┌──────────────────┐
│Tiragem       │    │Tiragem em base de│    │Tiragem em base de│
│submandibular │    │pescoço e torácica│    │pescoço e torácica│
│Ronco         │    │Estridor agudo    │    │Cornagem          │
└──────────────┘    └──────────────────┘    └──────────────────┘
        │                    │                    │
        ▼                    ▼                    ▼
┌──────────────┐    ┌──────────────┐    ┌──────────────┐
│Obstáculo nasal│   │Obstáculo glótico│ │  Obstáculo   │
│ou faríngeo   │    │e supraglótico│    │ subglótico e │
│              │    │              │    │   traqueal   │
│              │    │              │    │ extratorácico│
└──────────────┘    └──────────────┘    └──────────────┘
```

**Figura 11.2.** Orientação diagnóstica em caso de desconforto respiratório alto.

## Leitura sugerida

Contencin P. Conduite à tenir devant une dyspnée obstructive haute. Journal de pédiatrie et de puériculture 2015 ; 28 : 185–94.

Denoyelle F. Le larynx de l'enfant. Rapport de la Société française d'ORL. Paris : Société Française d'ORL ; 2011.

Laya BF, Lee EY. Congenital causes of upper airway obstruction in pediatric patients : updated Imaging techniques and review of imaging findings. Semin Roentgenol 2012 ; 47(2) : 147–58.

Leboulanger N, Garabédian EN. Airway management in pediatric head and neck infections. Infectious disorders – Drug Targets 2012; 12 : 256–60.

Pfleger A, Eber E. Assessment and causes of stridor. Paediatr Respir Rev 2016; 18 : 64–72.

Wang LM, Zhu Q, Ma T, et al. Value of ultrasonography in diagnosis of pediatric vocal fold paralysis. Int J Pediat Otorhinolaryngol 2011; 75 : 1186–90.

CAPÍTULO
# 12

# Anginas e Faringites

Martine François

## ESTRUTURA DO CAPÍTULO

- **Definição**
- **Epidemiologia**
- **Diagnóstico**
    - Diagnóstico clínico
    - Teste rápido de detecção para o estreptococo do grupo A
    - Diagnósticos diferenciais
- **Tratamento**
- **Complicações**
    - Complicações locorregionais
    - Complicações gerais
- **Formas clínicas particulares**

> **Pontos-chave**
> - A faringite é uma inflamação difusa da orofaringe, ao passo que a angina é uma infecção das amígdalas palatinas.
> - As anginas e as faringites são virais em 50 a 70% dos casos.
> - Nas anginas eritematosas ou eritêmato-pultáceas, o teste rápido de detecção (TRD) para o estreptococo do grupo A é sistemático. A amostra bacteriológica das amígdalas é indicada em caso de negatividade do TRD e de fatores de risco de febre reumática.
> - A angina viral requer analgésicos ou antipiréticos e cura-se em 3 a 4 dias. A angina com TRD positivo é tratada com amoxicilina na ausência de alergia a essa substância.
> - As anginas bacterianas podem causar complicações locorregionais ou distantes.
> - Quadros clínicos particulares por sua apresentação e manejo devem ser conhecidos: escarlatina, anginas pseudomembranosas, ulceronecróticas, vesiculosas virais, faringites granulosas, amigdalites caseosas, doença de Kawasaki.
> - Nas anginas de repetição, a amigdalectomia é indicada se houver mais de 7 anginas por ano ou 5 em 2 anos.

## Definição
- A faringite é uma inflamação difusa da orofaringe (Figura 12.1).
- A angina é uma infecção das amígdalas palatinas; não pode haver angina após amigdalectomia total, mas pode haver uma após amigdalectomia parcial.

## Epidemiologia
- É possível que apareça em qualquer idade, com pico de incidência entre 5 e 15 anos.

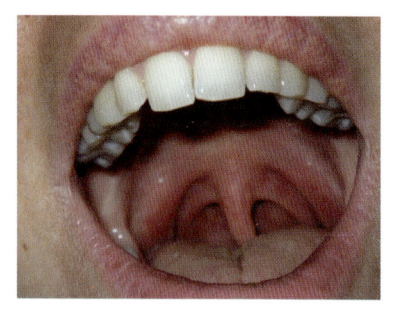

**Figura 12.1.** Faringite.

- As anginas e as faringites são:
  - virais em 50 a 70% dos casos;
  - bacterianas em 30 a 50% dos casos – essencialmente o estreptococo beta-hemolítico do grupo A (25 a 40% das anginas infantis).
- As anginas e as faringites bacterianas são excepcionais antes dos 3 anos.

## Diagnóstico

### Diagnóstico clínico

A criança apresenta: febre, odinofagia, adenopatias cervicais sensíveis, amígdalas palatinas vermelhas (angina eritematosa) cobertas por substância esbranquiçada sobre fundo vermelho (angina eritêmato-pultácea), cobertas por depósitos esbranquiçados espessos mais ou menos aderentes (angina pseudomembranosa), cobertas por vesículas (angina vesiculosa), ulcerosas de maneira uni ou bilateral (angina ulceronecrótica).
São a favor de uma origem viral: febre baixa, poucas adenopatias, tosse e rinorreia; porém, nenhuma associação sintomatológica é específica para origem viral ou bacteriana.

### Teste rápido de detecção para o estreptococo do grupo A

- O teste rápido de detecção (TRD) é sistemático na criança com mais de 3 anos; o escore clínico de McIsaac usado no adulto para orientar as indicações de TRD não é válido para a criança. Antes dos 3 anos, as anginas são virais e o TRD não é necessário [1].
- Modo de coleta do TRD: esfregaço na face interna de uma amígdala, sem encostar na bochecha ou nos dentes, leitura em menos de 5 minutos; sensibilidade: 90%, especificidade > 95%.
- Indicação da coleta bacteriológica da amígdala; negatividade do TRD e fatores de risco de febre reumática ou FR (histórico de FR, estadia recente em região endêmica de FR).

### Diagnósticos diferenciais

Os diagnósticos diferenciais são:
- leucemia aguda (Quadro 12.1);
- doença da Kawasaki – rara; pico de frequência: 6 meses a 5 anos; febre persistente e contínua, faringite, adenopatias cervicais, conjuntivite bulbar (vermelhidão no "branco" dos olhos) bilateral, queilite (lábios vermelhos rachados), eritema palmoplantar ou edema das mãos e pés, exantema poliforme, língua com aspecto de framboesa; não há coleção purulenta; não há exame de certeza; complicações cardiovasculares; miocardite, pericardite, múltiplos

aneurismas, principalmente coronarianos; manejo: hospitalização, ecografia cardíaca, aspirina, imunoglobulinas polivalentes (1 ou mesmo 2 injeções IV).

## Tratamento

- Angina viral: tratamento analgésico/antipirético; cura em 3 a 4 dias (Quadro 12.1).
- Angina com TRD positivo: amoxicilina 50 mg/kg/d em 2 duas doses diárias durante 6 dias para prevenir a FR [1]; em caso de alergia a penicilinas: cefalosporina oral (cefpodoxima proxetil durante 5 dias ou axetilcefuroxima durante 4 dias); em caso de alergia a beta-lactaminas: azitromicina 20 mg/kg/d durante 3 dias ou claritromicina 15 mg/kg/d em 2 duas doses diárias durante 5 dias.
- Se os sintomas persistirem por 72 horas: reexaminar a criança, fazer ou refazer um TRD; pesquisar mononucleose infecciosa (hemograma, anticorpos ou sorologia EBV [vírus Epstein-Barr]); receitar antibiótico resistente às beta-lactamases.

## Complicações

### Complicações locorregionais

É possível encontrar:
- um fleimão peritonsilar (trismo; amígdala deslocada para a linha mediana; úvula desviada do lado sadio; tratamento: hospitalização, antibioticoterapia intravenosa, punção ou drenagem do fleimão); abscesso parafaríngeo ou retrofaríngeo; celulites cervicais;
- bem como uma trombose séptica com metástases; osteomielites, meningites, abscesso cerebral.

### Complicações gerais

Podem incluir febre reumática (prevenida por antibióticos, causa riscos valvulares cardíacos), glomerulonefrite aguda (não prevenida pelos antibióticos).

## Formas clínicas particulares

As formas clínicas particulares são:
- escarlatina – angina de estreptococo que secreta toxina eritrogênica, causando uma erupção específica; tratamento por antibiótico e afastamento do convívio por até 48 horas de antibioticoterapia;

**Quadro 12.1.** Formas anatomoclínicas das anginas.

| Tipo de angina | Etiologia | Clínica | Exame complementar | Tratamento |
|---|---|---|---|---|
| Angina eritematosa ou eritêmato-pultácea | Bacteriana | Febre, odinofagia, adenopatias cervicais, amígdalas palatinas vermelhas (angina eritematosa) ou cobertas por substância esbranquiçada sobre fundo vermelho (angina eritêmato-pultácea) | TRD negativo | Tratamento sintomático da febre e da odinofagia |
| | Viral | Idem, mas geralmente febre baixa, poucas adenopatias, tosse, rinorreia, possíveis vesículas | TRD positivo se for estreptococo do grupo A | Idem + antibióticos |
| Angina pseudomembranosa | Mononucleose infecciosa | – Às vezes, anginas eritematosas ou eritêmato-pultácea<br>– Às vezes, falsas membranas que não atingem a úvula<br>– Púrpura do palato<br>– Adenopatias posteriores<br>– Esplenomegalia<br>– *Rash* cutâneo causado pelo uso de penicilina do grupo A, que é contraindicada | – Hemograma: linfócitos hiperbasófilos<br>– Exame de MI<br>– Sorologia EBV | Corticoides em caso de dispneia ou de alteração grave do estado geral |
| | Difteria | – Paciente não vacinado ou proveniente de um país onde ainda há casos de difteria<br>– Adenopatias submaxilares<br>– Falsas membranas que não atingem a úvula<br>– Coriza serossanguinolenta<br>– Alteração do estado geral<br>– Tosse, disfonia (crupe) | – Exame de MI para eliminar a possibilidade<br>– Exame bacteriológico especificando pesquisa de difteria (*Corynebacterium diphteriae*) | – Antibióticos<br>– Soroterapia antidiftérica<br>– Isolamento de 30 dias<br>– Pessoas que estiveram em contato com o portador: vacina + antibióticos caso a amostra bacteriológica faríngea for positiva para *C. diphteriae* |

*(Continua.)*

**Quadro 12.1.** Continuação.

| Tipo de angina | Etiologia | Clínica | Exame complementar | Tratamento |
|---|---|---|---|---|
| Angina vesiculosa | Primoinfecção herpética | 1-4 anos Gengivoestomatite, ulcerações, disfagia maior, adenopatias submaxilares | Diagnóstico clínico | Antiviral (aciclovir ou valaciclovir), analgésicos |
| | Herpangina | 1-7 anos Vesículas somente na orofaringe | | Tratamento sintomático |
| | Herpes-zóster | Unilateral | | |
| Angina ulceronecrótica | Leucemia | Acometimento bilateral ± dores nos ossos, sinais de insuficiência medular (palidez, petéquias, hemorragias cutâneo-mucosas), hepatosplenomegalia, adenopatias, alteração do estado geral | Hemograma: blastos circulantes | Analgésicos Antibioticoterapia IV |
| | Angina de Vincent | Ulceração de apenas uma amígdala, má higiene bucal, hálito fétido, amígdala mole ao toque | – Eliminar sífilis por sorologia TPHA-VDRL<br>– Coleta faríngea (associação fusoespirilar) | – Analgésicos<br>– Antibióticos: penicilina G (IM) ou metronidazol (IV) |
| | Sífilis | Erosão superficial de uma amígdala, adenopatia satélite, úlcera com bordos elevados e consistência lenhosa ao toque | – Bacteriologia por punção de adenopatia: treponemas<br>– Sorologia TPHA-VDRL | – Dose única IM de penicilina G de liberação lenta |

EBV: vírus Epstein-Barr; MI = mononucleose infecciosa; TRD: teste rápido de detecção do estreptococo do grupo A.

- anginas pseudomembranosas – difteria e mononucleose infecciosa (Figura 12.2 e Quadro 12.1);
- anginas ulceronecróticas – leucose, agranulocitose, angina de Vincent (Quadro 12.1);
- anginas vesiculosas virais – primoinfecção herpética, herpangina, Herpes-zóster (Quadro 12.1);
- faringite granulosa – febre, odinofagia, exame com o abaixador de língua mostrando ilhotas linfoides muito visíveis espalhadas pela parede faríngea posterior (Figura 12.3);
- amigdalite caseosa – incômodo faríngeo ou escarro ou otalgia reflexa, depósitos crônicos esbranquiçados em algumas criptas amigdalianas que podem ser destacados com o abaixador de língua, fétidos (Figura 12.4); às vezes justifica-se a amigdalectomia;

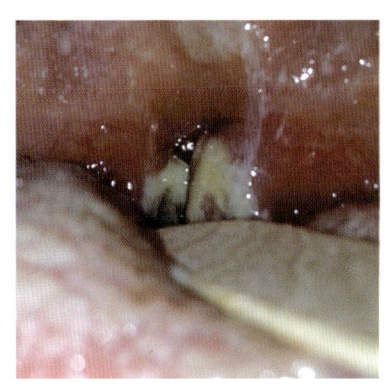

**Figura 12.2.** Mononucleose infecciosa.

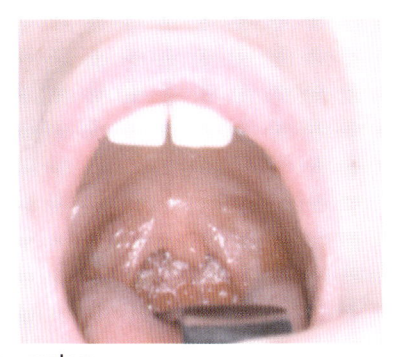

**Figura 12.3.** Faringite granulosa.

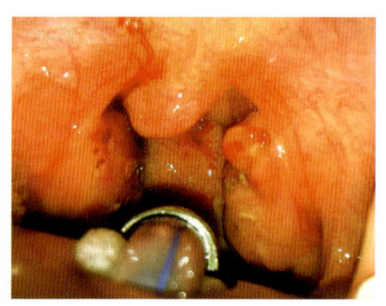

**Figura 12.4.** Amigdalite caseosa.

- anginas de repetição – possível indicação de amigdalectomia se houve mais de 7 anginas por ano ou 5 anginas por ano em dois anos seguidos; alternativa: tratamento de cada angina.

## Referência
[1]  SPILF, SFP, GPIP. Antibiothérapie par voie générale en pratique courante dans les infections respiratoires hautes : recommandations. 2011.

## Leitura sugerida
Burton MJ, Pollard AJ, Ramsden JD, et al. Tonsillectomy for periodic fever, aphthous stomatitis, pharyngitis and cervical adenitis syndrome (PFAPA). Cochrane Database Syst Rev 2014 ; 9 : CD008669.

Cardoso DM, Gilio AE, Hsin SH, et al. Impact of the rapid antigen detection test in diagnosis and treatment of acute pharyngotonillitis in a pediatric emergency room. Rev Paul Pediatr 2013 ; 31 : 4–9.

Conseil national de la chirurgie de l'enfant et ADARPEF. Recommandations pour la chirurgie ambulatoire de l'enfant. www.adarpef.org/site/publications/recommandations/chirurgie_ambulatoire.html.

CSHPF. Guide des conduites à tenir en cas de maladies transmissibles dans une collectivité d'enfants. 2010. www.sante.gouv.fr/guide-des-conduites-a-tenir-en-cas-de-maladie-transmissible-dans-une-collectivité-d-enfants.html.

Fredlund H, Noren T, Lepp T, et al. A case of diphtheria in Sweden. Euro Surveill 2011 ; 50 : pii = 20038.

Lescanne E, Chiron B, Constant I, et al. Pediatric tonsillectomy : clinical practice guidelines. Europ Ann Otorhinolaryngol 2012 ; 129 : 264–71.

Shah I. Kawasaki's disease : an unusual presentation. J Cardiovasc Dis Res 2012 ; 3 : 240–1.

CAPÍTULO

# 13

# Síndrome de Apneia e Hipopneia Obstrutiva

Rémi Marianowski ▪ Brigitte Fauroux
Alessandro Amaddeo ▪ Julia Cohen Levy

## ESTRUTURA DO CAPÍTULO

- **Definição**
- **Epidemiologia**
- **Natureza e etiologia do obstáculo**
  - Componente dinâmico
  - Componente morfológico
- **Principais objetivos do manejo**
- **Diagnóstico**
  - Clínica
  - Estudo do sono: polissonografia e poligrafia do sono
  - Avaliação ortopédica dentofacial
  - Outros exames
- **Tratamento**
  - Amigdalectomia – adenoidectomia
  - Outras intervenções cirúrgicas
  - Tratamento de ortopedia dentofacial e reeducação motora bucolinguofacial
  - Pressão positiva contínua e ventilação não invasiva

> **Pontos-chave**
> - Os sinais da síndrome de apneia e hipopneia obstrutiva do sono (SAHOS) podem ser noturnos (roncos, respiração bucal, sono agitado, despertares, pesadelos, sudorese, enurese; as apneias costumam passar despercebidas) ou diurnos (astenia, problemas de concentração e de comportamento, dificuldades escolares).
> - As consequências da SAHOS são psíquicas, cognitivas, maxilofaciais e cardiovasculares.
> - Há dois tipos de SAHOS, etiologias, severidades e manejos muito distintos:
>   - os casos habituais sem comorbidades associadas, ligados à hipertrofia de amígdalas e vegetações e também a anomalias dentofaciais. O diagnóstico clínico geralmente é suficiente para indicar o tratamento, com base em uma adenoamigdalectomia ou manejo ortodôntico;
>   - os casos com comorbidades associadas a risco de SAHOS severas e obstáculos complexos. A avaliação requererá endoscopia das vias aéreas eventualmente complementado por exame de imagem, bem como um estudo do sono. Na criança, a única técnica aceita é a polissonografia de uma noite em um laboratório do sono. O manejo pode ser feito com a correção cirúrgica das diferentes obstruções morfológicas ou ventilação não invasiva. As indicações de traqueostomia tornaram-se muito raras.

## Definição

A síndrome da apneia e hipopneia obstrutiva do sono (SAHOS) é causada por estreitamento das vias aéreas superiores (VAS) durante o sono com excesso de apneias obstrutivas (interrupção do fluxo ventilatório com presença de esforço respiratório) ou hipopneias (diminuições do fluxo ventilatório).

## Epidemiologia [1]

- A prevalência dos roncos é de aproximadamente 10% nas crianças em idade pré-escolar.
- A prevalência da SAHOS é de cerca de 3%.

## Natureza e etiologia do obstáculo

### Componente dinâmico

Há hipotonia muscular faríngea e, às vezes, laríngea durante o sono. Ela é fisiológica, mas pode ser agravada por certas patologias, principalmente neuromusculares.

## Componente morfológico (Figura 13.1)

- Na ausência de comorbidade: hipertrofia de vegetações adenoides e amígdalas (muito frequente); hipertrofia dos cornetos inferiores (frequente), desvio do septo nasal (frequente); hipertrofia de amígdalas linguais (raro); anomalias dentofaciais com palato e fossas nasais estreitas (frequente) ou mandíbula e língua retroposicionados (raro).

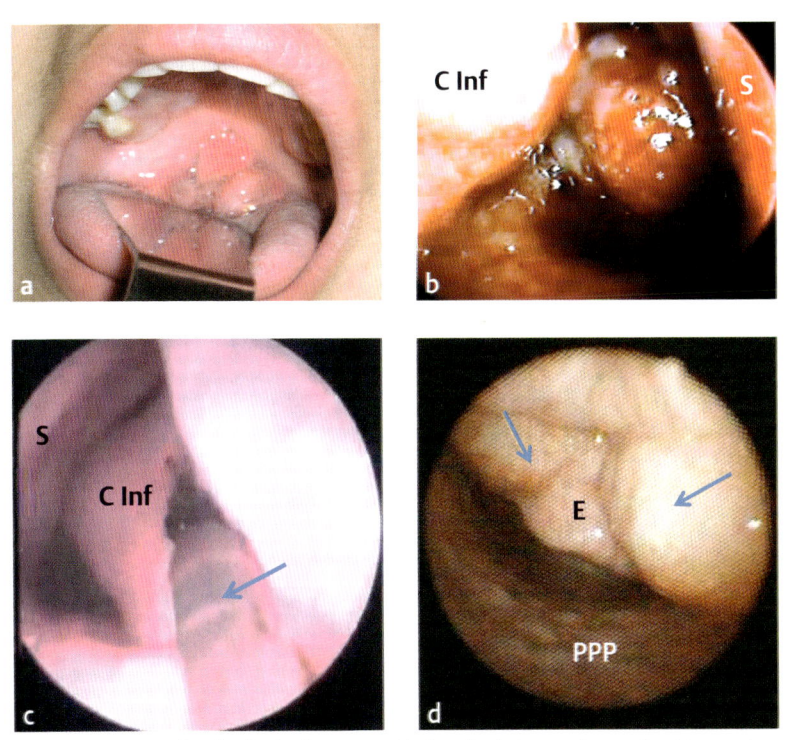

**Figura 13.1.** Exemplos de obstáculos responsáveis pela síndrome da apneia e hipopneia obstrutiva do sono (SAHOS).
a. Hipertrofia das amígdalas palatinas. b. Hipertrofia das vegetações adenoides (asterisco) vistas na fibroscopia. c. Hipertrofia de amígdalas linguais vistas na fibroscopia (seta).
d. Hipertrofia dos cornetos inferiores vistos na fibroscopia. Observar a sonda a *laser* (seta) colocada em contato com a cabeça do corneto inferior para ressecar a margem livre do corneto inferior (turbinectomia inferior).
C Inf: corneto inferior; E: epiglote; PFP: parede faríngea posterior; S: septo nasal.

- Na presença de comorbidades (obesidade mórbida, trissomia 21, malformação craniofacial, doença de depósito, anomalia laríngea): obstáculos geralmente múltiplos ao longo das VAS responsáveis por SAHOS severas e difíceis de tratar.

## Principais objetivos do manejo

Os principais objetivos do manejo da SAHOS infantil são:
- evitar as consequências psicocognitivas da SAHOS ligadas às hipóxias e aos microdespertares noturnos: dificuldades de concentração, agitação, dificuldades escolares;
- evitar complicações cardiovasculares (hipertensão arterial, hipertrofia ventricular), que são raras e não pesquisadas sistematicamente na ausência de comorbidades associadas;
- permitir respiração noturna com a boca fechada, apoio da língua no palato e na mandíbula para evitar anomalias de desenvolvimento dentofacial que podem repercutir na aparência facial, na arcada dentária e no calibre das VAS.

## Diagnóstico

### Clínica

- A anamnese deverá buscar: os antecedentes médico-cirúrgicos; sinais durante o sono (ronco, bradipneia, tiragem, sono agitado, despertares, sudorese noturna, pesadelos, sonambulismo, apneias constatadas pelos pais, respiração com a boca aberta); sinais ao despertar (cefaleias matinais, astenia, problemas de concentração e de comportamento, dificuldades escolares, estagnação estaturoponderal – em lactentes ou nas formas severas).
- Exame físico:
  • exame com o abaixador de língua: permite buscar hipertrofia de amígdalas;
  • fibroscopia das VAS na consulta: é indicada somente em caso de discordância entre sinais funcionais e dados do exame físico (sinal de SAHOS sem hipertrofia de amígdalas ou o contrário) ou de comorbidades associadas.

### Estudo do sono: polissonografia e poligrafia do sono

- A polissonografia (PSG) e a poligrafia do sono (PG) são os únicos exames aceitos para o diagnóstico de SAHOS pediátrica.
- Eles são realizados à noite em um centro de distúrbios do sono ou durante o cochilo de lactentes e em casa.

- Os parâmetros registrados são (Figura 13.2):
  - PSG: parâmetros respiratórios (débito de ar por cânula nasal e termistor nasobucal; atividade dos músculos respiratórios por cintas torácicas e abdominais, gasometria com oxímetro de pulso e medição do dióxido de carbono transcutâneo ou exalado); posição (sensores); movimentos do punho (actímetro); roncos (microfone); eletroencefalograma (EEC); eletrocardiograma (ECC); eletro-oculograma (EOC); eletromiograma (EMC) dos músculos do queixo, dos braços ou das pernas; registro em vídeo da criança por meio de câmera com sistema infravermelho;
  - PG: compreende somente os parâmetros de respiração e gasometria.
- As anomalias buscadas são (Figura 13.3):
  - apneia: interrupção completa da respiração por, no mínimo, duas respirações normais; pode ser obstrutiva, ligada a um bloqueio completo das VAS com continuação dos movimentos respiratórios, ou central em razão da falha do comando central da respiração;
  - hipopneia: bloqueio parcial das VAS com dessaturação ou microdespertar;
  - índice de apneia e hipopneia (IAH): número médio de apneias obstrutivas e de hipopneias por hora; é o único parâmetro considerado para julgar a severidade de uma SAHOS; ausência de SAHOS se < 1,5/hora; SAHOS moderada entre 1,5 e 5/hora; SAHOS se > 5;

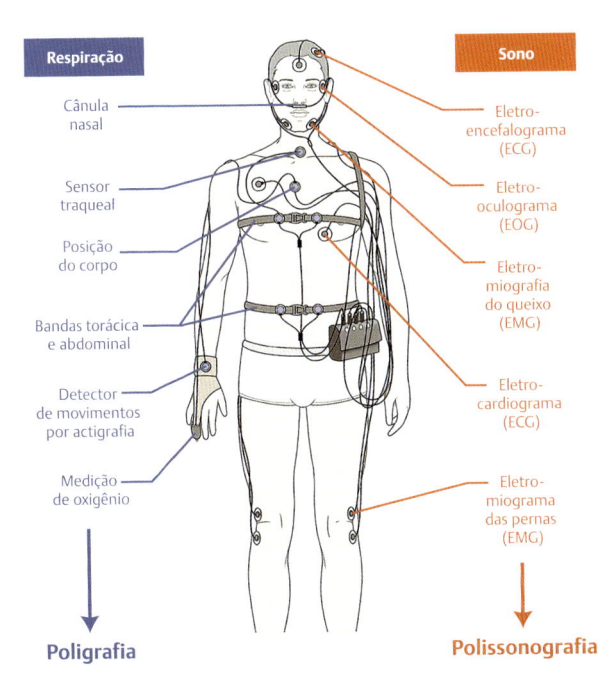

**Figura 13.2.** Parâmetros registrados pela poligrafia e polissonografia.

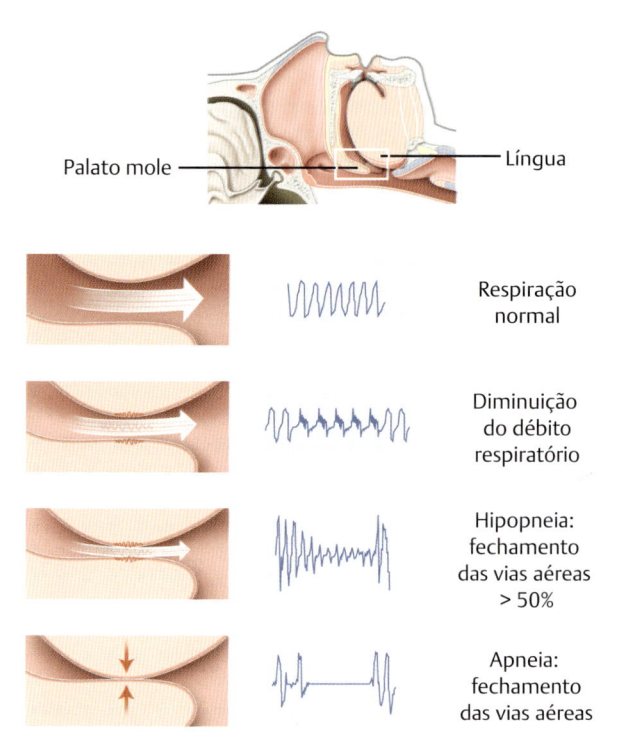

**Figura 13.3.** Representação de uma respiração normal, de uma diminuição do débito, de uma hipopneia e de uma apneia obstrutiva.

- dessaturação: queda rápida da SpO2 de, no mínimo, 3%;
- anomalia do sono: excessivo (narcolepsia) ou insuficiente (insônia); qualitativamente alterado em eficácia ou estrutura (estádios); despertares conscientes ou inconscientes (microdespertares); parassonias (pesadelos, terror noturno, sonambulismo, bruxismo).

Existem normas muito precisas para todos esses eventos. A interpretação do exame deve levar em conta a idade da criança, seus antecedentes e o histórico médico.

■ As indicações dos estudos do sono são: comorbidades com risco de obstáculo complexo de múltiplos estágios; uma discordância entre sinais funcionais e exame físico (ausência de sinais de SAHOS e hipertrofia de amígdalas ou o contrário); indicação de tratamento cirúrgico, mas risco operatório elevado (problemas de hemostasia, cardiopatia) [2].

## Avaliação ortopédica dentofacial

Essa avaliação (Figura 13.4) é, na prática, sistemática. A respiração exclusivamente bucal com falha de apoio lingual no palato e na mandíbula atrapalha o crescimento dentofacial com:

- endognatia maxilar (fáscies "adenoide" estreita e alongada, estreitamento buconasal com palato estreito e ogival, apinhamento dentário, problemas com a articulação dentária);
- ou retrognatia ou hiperdivergência (ângulo da mandíbula demasiadamente aberto) mandibulares (problemas com a articulação dentária, base de língua retraída) [3].

## Outros exames

Outros exames são prescritos dependendo do caso em função da área, sintomas, resultados do exame físico e primeiros exames complementares: endoscopia das vias aéreas sob anestesia geral; exame de imagem das vias aéreas (tomografia [TC], exame de imagem por ressonância magnética [RM]); sondagem etiológica; avaliação cardiovascular; avaliação de obesidade etc.

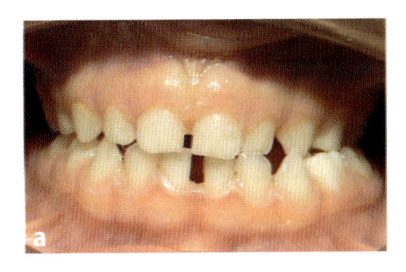

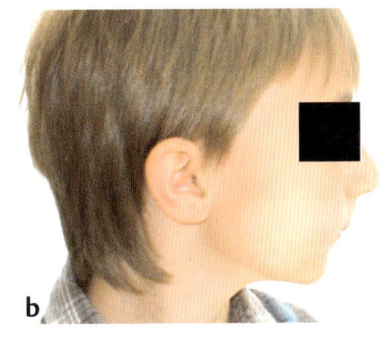

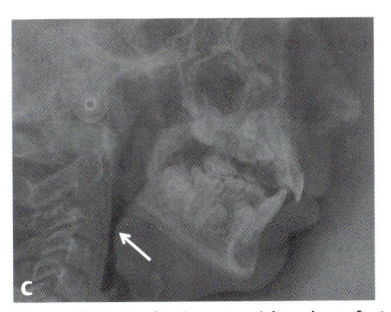

**Figura 13.4.** Avaliação ortopédica dentofacial.
a. Inversão unilateral das relações dentárias em vista intrabucal de face. Observar os espaços entre os dentes inferiores, enquanto os superiores estão fechados; há uma previsível falta de lugar para os dentes definitivos, cujo diâmetro é superior aos dentes temporários. b. Má oclusão de classe II por retromandibulia em criança de 5 anos; observar o perfil convexo e o recuo do queixo. c. Telerradiografia de perfil. Luz faríngea reduzida atrás da base da língua (seta).

## Tratamento

### Amigdalectomia – adenoidectomia

É o tratamento mais comum da SAHOS infantil. Os sintomas costumam melhorar bastante, mas uma cura completa polissonográfica é obtida somente em 60% dos casos.

### Vegetações adenoides

- Sua hipertrofia é diagnosticada por fibroscopia.
- A radiografia do *cavum* e perfil não é mais indicada.
- A hipertrofia isolada das vegetações pode estar envolvida em SAHOS severa do lactente com estagnação ponderal.
- Uma úvula bífida contraindica a adenoidectomia (risco de insuficiência velopalatina).

### Amigdalectomia

- Uma amigdalectomia pode ser feita em ambulatório, exceto em caso de comorbidades.
- As dores pós-operatórias diminuíram desde que foram desenvolvidas técnicas de amigdalectomia parcial.
- Há possibilidades de hemorragias nos 15 dias após a intervenção.

## Outras intervenções cirúrgicas

- Desobstrução nasal: é uma cirurgia dos cornetos inferiores (turbinoplastia, turbinectomia) ou uma correção do septo nasal (septoplastia).
- Nos obstáculos complexos em comorbidades, são possíveis várias intervenções: desobstrução nasal, redução de base de língua, glossopexia etc. Nos casos graves e que resistem a qualquer terapêutica, a traqueostomia é, às vezes, necessária.

## Tratamento de ortopedia dentofacial e reeducação motora bucolinguofacial

- Os tratamentos de ortopedia dentofacial (ODF) mais usados são:
  - disjunção maxilar rápida (entre 4 e 12 anos, permite ampliar o palato e as fossas nasais em algumas semanas) (Figura 13.5) [4];
  - ativadores mandibulares (aparelhos funcionais de avanço mandibular) (Figura 13.5) [5].
- A cirurgia otorrinolaringológica e o tratamento de ortopedia dentofacial se complementam e não substituem um ao outro.
- Em geral, é necessária fisioterapia com educação sobre assoar o nariz, respiração nasal, posicionamento da língua e fechamento da boca [6].

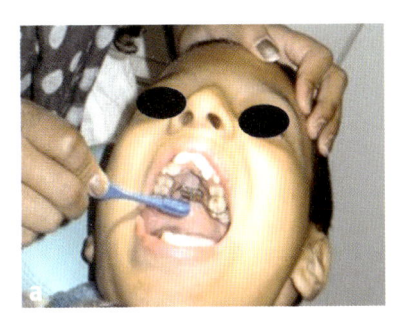

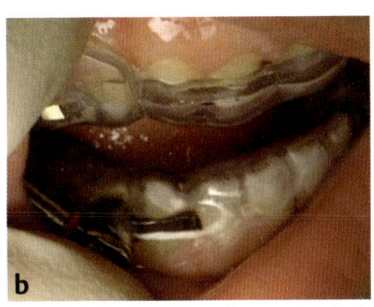

**Figura 13.5.** Principais tratamentos ortopédicos dentofaciais da SAHOS infantil.
a. Ativação intrabucal de um disjuntor fixado em molares em criança de 10 anos. b. Vista intrabucal de um aparelho de avanço mandibular em criança (neste caso: aparelho de Herbst™).

## Pressão positiva contínua e ventilação não invasiva (Figura 13.6)

- Esse tratamento alterou radicalmente o manejo das SAHOS severa com obstáculos complexos em contexto de comorbidade, evitando, com frequência, o recurso à traqueostomia.
- Ele consiste em manter, com o auxílio de uma máscara ou uma cânula nasal (criança em idade escolar), uma pressão constante (pressão positiva contínua, PPC) ou aumentada na inspiração (ventilação não invasiva, VNI) nas vias aéreas. A PPC é suficiente para praticamente todos os obstáculos das vias aéreas, e a VNI fica reservada às patologias restritivas associadas (doença neuromuscular, obesidade mórbida) com hipoventilação alveolar e hipercapnia.
- A PPC ou a VNI podem ser usadas em qualquer idade, durante a noite e, em lactentes, durante o cochilo. Elas devem ser instituídas e acompanhadas por uma equipe especializada [7].
- Para reduzir ao máximo o trabalho respiratório, a PPC é regulada ao nível máximo tolerado pela criança [8].

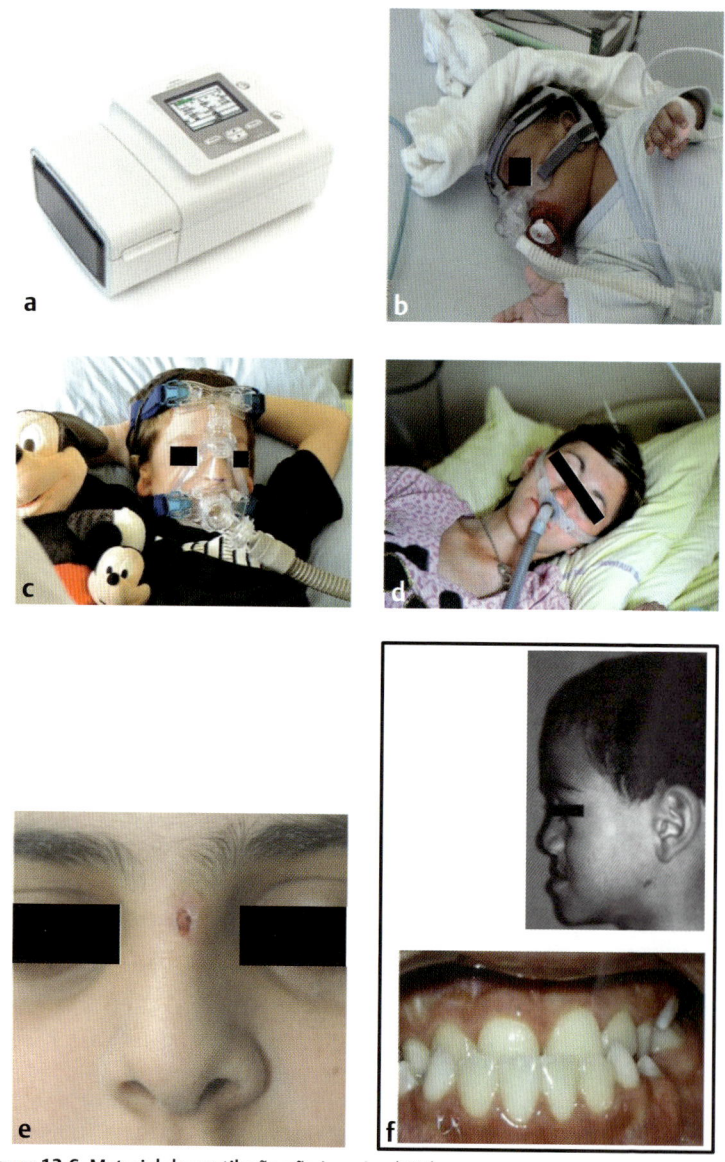

**Figura 13.6. Material de ventilação não invasiva (VNI).**
a. Máquinas de pressão positiva contínua. b. Máscara nasal. c. Máscara nasobucal. d. Cânula nasal. e. Lesão cutânea provocada por uma máscara de PPC. f. Retromaxilia e achatamento facial provocados por máscara de pressão positiva contínua.

- Aparelhos pequenos e baratos estão disponíveis para o uso doméstico. Esses aparelhos geralmente não usam baterias. Os alarmes costumam ser ineficazes. A interface (máscara, cânula) é adaptada à idade da criança, sua morfologia facial sua respiração bucal ou nasal e seu conforto. A educação dos parentes e da criança é feita em alguns dias. A adaptação à PPC costuma ser feita em 2 a 10 dias. O acompanhamento a domicílio é realizado por um prestador cujo técnico deve ser formado em pediatria.
- As complicações são raras e pouco graves: desadaptação ou mau posicionamento do circuito, mau funcionamento do ventilador, interface defeituosa, lesões cutâneas e deformações faciais com retromaxilia ligadas à pressão da máscara [8].

## Referências

[1] Lumeng JC, Chervin RD. Epidemiology of pediatric obstructive sleep apnea. Proc Am Thorac Soc 2008 ; 5 : 242–52.

[2] Recommandations de pratique clinique de la Société française d'ORL et de chirurgie cervico-faciale sur l'amygdalectomie de l'enfant. www.sforl.org.

[3] Flores-Mir C, Korayem M, Heo G, et al. Craniofacial morphological characteristics in children with obstructive sleep apnea syndrome : a systematic review and meta-analysis. J Am Dent Assoc 2013 ; 144(3) : 269–77.

[4] Villa MP, Rizzoli A, Rabasco J, et al. Rapid maxillary expansion outcomes in treatment of obstructive sleep apnea in children. Sleep Med 2015 ; 16(6) : 709–16.

[5] Villa MP, Castaldo R, Miano S, et al. Adenotonsillectomy and orthodontic therapy in pediatric obstructive sleep apnea. Sleep Breath 2014 ; 18(3) : 533–9.

[6] Guilleminault C, Huang YS, Monteyrol PJ, et al. Critical role of myofascial reeducation in pediatric sleep-disordered breathing. Sleep Med 2013 ; 14(6) : 518–25.

[7] Amaddeo A, Caldarelli V, Fernandez-Bolanos M, et al. Polygraphic respiratory events during sleep in children treated with home continuous positive airway pressure : description and clinical consequences. Sleep Med 2015 ; 16 : 107–12.

[8] Khirani S, Ramirez A, Aloui S, et al. CPAP titration in infants with severe airway obstruction. Crit Care 2013 ; 17 : R167.

[9] Fauroux B, Lavis JF, Nicot F, et al. Facial side effects during noninvasive positive pressure ventilation in children. Intensive Care Med 2005 ; 31 : 965–9.

CAPÍTULO
14

# Laringite Aguda

Lylou Casteil ▪ Michel Mondain

### ESTRUTURA DO CAPÍTULO

- **Definições**
- **Quadros clínicos**
  - Dispneia laríngea
  - Laringite aguda subglótica (laringotraqueite viral ou crupe viral)
  - Epiglotite
  - Laringite espasmódica/estridulosa
  - Laringite diftérica (crupe)
  - Outras laringites específicas

> **Pontos-chave**
> - A laringite aguda é a principal causa de dispneia em crianças.
> - Existem diversos quadros clínicos específicos da etiologia.
> - O diagnóstico é clínico.
> - Recomenda-se pesquisar sinais de gravidade da dispneia laríngea.
> - O tratamento depende da gravidade e da etiologia.

## Definições

- A laringite aguda é uma patologia inflamatória da laringe, em geral de origem infecciosa.
- É a principal causa de dispneia obstrutiva alta em crianças.
- A subglote é a zona mais estreita do trato respiratório.
- Uma dispneia aparecerá em caso de amputação superior aos dois terços do calibre das vias aéreas em repouso.
- A laringite aguda inclui, basicamente, a laringite subglótica (laringotraqueíte viral ou crupe viral), a laringite estridulosa, a epiglotite e a laringite diftérica (crupe verdadeiro). Essas afecções são de diagnóstico clínico, potencialmente graves.

## Quadros clínicos

### Dispneia laríngea

- É uma bradipneia inspiratória com tiragem e estridor ou cornagem.
- Gravidade: dispneia > 1 hora, idade < 12 meses.
- Recomenda-se pesquisar sinais de hipóxia, hipercapnia e esgotamento: taquicardia, hipertensão e sudorese. Em caso de alteração da consciência, existe risco de parada cardíaca iminente.

### Laringite aguda subglótica (laringotraqueíte viral ou crupe viral) (Figura 14.1)

- *Epidemiologia.* Atinge principalmente meninos em idade pré-escolar entre 1 e 3 anos. É a mais frequente das laringites agudas infantis, com um pico de frequência no outono e no inverno.
- *Etiologia.* É de origem viral – *Parainfluenzae* tipos I, II e III, *Influenzae, Paramyxovirus,* adenovírus.
- *Forma de aparecimento.* No decorrer de uma rinofaringite ou de um episódio de gripe; o início é progressivo e noturno.

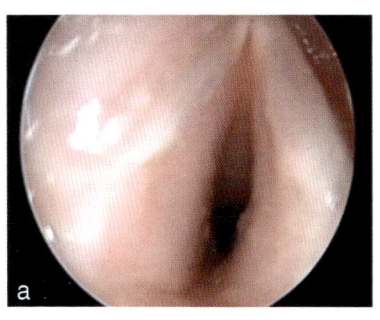

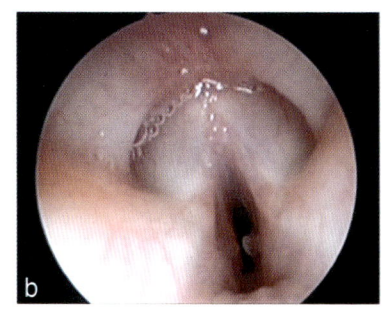

**Figura 14.1. a, b. Laringite subglótica em endoscopia.**
Observar, nestas duas fotos, o estreitamento inflamatório da parte respiratória no plano das cordas vocais. a: Endoscópio bem próximo das cordas vocais, o que permite ver bem o edema subglótico. b: Endoscópio um pouco mais distante do plano glótico, o que permite ver bem as cordas vocais de cor branca.

- *Sintomas.* Podem ser encontrados: dispneia laríngea, cornagem, tosse rouca, voz rouca; estado geral conservado com febre moderada de 38,5 °C, mucosa de garganta inflamatória com adenopatias cervicais; sem disfagia. A nasofibroscopia não é indispensável ao diagnóstico.
- *Diagnóstico diferencial.* Excepcional antes dos 6 meses, mas um quadro de laringite subglótica em uma criança com menos de 6 meses impõe exploração endoscópica com pesquisa de obstáculo subglótico ou traqueal, principalmente angioma subglótico.
- *Evolução.* A sintomatologia diminui em 3 a 5 dias com efeito rapidamente favorável da corticoterapia. Um desconforto respiratório grave é possível, mas raro (5% dos casos). Em caso de laringite subglótica recidivante, é necessário pesquisar uma anomalia anatômica subjacente por laringoscopia direta (malformação laringotraqueal ou lesão laringotraqueal estenosante) e eliminar os fatores de risco (fumo passivo, alergia, refluxo gastroesofágico, edema angioneurótico).
- *Tratamento* (Quadro 14.1 e Figura 14.2):
  - tratamento sintomático em ambulatório em caso de ausência de sinal de gravidade:
    – ar umidificado;
    – corticoides por via oral ou em nebulização;
    – adrenalina, ao aguardar que o pico de eficácia dos corticoides seja atingido em 6 horas.
  - transferência para UTI em caso de gravidade ou ineficácia do tratamento sintomático; na UTI, além da ventilação espontânea, poderá ser feita ventilação não invasiva (VNI), uma ventilação com hélio ou entubação orotraqueal.

**Quadro 14.1.** Escore de Westley, que permite avaliar a gravidade de uma laringite.

|  | 0 | 1 | 2 | 3 | 4 | 5 |
|---|---|---|---|---|---|---|
| Consciência | Normal |  |  |  |  | Desorientação |
| Cianose | 0 |  |  |  | No choro | Em repouso |
| Tiragem | 0 | Moderada | Média | Grave |  |  |
| Estridor | 0 | Com agitação | Em repouso |  |  |  |
| Murmúrio vesicular | Normal | Diminuído | Ausente |  |  |  |

Escore ≤ 2: laringite leve.
Escore de 3 a 5: laringite moderada.
Escore de 6 a 11: laringite grave.
Escore ≥ 12: Falência respiratória iminente.

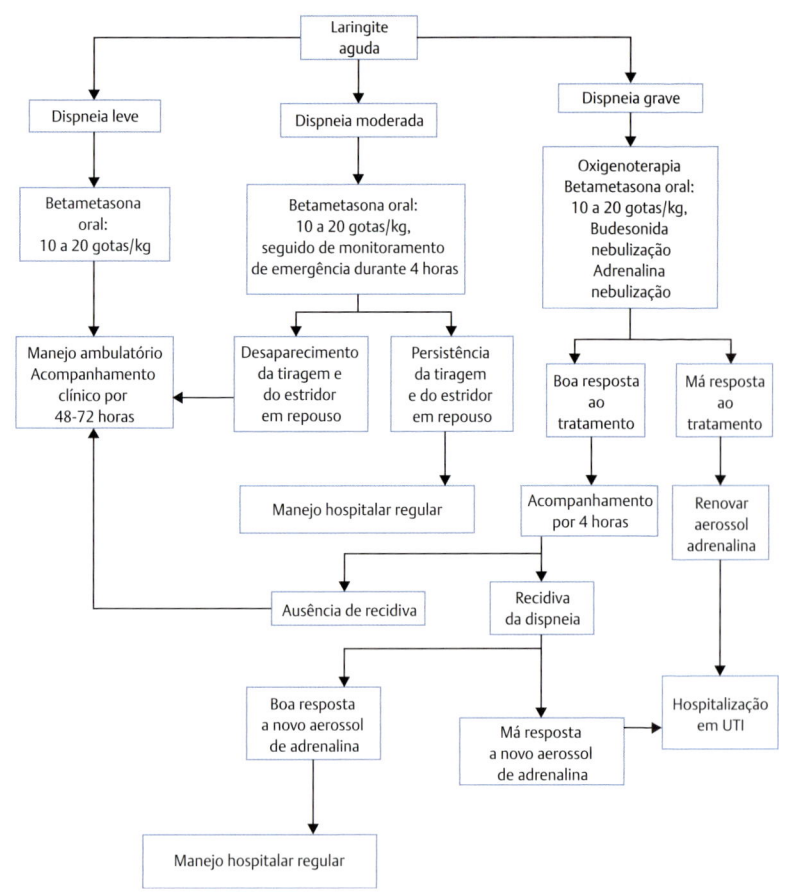

**Figura 14.2.** Manejo das laringites agudas subglóticas em urgências de crianças com menos de 6 anos.

## Epiglotite

- *Epidemiologia.* É uma inflamação da superfície laríngea que predomina na epiglote. Ela é menos frequente que a laringite subglótica desde que a vacinação tenha sido estabelecida. Surge no inverno e atinge criança cuja média etária é de 3 anos.
- *Etiologia.* Bacteriana – *Haemophilus influenzae* b.
- *Forma de aparecimento.* Pródromos com disfagia, hipersialorreia, febre superior a 39 °C. A dispneia laríngea é de instalação rápida, importante, com voz abafada ou apagada.
- *Sintomas.* Encontra-se a criança sentada, recusando-se a deitar, com a cabeça para frente, boca aberta, língua para fora, babando, sem tosse; dispneia importante com síndrome infecciosa marcada.
- *Evolução.* O quadro pode ser grave com risco de asfixia. Não se aconselha examinar a faringe com um abaixador de língua nem deitar a criança.
- *Tratamento* (Figura 14.3). É necessário uma transferência de urgência para um centro especializado, entubação orotraqueal em caso de sinais de gravidade e administrar antibioticoterapia com cefalosporinas de terceira geração IV durante 10 a 15 dias a 100 mg/kg/dia. É necessário acompanhamento nasofibroscópico da regressão do edema laríngeo antes da extubação (cerca de 48 a 72 horas).

## Laringite espasmódica/estridulosa

- *Epidemiologia.* É a mais benigna das laringites agudas. Envolve crianças de 3 a 6 anos.
- *Forma de aparecimento.* Contexto de rinofaringite, breve espasmo laríngeo noturno sem estreitamento da subglote.

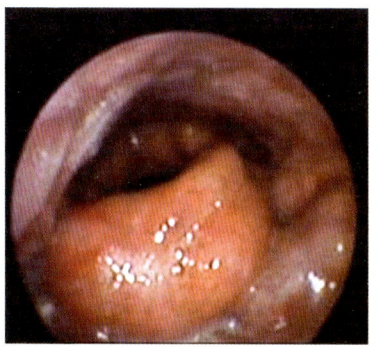

**Figura 14.3.** Vista endoscópica de epiglotite.
Observa-se abscesso volumoso na face lingual da epiglote.

- *Sintomas.* O início é noturno, súbito, com acessos de tosse; depois, dispneia laríngea com tiragem e estridor.
- *Diagnóstico diferencial.* Inalação de corpo estranho.
- *Evolução.* A resolução dos sintomas é rápida (duração inferior a uma hora), com possíveis recidivas.
- *Tratamento.* É sintomático:
  - ar umidificado;
  - sedativo leve;
  - tratamento da rinofaringite associado.

## Laringite diftérica (crupe)

- *Epidemiologia.* Esta forma de laringite é excepcional desde que a vacinação se tornou obrigatória.
- *Forma de aparecimento.* Dispneia laríngea progressiva, acessos de tosse, precedidos por fase disfônica (voz apagada), e instalação de dispneia laríngea maior.
- *Sintomas.* Podem ser encontrados: a presença de falsas membranas faríngeas e laríngeas; paciente pálido com aspecto tóxico; tosse rouca e voz abafada. A amostra da faringe permite identificar o bacilo de Klebs-Loeffler.
- *Tratamento.* É administrado em urgência, com soroterapia específica, antibioticoterapia com penicilina G e vacinação no decorrer do episódio.

## Outras laringites específicas

Uma laringite pode ser acompanhada por sarampo, febre tifoide, coqueluche ou herpes.

CAPÍTULO 15

# Laringomalacia

Sonia Ayari-Khalfallah ▪ Claire Perrot ▪ Vincent Pitiot

## ESTRUTURA DO CAPÍTULO

- Definição e epidemiologia
- Fisiopatologia
- Quadros clínicos
- Comorbidades
- Manejo
  - Avaliação
  - Tratamento

> **Pontos-chave**
> - A laringomalacia é definida por um colapso inspiratório das estruturas supraglóticas.
> - A evolução costuma ser espontaneamente favorável em 12 a 24 meses.
> - O diagnóstico se baseia no exame clínico e na fibroscopia laríngea.
> - É necessário pesquisar os sinais de gravidade da obstrução respiratória que podem exigir tratamento cirúrgico.

## Definição e epidemiologia

- Uma laringomalacia corresponde a um colapso no nível supraglótico da laringe na inspiração.
- Ela é responsável por um ruído respiratório chamado estridor [1].
- É a causa mais frequente do estridor, afetando 45 a 75% dos lactentes com esse sintoma.
- Na maioria das vezes a laringomalacia tem evolução espontaneamente favorável, com desaparecimento dos sintomas após 12 a 24 meses. Entretanto, algumas formas podem necessitar de um cuidado específico.

## Fisiopatologia

A fisiopatologia da laringomalacia é desconhecida. Porém, existe um conjunto de fatores que contribuem:
- morfologia supraglótica mais estreita do lactente;
- falta de controle do tônus das estruturas supraglóticas e dos reflexos laríngeos;
- edema mucoso laríngeo ligado ao refluxo faringolaríngeo ou ao trauma das mucosas durante a inspiração;
- aumento da limitação da passagem de ar.

## Quadros clínicos

- Podem ser encontrados:
  - um estridor inspiratório, de tonalidade aguda, musical, vibrante, multifásico;
  - que é constatado com bastante rapidez após o nascimento ou nos primeiros dias de vida;
  - com um agravamento durante a alimentação, choros e agitação;
  - e aumento durante os quatro primeiros meses, com atenuação gradual antes de desaparecer entre 12 a 24 meses [1].
- A laringomalacia pode ser acompanhada de dificuldades alimentares com uma lentidão para pegar mamadeira, o que pode prejudicar o crescimento ponderal.
- Em caso de obstrução importante, o estridor é associado à dispneia laríngea, cujos sinais de gravidade precisam ser pesquisados (ver Capítulos 10 e 14).

## Comorbidades [2-4]

Recomenda-se pesquisar os fatores de comorbidade que influenciam a gravidade dos sintomas e a evolução da laringomalacia:
- refluxo gastroesofágico;
- anomalias neurológicas – encontradas em 20 a 45% dos casos com uma evolução mais desfavorável, apesar dos tratamentos médicos e cirúrgicos;
- lesões associadas das vias aéreas – 12 e 45% dos casos. A melhor ferramenta diagnóstica dessas lesões associadas continua sendo a endoscopia das vias aéreas;
- malformações cardíacas – encontradas em 10% dos casos;
- síndromes genéticas: trissomia 21, síndrome CHARGE, sequência Pierre Robin, microdeleção 22Q11.

## Manejo

### Avaliação

- Um diagnóstico positivo é suspeitado no histórico clínico.
- Ele é confirmado pela fibroscopia (Figura 15.1) da faringolaringe, visando o colapso supraglótico durante a inspiração, que pode envolver as aritenoides, a epiglote ou toda a superfície.
- A fibroscopia permitirá eliminar um diagnóstico diferencial ou eventuais lesões associadas.
- Em caso de sinal de gravidade, é bom avaliar a repercussão sistêmica por avaliação cardiorrespiratória e gasometria ou polissonografia.
- Avaliação das comorbidades (ver anteriormente) e malformações associadas também é necessária.

### Tratamento

Os pais devem ser informados sobre a evolução e os sinais de gravidade a observar.

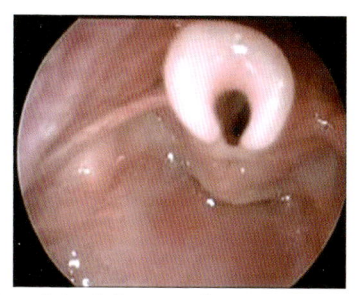

**Figura 15.1.** Aspecto fibroscópico da laringomalacia.

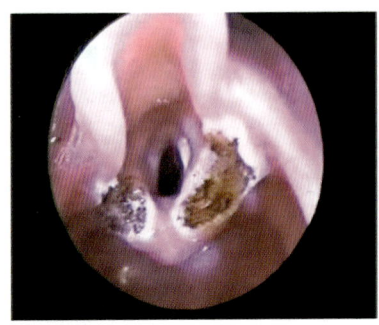

**Figura 15.2.** Aspecto da supraglotoplastia com *laser* Thulium.

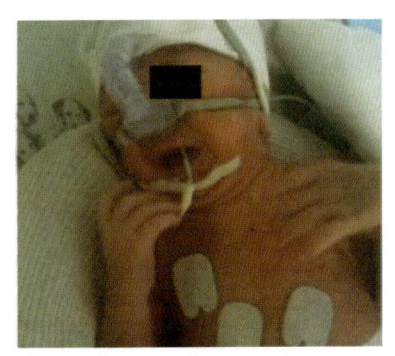

**Figura 15.3.** Ventilação não invasiva com máscara nasal.

O tratamento pode ser:
- administração de inibidores da bomba de prótons – geralmente dados sistematicamente;
- cirurgia (Figura 15.2), em caso de sinal de má evolução. O procedimento é realizado por via endoscópica e consiste em ressecar ou alargar os tecidos colapsados.

Em caso de insucesso ou de lesões complexas associadas, faz-se uma ventilação não invasiva (Figura 15.3) ou traqueostomia [1,5].

### Referências

[1] Ayari S, Aubertin G, Girschig H, et al. Laryngomalacie. In : Denoyelle F, Couloigner V, Froehlich P, Nicollas R, editors. Le larynx de l'enfant. L'Européenne d'Éditions ; 2011. p. 313–40.

[2] Landry AM, Thompson DM. Laryngomalacia : disease presentation, spectrum, and management. Int J Ped 2012 ; 27 : 1234–9.

[3] Thompson DM. Laryngomalacia : factors that influence disease severity and outcomes of management. Curr Opin Otolaryngol Head Neck Surg 2010 ; 18(6) : 564–7.
[4] Yuen HW, Tan HKK, Balakrishnan A. Synchronous airway lesions and associated anomalies in children with laryngomalacia evaluated with rigid endoscopy. Int J Pediatr Otorhinolaryngol 2006 ; 70 : 1779–84.
[5] Essouri S, Nicot F, Clément A, et al. Noninvasive positive pressure ventilation in infants with upper airway obstruction : comparison of continuous and bilevel positive pressure. Intensive Care Med 2005 ; 31(4) : 574–80.

CAPÍTULO
# 16

# Malformações e Estenoses Laríngeas

Nicolas Leboulanger

## ESTRUTURA DO CAPÍTULO

- **Definições e revisão de anatomia**
- **Estenoses laríngeas**
  - Estenoses congênitas
  - Estenoses adquiridas
- **Cistos laríngeos**
- **Fendas laríngeas**
- **Outras malformações**
- **Traqueostomia**

## Pontos-chave

- A sintomatologia das malformações laríngeas depende da natureza e do grau de obstrução.
- O diagnóstico é feito por meio de fibroscopia flexível em consulta e, depois, por endoscopia completa em bloco cirúrgico sob anestesia geral, independentemente da idade do paciente.
- Uma sintomatologia para obstrução costuma estar presente acima de 50% de estenose.
- O tratamento é cirúrgico nas formas sintomáticas.

## Definições e revisão de anatomia

■ A laringe é o cruzamento aerodigestivo. Seu acometimento pode causar uma sintomatologia respiratória (ruído respiratório, estridor, tosse rouca, tiragem), de deglutição (engasgos, aspiração) e fonatória (disfonia, choro fraco, afonia).

■ A região da laringe situada acima das cordas vocais é a supraglote; na região das cordas vocais, fica a glote; e entre as cordas vocais e a traqueia, está a subglote, fisiologicamente mais estreita.

## Estenoses laríngeas

As estenoses laríngeas podem ser congênitas, adquiridas ou mistas. A sintomatologia pode variar muito em função da extensão e pode passar de discreta disfonia (membrana glótica anterior) a um desconforto respiratório importante ao nascimento (atresia laríngea).

### Estenoses congênitas

#### Membranas e diafragmas

■ Localização: malformações fibrosas, em região glótica anterior, eventualmente com extensão subglótica no que se refere às membranas (Figura 16.1); circular e subglótica no que se refere aos diafragmas.

■ Sintomatologia: é variável e pode ser muito discreta.

■ A associação a uma microdeleção do cromossomo 22 (del22q11.2) é frequente e deve ser pesquisada. Uma ecografia cardíaca deve ser solicitada sistematicamente com a endoscopia.

■ As membranas costumam ser tratadas por via endoscópica, mas apresentam risco de recidiva importante.

## Estenoses fibrocartilaginosas

- Localização: as estenoses fibrocartilaginosas são essencialmente subglóticas, mais ou menos espessas e extensas em circunferência e altura (Figura 16.2).
- Sintomatologia: é proporcional à gravidade do acometimento, do desconforto respiratório neonatal nas pseudolaringites de repetição da primeira infância (principalmente menores de 6 meses).
- Tratamento: pode ser realizada uma cirurgia endoscópica ou aberta. Pode ser necessária a traqueostomia (de alguns meses a alguns anos em função da gravidade e das patologias associadas).

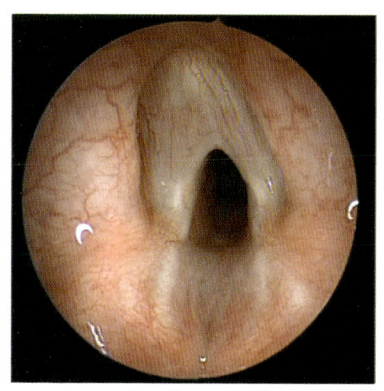

**Figura 16.1.** Membrana anterior envolvendo a metade anterior das cordas vocais, que estão fundidas; glote fonatória (posterior) respeitada.
Lactente de 2 meses, laringe no exame endoscópico.

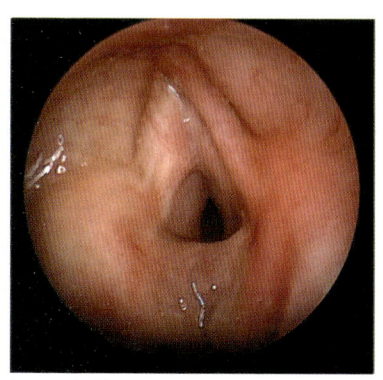

**Figura 16.2.** Estenose glotossubglótica anterior congênita.
Criança de 5 anos, exame endoscópico.

## Estenoses adquiridas

- Essas estenoses são secundárias à entubação orotraqueal precoce e/ou prolongada e são mais frequentes em ex-prematuros.
- Localização: estão situadas na laringe e nos dois terços superiores da traqueia (Figura 16.3).
- Sintomatologia: dificuldades respiratórias ou alimentares que ocorrem em prazo variável após a extubação; disfonia.
- Tratamento: pode ser realizada uma cirurgia endoscópica ou aberta.

## Cistos laríngeos

- Localização: é supraglótica (valécula, banda ventricular) ou subglótica (Figura 16.4). Esta última localização costuma ser observada em ex-prematuros entubados.
- Sintomatologia: os sintomas costumam simular uma asma do lactente resistente a tratamentos.
- Tratamento: é endoscópico, com marsupialização (grande abertura) ou exérese completa. As recidivas são pouco frequentes.

## Fendas laríngeas

- São descontinuidades anatômicas em região posterior da laringe, que fazem a comunicação patológica entre os eixos digestivo e respiratório.
- Localização: do recesso intercordal (somente acometimento da laringe) (Figura 16.5) à carina (extensão intratorácica máxima, realizando um canal único esôfago-traqueia).

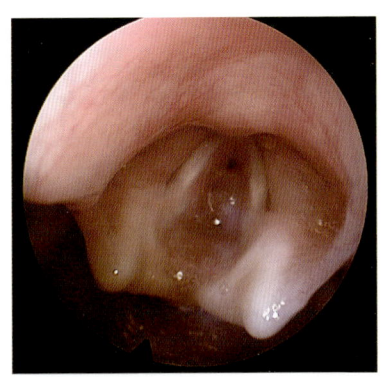

Figura 16.3. Estenose glotossubglótica adquirida, inflamatória, com granuloma posterior obstruindo quase toda a luz.
Criança de 6 meses, laringe no exame endoscópico.

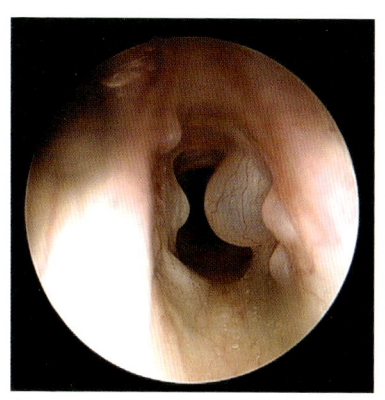

**Figura 16.4. Cistos subglóticos bilaterais predominando à direita.**
Criança de 4 meses, laringe no exame endoscópico.

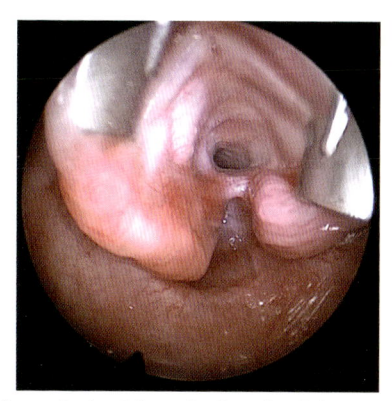

**Figura 16.5. Fenda laríngea do tipo 2 (usando afastador de laringe).**
Recém-nascido de uma semana; exame endoscópico.

- O tratamento consiste no fechamento do diastema por via endoscópica, nas formas limitadas, e por via externa nas formas extensas, sendo estas urgências cirúrgicas.
- O prognóstico é proporcional à extensão da malformação e às patologias associadas (associação sindrômica muito frequente). As formas completas geralmente são letais.

## Outras malformações

Outras malformações da laringe além das citadas são raras e revelam-se por meio de dificuldades respiratórias ou alimentares, bem como por disfonia. Elas são evidenciadas pelo exame endoscópico. Podem ser anomalias das cordas vocais, epiglote bífida, laringocele congênita etc.

## Traqueostomia

Uma traqueostomia transitória pode ser necessária ao tratamento de uma estenose laríngea, congênita ou adquirida. Ela sempre tem a intenção de ser *transitória* na criança (de algumas semanas a alguns anos) e pode ser feita a partir de um peso de aproximadamente 3 kg (Figura 16.6). A maioria das crianças traqueostomizadas é lactente.

> *Importante*
> - A traqueostomia não impede a alimentação oral.
> - Não impede a fonação (exceto a cânula com balão), mas pode torná-la menos eficaz.
> - Ela deixa mais vulnerável às viroses de inverno (vacinações/prevenção do vírus sincicial respiratório nas crianças menores).
> - Ela gera, diretamente, morbidade bastante frequente e mortalidade muito rara, principalmente em lactentes: estenoses laringotraqueais, obstruções de cânula, decanulações acidentais etc.
> - A alta hospitalar é possível se os pais souberem administrá-la (aspirações, troca de cânula, lidar com situações de urgência).
> - Para fins de acompanhamento e em caso de sintomatologia incomum, um parecer otorrinolaringológico regular é indispensável.

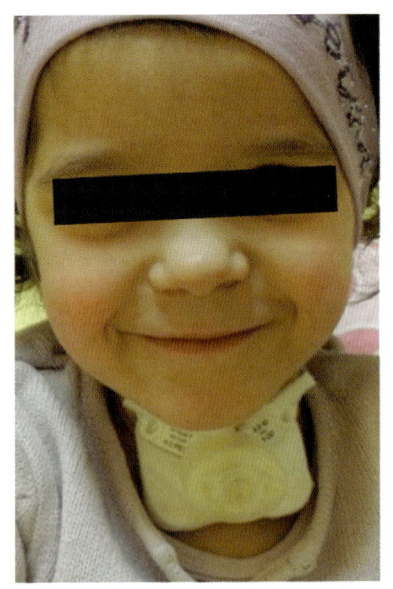

**Figura 16.6.** Traqueostomia causada por estenose laríngea mista congênita e adquirida em paciente de 5 anos.

## Leitura sugerida

Blanchard M, Leboulanger N, Thierry B, et al. Management specificities of congenital laryngeal stenosis : external and endoscopic approaches. Laryngoscope 2014 ; 124(4) : 1013–8.

Deutsch ES. Tracheostomy : pediatric considerations. Respir Care 2010 ; 55(8) : 1082–90.

Garabédian EN, Bobin S, Monteil JP, et al. ORL de l'enfant. In : 2e éd. Paris : Médecine-Sciences Flammarion ; 2006.

Leboulanger N, Garabédian EN. Laryngo-tracheo-oesophageal clefts. Orphanet J Rare Dis 2011 ; 6 : 81.

Maresh A, Preciado DA, O'Connell AP, et al. A comparative analysis of open surgery vs endoscopic balloon dilation for pediatric subglottic stenosis. JAMA Otolaryngol Head Neck Surg 2014 ; 140(10) : 901–5.

Schroeder Jr JW, Holinger LD. Congenital laryngeal stenosis. Otolaryngol Clin North Am 2008 ; 41(5) : 865–75.

White DR, Bravo M, Vijayasekaran S, et al. Laryngotracheoplasty as an alternative to tracheotomy in infants younger than 6 months. Arch Otolaryngol Head Neck Surg 2009 ; 135(5) : 445–7.

Yamamoto K, Monnier P, Holtz F, et al. Laryngotracheal reconstruction for pediatric glotto-subglottic stenosis. Int J Pediatr Otorhinolaryngol 2014 ; 78(9) : 1476–9.

CAPÍTULO
17

# Paralisias Laríngeas

Jean-Paul Marie ▪ Nicolas Bon Mardion

## ESTRUTURA DO CAPÍTULO

- Introdução
- Apresentação clínica
- Diagnóstico
- Etiologias
- Quais exames complementares fazer?
- Tratamento
  - Paralisias unilaterais
  - Paralisias bilaterais em fechamento
  - Paralisias bilaterais em abertura
- Discinesia laríngea (movimento paradoxal de cordas vocais)
- Miopatia e miastenia
- Conclusão

> **Pontos-chave**
> - A paralisia laríngea pode ser congênita ou adquirida.
> - O diagnóstico se baseia na fibroscopia laríngea.
> - O diagnóstico etiológico deve explorar todo o trajeto do nervo recorrente.
> - Em função da posição da corda vocal, será preciso pesquisar dispneia (em caso de adução) ou disfonia e engasgos (em caso de abdução).
> - O manejo dependerá da tolerância, da etiologia e do prognóstico.

## Introdução

- Existem vários distúrbios de mobilidade laríngea: paralisias (de causa central ou periférica), discinesias laríngeas, desordens neuromusculares e anciloses cricoaritenoides.
- Os sinais de alerta são estridor e problemas na voz.

## Apresentação clínica

- Em crianças pequenas, na maioria das vezes, observa-se um estridor (nas paralisias uni ou bilaterais). É um ruído inspiratório eventualmente acompanhado por tiragem intercostal e/ou supraclavicular, que é um sinal de gravidade.
- Uma disfonia costuma estar presente e deve ser vista com atenção imediatamente.
- O diagnóstico diferencial é a laringomalacia (choro normal, estridor bem tolerado) (ver Capítulo 15).

## Diagnóstico

A *anamnese* busca especificar:
- o tempo de existência dos sintomas;
- as circunstâncias de seu aparecimento (desde o nascimento, durante um procedimento cirúrgico, como a ligadura do canal arterial);
- eventuais problemas de deglutição.

No *exame,* deve-se buscar:
- paralisia velopalatina ou sinal da cortina (nervo glossofaríngeo [IX] e/ou nervo vago [X] homolateral, apontando acometimento no alto); paralisias de outros pares cranianos;
- sinais de hipotonia ou acometimento neurológico central;

O exame com o fibroscópio (Vídeo 17.1):
- é essencial; é feito com a criança acordada, introduzindo o fibroscópio pela boca ou nariz;

- ele permite: examinar a contração do véu palatino e da faringolaringe – morfologia e mobilidade;
- ele confirma problemas de mobilidade das cordas vocais e da aritenoide, posição da corda vocal.

Em segunda intenção, podem ser realizadas:
- endoscopia sob anestesia geral (Vídeo 17.2) (para a palpação da aritenoide e o exame subglótico);
- ecografia (particularmente demonstrativa nas paralisias unilaterais);
- eletromiografia (EMG) laríngea (sob anestesia geral em ventilação espontânea, utilizando auscultação).

## Etiologias

- As formas bilaterais, mais frequentes, costumam ser congênitas.
- As diversas causas são determinadas pelo trajeto dos nervos laríngeos:
  - núcleo ambíguo no assoalho do 4º ventrículo;
  - raízes do nervo vago, que atravessam a base do crânio;
  - nervo vago atrás dos vasos cervicais;
  - nervo recorrente esquerdo sob o arco aórtico (que corre muito risco na cirurgia do canal arterial, agora realizada por toracoscopia em prematuros grandes);
  - proximidade com a glândula tireoide antes da entrada da laringe.
- Esquematicamente, na criança, as causas mais frequentes de paralisia unilateral são iatrogênicas, secundárias à cirurgia do canal arterial (Figura 17.1), à cirurgia cardíaca ou a outras cirurgias torácicas. Portanto, estão localizadas no lado esquerdo.
- As paralisias bilaterais são, em sua maior parte, causadas por malformação de Arnold-Chiari. Elas podem ser decorrentes de lesões neurológicas centrais. Geralmente são idiopáticas.

## Quais exames complementares fazer?

- Diante de uma paralisia laríngea *unilateral* congênita:
  - na ausência de causa cardíaca ou de causa local reconhecida, será realizada RM do crânio e da junção crânio-occipital e exame de imagem do tórax;
  - se envolver paralisia laríngea esquerda, realiza-se também ecografia cardíaca.
- Diante de uma paralisia laríngea *bilateral* congênita (em fechamento, mas também em abertura), realiza-se exame neuropediátrico, RM da junção crânio-occipital e pHmetria.

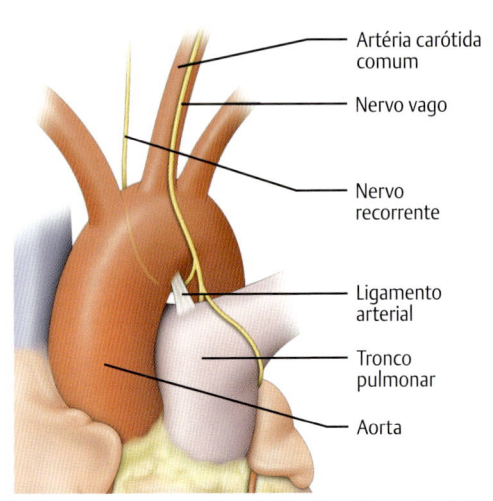

**Figura 17.1.** Lesão do nervo recorrente durante ligadura do canal arterial.

## Tratamento
- O tratamento deve levar em conta as possibilidades de recuperação espontânea (aproximadamente 50%).
- Está relacionado com o caráter uni ou bilateral e com sinais.

### Paralisias unilaterais
- No recém-nascido, a dispneia pode impor a manutenção da liberdade das vias aéreas.
- A disfagia e o risco de aspiração será mais preocupante se houver acometimento da sensibilidade supraglótica e problema na motricidade faríngea (lesões altas ou do tronco cerebral, ou então nos contextos neurológicos).

Os meios de tratamento são:
- espessamento das mamadeiras ou colocação de uma sonda enteral aguardando melhora espontânea;
- as mesmas técnicas de medialização da corda vocal utilizadas em adultos:
    - por via endoscópica: material reabsorvível ou inerte ou biointegrável (gordura autóloga), por laringoscopia em suspensão, sob anestesia geral (Figura 17.2);
    - por via externa, transcartilaginosa (tireoplastia), sob anestesia local ou geral (máscara laríngea).
- reinervação laríngea: permite a manutenção de uma troficidade laríngea sem restituição da mobilidade da corda vocal (para o tratamento de complicações da cirurgia cardiovascular ou de ligadura do canal arterial).

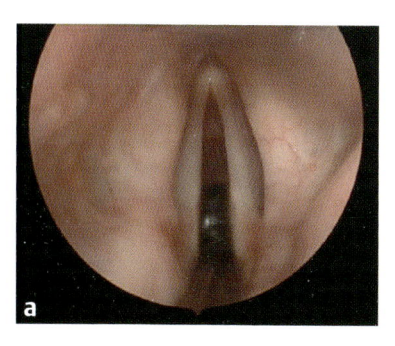

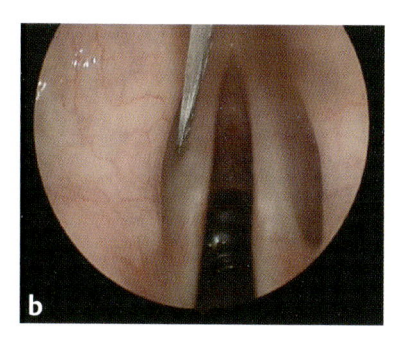

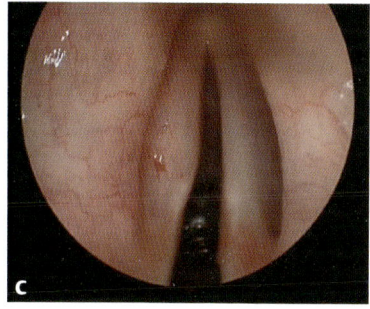

**Figura 17.2.** Medialização endoscópica da corda vocal esquerda (injeção de gordura autóloga).
a. Atrofia da corda vocal esquerda, antes da injeção. b. Agulha de injeção posicionada na corda vocal esquerda. c. Saliência mediana da parte média da corda vocal esquerda correspondente à gordura injetada. Nota-se a hipercorreção (protuberância), visando compensar a reabsorção secundária da gordura.

## Paralisias bilaterais em fechamento

- Em uma criança já traqueostomizada, é necessário período de 12 meses de observação.
- Várias técnicas foram descritas, mas nenhuma demonstrou superioridade.
- O objetivo principal, que também é o desafio, é corrigir parte do trato respiratório sem degradar a voz nem criar ou agravar quadros de disfagia e aumentar o risco de aspiração. As técnicas que podem ser usadas são:
  - abstenção e monitoramento, entubação temporária (15 dias, na espera de recuperação espontânea), traqueostomia, ventilação em pressão positiva contínua *(continuous positive airway pressure* [CPAP]) e ventilação não invasiva (a mobilidade passiva das cordas vocais permite sua descarga durante a ventilação);
  - tratamentos endoscópicos: cordotomia a *laser* (incisão da corda vocal de forma transversal, antes da apófise vocal, com *laser* $CO_2$), aritenoidectomia, laterofixação;

- vias externas: aritenoidopexia, ampliação cricoide posterior (agora por via endoscópica);
- reinervação seletiva dos músculos inspiradores com um nervo próximo.

### Paralisias bilaterais em abertura

■ Muito menos frequentes, as paralisias bilaterais em abertura geralmente estão associadas a lesões neurológicas graves.
■ O problema principal é constituído por comprometimento da deglutição, que causa pneumopatias de repetição.
■ A redução da hipersalivação, o tratamento do refluxo gastroesofágico e o espessamento de mamadeiras nem sempre são eficazes, sendo necessário proteger as vias aéreas.
■ A traqueostomia com colocação de uma cânula com balão é a técnica mais simples.
■ Outras técnicas complementares são possíveis: medialização bilateral das cordas vocais, epiglotoplastia, colocação de um tubo endolaríngeo obstrutivo, desrotação laríngea.

## Discinesia laríngea (movimento paradoxal de cordas vocais)

■ É um movimento inadequado das cordas vocais com fechamento paradoxal inspiratório.
■ Ocorre, às vezes, em lactentes no contexto de refluxo gastroesofágico. Pode parecer paralisia laríngea bilateral em fechamento.

## Miopatia e miastenia

■ Na criança, a miopatia e a miastenia também podem ser reveladas por sinais faríngeos ou laríngeos.
■ Pode haver relação com uma doença neuromuscular na presença de paralisia laríngea bilateral congênita.

## Conclusão

■ Deve-se pensar em paralisia laríngea diante de qualquer estridor e disfonia na criança.
■ Um exame fibroscópico nasolaríngeo permite a confirmação e também afastar aspectos enganosos: discinesia laríngea, miastenia ou miopatia, ancilose cricoaritenoide.

- Muitos pacientes acometidos por paralisias congênitas se recuperam.
- As paralisias unilaterais, frequentemente adquiridas após cirurgia cardiovascular (e, em particular, cirurgia do canal arterial), poderão ser tratados por medialização da corda vocal.

## ▶ Vídeos

Os vídeos a seguir podem ser acessados no endereço:
http://www.em-consulte/e-complement/474471

**Vídeo 17.1. Paralisia laríngea esquerda.**
Exame nasofibroscópico laríngeo. Corda vocal esquerda côncava, atrófica, marcando a gravidade da denervação.

**Vídeo 17.2. Paralisia laríngea esquerda com adução paradoxal inspiratória (que explica a dispneia).**
Laringoscopia em suspensão em ventilação espontânea.

CAPÍTULO 18

# Dispneia de Origem Traqueal

Briac Thierry ▪ Noël Garabédian

## ESTRUTURA DO CAPÍTULO

- Diagnóstico
- Etiologias
- Tratamento

> **Pontos-chave**
> - Os sinais de estreitamento traqueal podem ser bradipneia inspiratória, para a traqueia cervical, ou expiratória, para a traqueia torácica, com tiragem subjacente por obstrução e, às vezes, ruídos respiratórios e tosse rouca, dificuldades alimentares e queda ponderal.
> - O diagnóstico se baseia em endoscopia sob anestesia geral que costuma ser complementada com TC.
> - As principais etiologias são compressões extrínsecas causadas por malformações vasculares, cistos ou tumores; estenoses congênitas (hipoplasias traqueais ou traqueobrônquicas) ou adquiridas, frequentemente pós-entubação, e traqueomalacias.
> - O manejo pode ser simples acompanhamento, abordagem cirúrgica nos casos de compressão extrínseca, por via externa cervical ou torácica e o alargamento de estenose por via endoscópica ou externa, conforme a extensão do estreitamento e seu caráter congênito ou adquirido. Em função da gravidade, as traqueomalacias podem requerer fisioterapia respiratória e antibioticoterapia a longo prazo, ventilação não invasiva e até mesmo traqueostomia.

As dispneias de origem traqueal da criança são raras, mas costumam ser graves.

## Diagnóstico

■ O diagnóstico pode ser feito diante de bradipneia inspiratória da traqueia cervical ou expiratória da traqueia torácica, com tiragem subjacente por obstrução.

■ Também é possível observar ruídos respiratórios e tosse rouca, bem como dificuldades alimentares e dispneia, com consequente dificuldade de ganho de peso.

■ O diagnóstico pode, igualmente, ser estabelecido por endoscopia traqueobrônquica sob anestesia geral.

■ Uma tomografia (ou angio-TC) costuma ser realizada como complemento.

## Etiologias

As principais etiologias são:

■ *Compressão extrínseca:* causa traqueomalacia persistente geralmente após aumento da compressão. Costuma ser de origem vascular: tronco arterial braquiocefálico compressivo (Figura 18.1), duplo arco aórtico (Figura 18.2), artéria pulmonar esquerda aberrante (APEA) isolada ou associada à estenose traqueal congênita (ver adiante). Às vezes está ligada a cisto ou a tumor.

Dispneia de Origem Traqueal 137

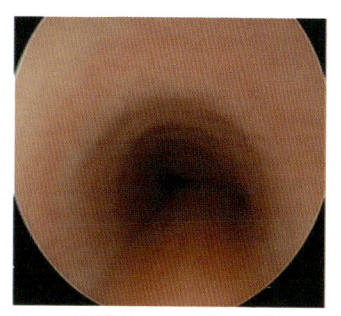

**Figura 18.1. Compressão extrínseca pelo tronco arterial braquiocefálico.**
Compressão lateral direita em pinça no terço médio da traqueia, que pode ser alcançado e comprimido pelo endoscópio.

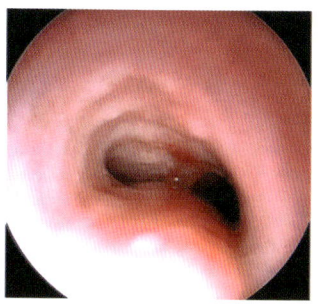

**Figura 18.2.** Compressão extrínseca por duplo arco aórtico na região acima da carina, predominante à esquerda.

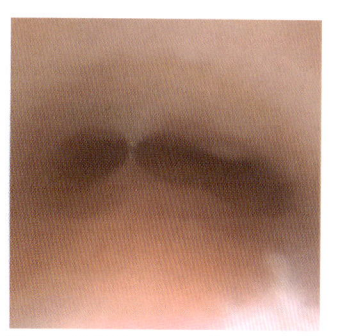

**Figura 18.3.** Traqueomalacia grave com achatamento anteroposterior da traqueia e colapso na expiração.

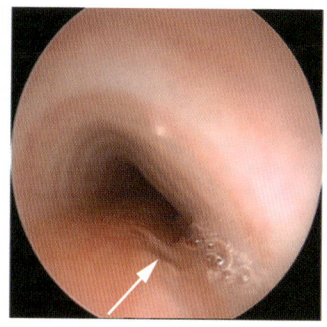

**Figura 18.4.** Fístula traqueoesofágica (seta branca) com traqueomalacia (associação frequente).

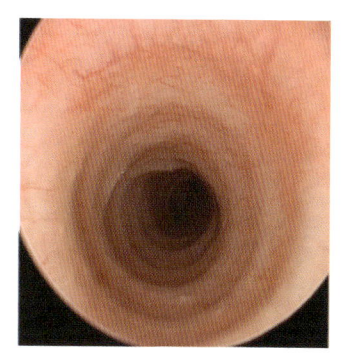

**Figura 18.5.** Estenose congênita de traqueia com anéis cartilaginosos circulares completos.

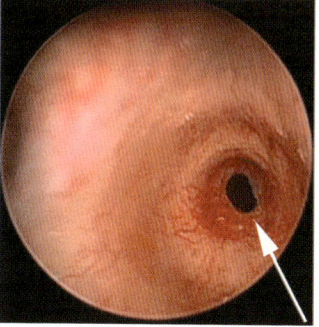

**Figura 18.6.** Estenose traqueal adquirida pós-entubação (seta branca).

- Estenoses traqueais. Elas podem ser:
  - congênitas (Figura 18.3) – elas geralmente são associadas à APEA, de comprimentos e graus variáveis, com anéis cartilaginosos circulares completos;
  - adquiridas, na maioria das vezes, pós-entubação, com aspecto de cilindro (Figura 18.4).
- Traqueomalacia:
  - os fatores de risco são: prematuridade; algumas anomalias quase sempre envolvem uma traqueomalacia – fenda laringotraqueal (fenda malformativa que provoca a comunicação entre o eixo laringotraqueal e o esôfago, que causa engasgos e dispneia), fístula traqueoesofágica, atresia do esôfago;
  - existem duas formas: discinesia traqueal posterior (aspecto de invaginação da membrana posterior na luz traqueal durante a expiração) ou traqueomalacia difusa (Figura 18.5), menos frequente;
  - os sintomas podem ser cianose ou até mesmo parada cardiorrespiratória durantes os esforços de expiração (no choro e na tosse).

## Tratamento

Os tratamentos são os seguintes:
- compressões extrínsecas: cura cirúrgica das malformações vasculares; exérese dos cistos ou tumores compressivos;
- estenoses traqueais congênitas: conforme o comprimento, ressecção, anastomose ou traqueoplastia de deslizamento sob circulação extracorporal para as estenoses mais extensas;
- estenoses traqueais adquiridas: frequentemente tratamento endoscópico (secções com microinstrumentos, dilatações com balão);
- traqueomalacias: fisioterapia respiratória, antibioticoterapia, ventilação não invasiva ou traqueostomia. A coexistência de uma traqueomalacia explica alguns insucessos funcionais cirúrgicos em compressões traqueais extrínsecas, fendas laringotraqueais, fístulas traqueoesofágicas (Figura 18.6) e atresias do esôfago.

CAPÍTULO
# 19

# Traumas Laringotraqueais e Queimaduras das Vias Aéreas Superiores

Pierre Fayoux

## ESTRUTURA DO CAPÍTULO

- **Traumas laringotraqueais**
  - Quadros clínicos
  - Manejo
- **Queimaduras das vias aéreas superiores**
  - Quadros clínicos
  - Manejo

> **Pontos-chave**
> - Os traumas de laringe são raros e costumam estar associados a traumas cranianos ou torácicos.
> - O diagnóstico é endoscópico.
> - Pode ser necessária reparação cirúrgica de urgência para reduzir o risco de sequelas.
> - As queimaduras das vias respiratórias geralmente ocorrem em contexto de incêndio em espaço fechado.
> - Não há correlação entre as queimaduras cutâneas e a gravidade das lesões respiratórias.
> - Em caso de inalação importante de fuligem, limpeza de urgência das vias respiratórias deverá ser realizada.
> - Em caso de lesões de laringe severas, traqueostomia deverá ser discutida.

## Traumas laringotraqueais

- São lesões pouco frequentes.
- Provocam morbidade e mortalidade importantes.
- Um diagnóstico precoce é essencial para planejar o manejo nas melhores condições possíveis.

### Quadros clínicos

Podem ser encontrados:
- contexto de trauma: choque direto na região cervical (geralmente associado a traumatismo craniofacial ou torácico) ou lesão penetrante;
- dispneia laríngea, em relação a um hematoma laríngeo ou estenose por fratura deslocada das cartilagens da laringe;
- disfonia mais ou menos marcada de acordo com o acometimento do plano glótico;
- enfisema cervical por ruptura da via respiratória. As fraturas sem acometimento da mucosa não apresentam enfisema. Se a laceração for subglótica, o enfisema será rapidamente evolutivo, ao contrário do que ocorre com as lesões supraglóticas;
- presença de escape de ar em caso de lesão penetrante.

### Manejo

- No contexto de um politraumatismo, é preciso pesquisar lesões associadas, especialmente torácicas e craniofaciais.
- Em caso de desconforto respiratório severo, recomenda-se evitar os dispositivos supraglóticos que agravam o enfisema. Caso necessário, realizar entubação sob fibroscópio, se possível, ou por via retrógrada em caso de danos

modificando as referências anatômicas. Em caso de insucesso de entubação uma traqueostomia de urgência deverá ser realizada.
- Se a situação respiratória estiver estável, o paciente deverá ser transferido para um centro de referência.
- Uma endoscopia laringotraqueal permitirá avaliar as lesões faringolaringotraqueais (Figura 19.1).
- Uma tomografia cervicotorácica permitirá identificar os sinais de rupturas respiratórias, deformações de laringe (na criança, a ausência de ossificação das cartilagens dificulta a análise) (Figuras 19.2 e 19.3).

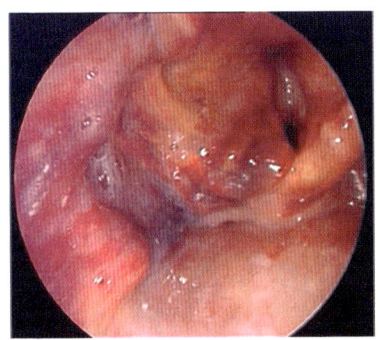

**Figura 19.1.** Vista endoscópica de trauma de laringe.
A endoscopia permite observar importante hematoma de aritenoide esquerda, atingindo a margem esquerda da laringe e se estendendo até a faringe esquerda.

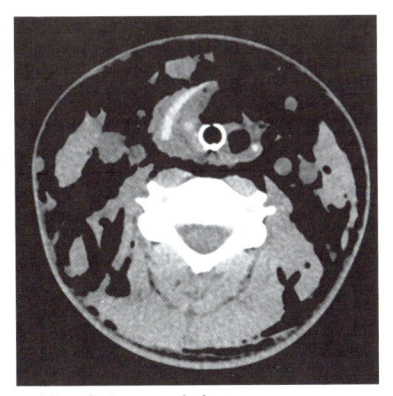

**Figura 19.2.** Vista tomográfica de trauma de laringe.
Adolescente vítima de trauma de laringe direto em alta velocidade. A tomografia mostra enfisema cervical extenso associado a desaparecimento da cartilagem tireoide esquerda.

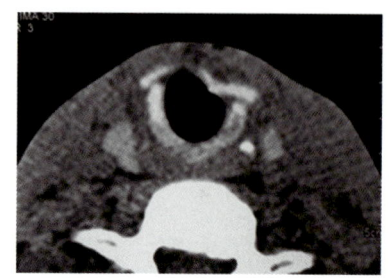

**Figura 19.3. Fratura da cricoide sem ruptura das vias aéreas superiores.**
Paciente com trauma cervical sem enfisema significativo. A tomografia mostra, entretanto, importante fratura deslocada da cartilagem cricoide. Na criança pequena, o aspecto radiológico é menos evidente em razão da ausência da ossificação da cartilagem cricoide.

- Na ausência de enfisema evolutivo e lesão grave, monitoramento clínico na UTI e, se necessário, entubação preventiva podem ser propostos, principalmente em caso de hematoma ou de edema laríngeos com risco de descompensação respiratória aguda.
- Nas outras situações, uma exploração cirúrgica de emergência pode ser feita com reconstrução de laringe que pode requerer entubação ou traqueostomia preventiva.

## Queimaduras das vias aéreas superiores

- Essas queimaduras costumam ocorrer em incêndios em locais fechados.
- Existe uma associação de lesões térmicas ligadas ao calor do ar, que pode induzir edema até a necrose das estruturas laríngeas, e de inalação de fuligem, responsável por lesões mucosas inicias e riscos de estenoses laringotraqueais secundárias.

### Quadros clínicos

- Conforme o grau de acometimento, poderá haver desde simples disfonia até desconforto respiratório importante na hora.
- Não há correlação entre as lesões cutâneas e o acometimento respiratório.
- Existe risco de agravamento nas horas seguintes à admissão.

### Manejo

- Endoscopia das vias respiratórias na admissão: visa avaliar as lesões mucosas e a presença de fuligem (Figura 19.4).

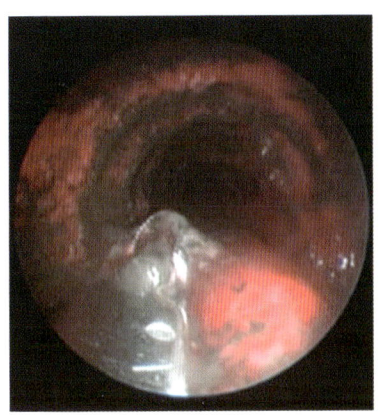

**Figura 19.4. Vista endoscópica de queimadura das vias respiratórias.**
Vista endoscópica durante limpeza das vias respiratórias em queimadura em espaço fechado. Observar aspecto hemorrágico e necrótico da mucosa associado a depósitos de fuligem.

- Em caso de fuligem nas vias aéreas superiores, procede-se à limpeza sob broncoscopia para eliminar a fuligem e os resíduos da mucosa necrosada.
- O manejo respiratório é integrado ao manejo global do paciente – queimaduras cutâneas, intoxicação por monóxido de carbono (CO) e tiocianato, falência múltipla dos órgãos.
- No caso de lesões de laringe muito graves ou com provável necessidade de ventilação a longo prazo, deve-se discutir uma traqueostomia precoce.

### Leitura sugerida

Hermansen DT, Bilde A, Rasmussen N. Observation of tardive laryngeal edema after blunt trauma to the neck is not necessary : a 10-year retrospective analysis. Eur Arch Otorhinolaryngol 2010 ; 267(1) : 95–100.

Schaefer SD. Management of acute blunt and penetrating external laryngeal trauma. Laryngoscope 2014 ; 124(1) : 233–44.

CAPÍTULO
**20**

# Corpos Estranhos no Trato Aerodigestório e Ingestão de Substâncias Cáusticas

Marion Blanchard ▪ Laurent Michaud

### ESTRUTURA DO CAPÍTULO

- **Corpos estranhos em vias aéreas superiores**
  - Clínica
  - Exames complementares
  - Tratamento
- **Ingestão de corpos estranhos no trato digestório**
  - Clínica
  - Diagnóstico
  - Conduta em caso de ingestão de corpos estranhos no trato digestório
  - Técnica de extração de corpos estranhos no trato digestório
- **Ingestão de substâncias cáusticas**
  - Manejo inicial
  - Diagnóstico e classificação endoscópica das lesões
  - Tratamento

> **Pontos-chave**
> - Os corpos estranhos inalados ou ingeridos, bem como as ingestões de produtos cáusticos, são importantes, sobretudo, nas crianças menores de 3 anos.
> - Em caso de aspiração, este diagnóstico deverá ser sugerido diante de uma síndrome aspirativa ou mesmo de asfixia completa. Em alguns casos, a síndrome aspirativa pode passar despercebida e o diagnóstico é suspeitado diante de tosse crônica ou infecções pulmonares recorrentes na mesma região.
> - O diagnóstico é baseado em anamnese, ausculta pulmonar, radiografia do tórax em inspiração e expiração, eventualmente tomografia cervico-torácica, mas, principalmente, endoscopia das vias aéreas, que deverá ser sistemática.
> - A extração do corpo estranho costuma ser feita por broncoscopia rígida sob anestesia geral.
> - Os corpos estranhos ingeridos causam disfagia, dores e hipersialorreia. Geralmente são radiopacos e, portanto, diagnosticados por imagens padrão. A extração é realizada com endoscopia flexível ou rígida de acordo com a natureza e a localização. Em caso de bateria de relógio (contorno sugestivo na radiografia), a extração deverá ser realizada em urgência.
> - As ingestões de substâncias cáusticas são, na maioria das vezes, acidentais entre crianças. Elas requerem uma ligação ao centro de assistência toxicológica e avaliação fibroscópica esofagogástrica e otorrinolaringológica a serem realizadas, no mínimo, 6 horas após a ingestão. Nenhum tratamento medicamentoso conseguiu comprovar eficácia para limitar as lesões. O manejo habitual inclui analgésicos, colocação de sonda de alimentação nasogástrica e monitoramento endoscópico. As indicações cirúrgicas urgentes em caso de necroses maciças esofágicas ou gástricas são muito raras neste contexto de ingestões acidentais de volume geralmente bem moderado. O risco tardio é a evolução estenótica, que pode requerer dilatações endoscópicas ou uma substituição esofágica.

## Corpos estranhos em vias aéreas superiores

- É uma emergência pediátrica frequente, principalmente antes dos 3 anos de idade.
- Deve-se atentar, em especial, para a presença de uma síndrome aspirativa:
  - uma anamnese precisa é necessária – contexto, tosse;
  - uma síndrome aspirativa *superaguda* está ligada a um corpo estranho obstrutivo. É uma síndrome de asfixia importante que pode levar a óbito. Portanto, é rara em emergências.
  - uma síndrome aspirativa pode passar despercebida se não houver adultos por perto. O diagnóstico às vezes é sugerido depois de algumas semanas/meses de tratamento ineficaz de um quadro de asma, broncopneumopatias de repetição etc.

## Clínica

- Corpo estranho no vestíbulo laríngeo: possivelmente causa muita dispneia (efeito ventosa na laringe). Encontra-se dispneia inspiratória, voz abafada, estase salivar (a criança mastiga, sente incômodo ao engolir), ausculta pulmonar normal.
- Corpo estranho transglótico: a criança apresenta bradipneia inspiratória, disfonia ou afonia, ausculta pulmonar normal, sinais de dificuldade respiratória.
- Corpo estranho traqueal: é marcada por acessos de tosse e dispneia posicionais (mobilidade do corpo estranho), tosse ladrante, rouca, voz normal.
- Corpo estranho brônquico (o mais frequente): pouca ou nenhuma dispneia, voz normal, ruído auscultatório *(wheezing)*, ausência localizada do murmúrio vesicular.

## Exames complementares

Podem ser realizadas:
- radiografia pulmonar na inspiração e na expiração se o estado da criança permitir; poderá evidenciar um corpo estranho radiopaco (muito raro) ou sinais indiretos (aprisionamento expiratório de uma região pulmonar, atelectasia);
- tomografia: falsos negativos são possíveis. Não foi demonstrada sua superioridade em relação à fibroscopia brônquica para os corpos estranhos brônquicos.

## Tratamento

- A prevenção é obrigatória.
- O grau de urgência é avaliado caso a caso. Em caso de suspeita fraca, o exame poderá ser protelado por algumas horas. Em caso de forte suspeita ou sinais clínicos sugestivos, trata-se de urgência.
- Uma fibroscopia brônquica é realizada no bloco cirúrgico sob anestesia geral. É uma exploração rápida e pouco invasiva. Permite refutar a presença de corpo estranho se houver dúvidas na anamnese e na clínica, bem como confirmar a presença e a localização de um corpo estranho.
- Depois, se a presença for confirmada por fibroscopia flexível, pode ser realizada endoscopia brônquica com instrumentos rígidos para extrair o corpo estranho (Figuras 20.1 e 20.2).
- A extração pode ser difícil e longa (criança pequena, corpo estranho friável, pontiagudo; sobreinfecção; dificuldades ventilatórias etc.) (Figura 20.3).
- A equipe deve ser treinada (cirurgião otorrinolaringologista, anestesista, enfermeiro de bloco cirúrgico).
- Deve haver material adaptado permanentemente disponível.

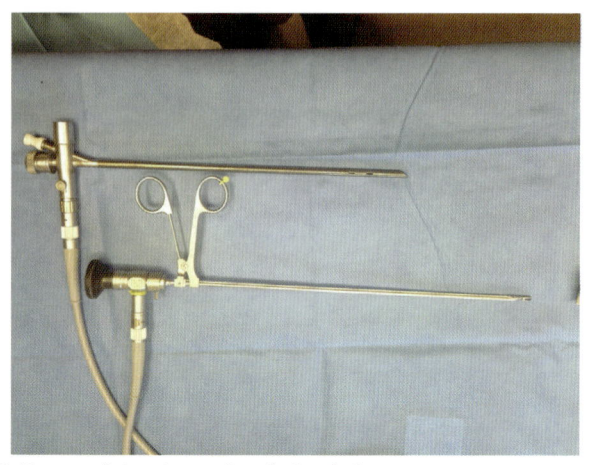

**Figura 20.1.** Broncoscópio acima e pinça óptica abaixo.

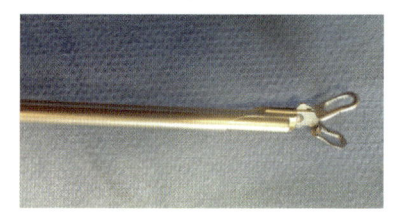

**Figura 20.2.** Detalhe da extremidade da pinça óptica.

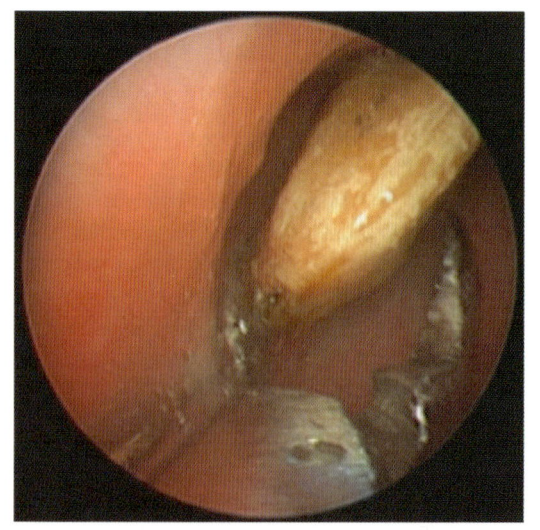

**Figura 20.3.** Extração endoscópica de uma semente de girassol intrabrônquica.

# Ingestão de corpos estranhos no trato digestório

- A incidência dessas ingestões não é bem conhecida.
- Elas ocorrem, sobretudo, antes dos 5 anos de idade.
- A maioria dos corpos estranhos ingeridos atravessa o trato digestório sem manifestação clínica.
- Uma extração endoscópica é necessária em 10 a 20% dos casos.
- Menos de 1% requer tratamento cirúrgico por uma complicação maior (obstrução digestiva, perfuração).

## Clínica

- Os corpos estranhos esofágicos provocam: dor, odinofagia, disfagia aguda, recusa alimentar, deglutições incessantes, estase salivar.
- Os corpos estranhos intragástricos costumam ser assintomáticos na ausência de complicações.

## Diagnóstico

O diagnóstico é estabelecido por:
- radiografia do tórax ampliada para o pescoço e a cavidade gástrica;
- endoscopia, se o corpo estranho for radiotransparente e no caso de sintomatologia sugestiva.

Se houver bloqueio no esôfago por um corpo estranho pequeno ou alimento que não foi bem mastigado, desconfiar de problema na motilidade esofágica (acalasia, atresia do esôfago), estenose residual ou desconhecida (congênita, estenose), esofagite eosinofílica.

## Conduta em caso de ingestão de corpos estranhos no trato digestório

A conduta a ser adotada é apresentada na Figura 20.4.
- O objetivo é extrair os corpos estranhos perigosos por sua localização ou natureza.
- A decisão de extrair o corpo estranho depende de seu tamanho, sua natureza, seu caráter, sua localização e da sintomatologia.

## Técnica de extração de corpos estranhos no trato digestório

- É expressamente proibido provocar vômitos, principalmente por meio da prescrição de eméticos, para tentar evacuar o corpo estranho.
- Em caso de corpo estranho no trato digestório que requeira extração, a retirada por via endoscópica sob anestesia geral com entubação traqueal é a técnica de referência (Figuras 20.5 a 20.7).

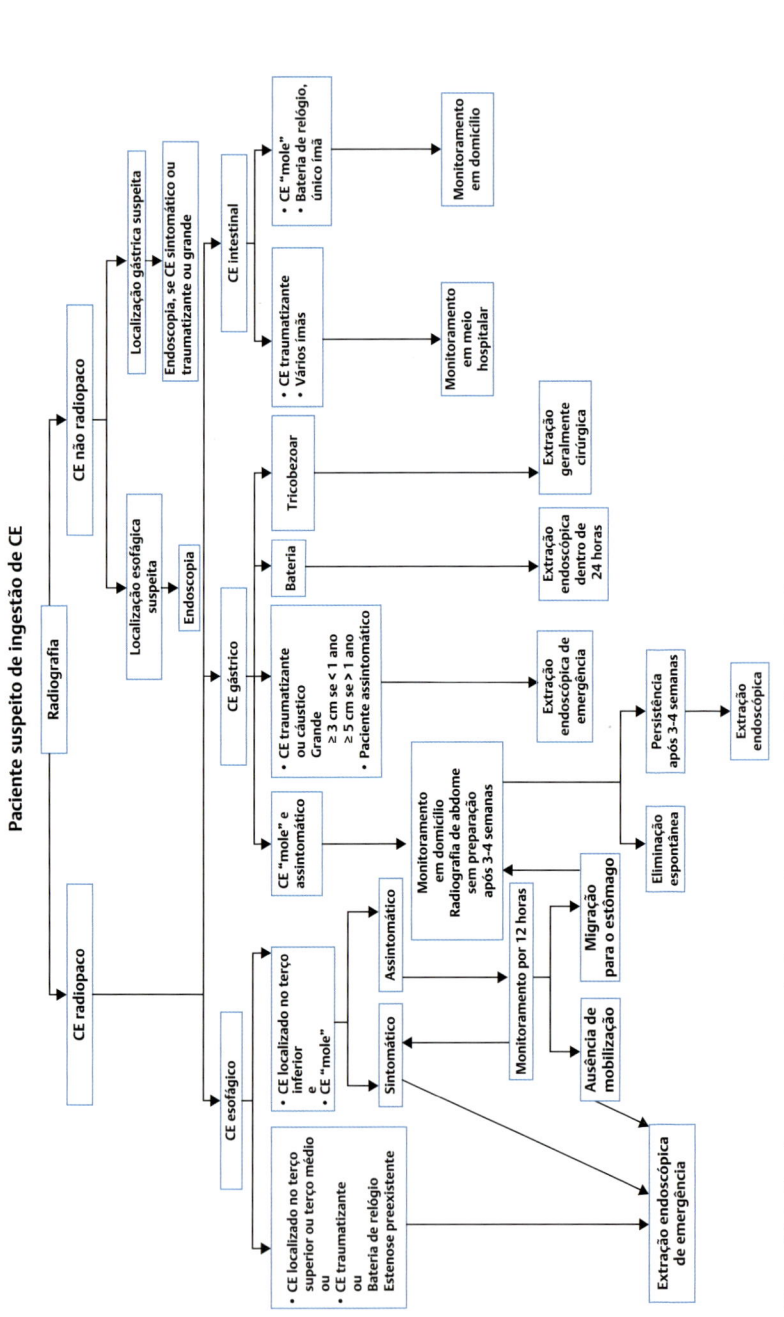

**Figura 20.4.** Algoritmo para o manejo de uma criança com suspeita de ingestão de CE no trato digestório.

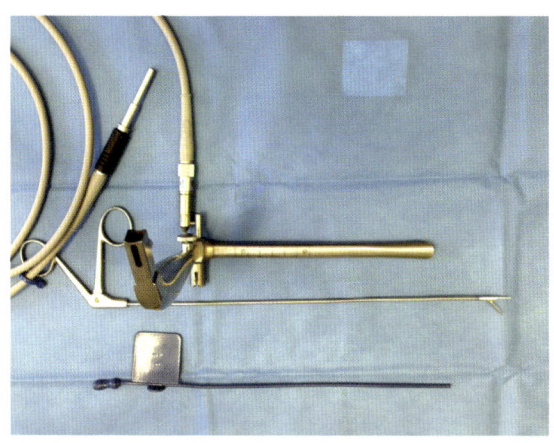

**Figura 20.5.** De baixo para cima, esofagoscópio, pinça para extração de CE esofágico e aspiração rígida.

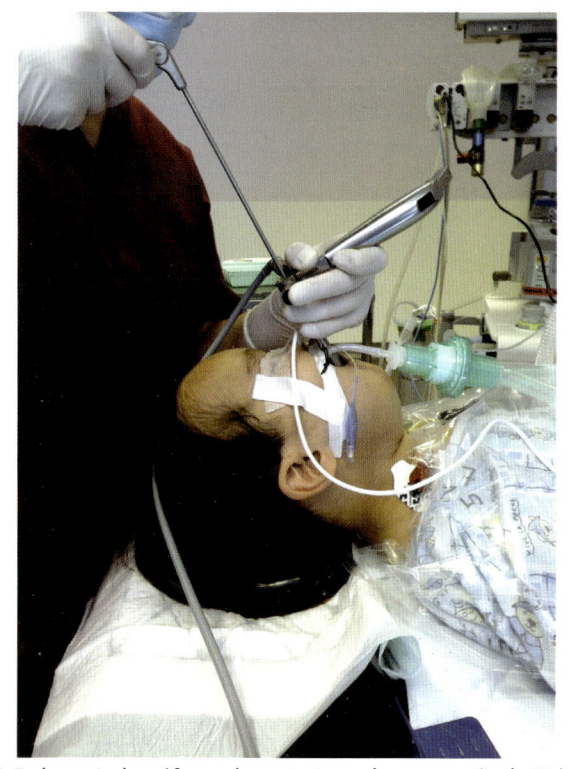

**Figura 20.6.** Endoscopia do esôfago sob anestesia geral para extração de CE (moeda).

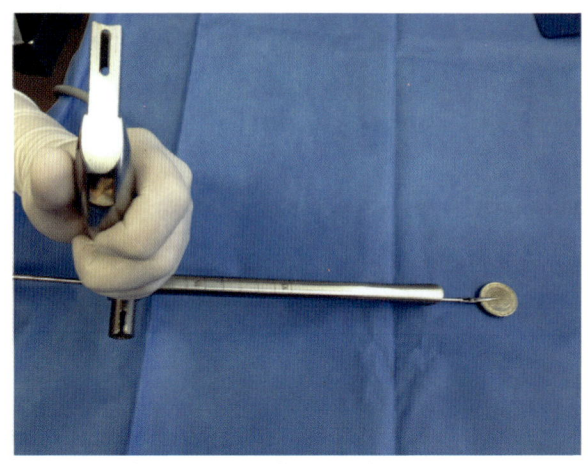

Figura 20.7. Pinça no esofagoscópio. Moeda presa pela pinça após extração.

## Ingestão de substâncias cáusticas
- Esse tipo de ingestão geralmente é acidental.
- Meninos > meninas.
- A natureza das lesões depende do pH do produto, de sua consistência e do volume ingerido.

### Manejo inicial
- O manejo é efetuado em meio especializado – serviços de terapia intensiva, endoscopia, bloco cirúrgico.
- Uma avaliação psiquiátrica do paciente é indispensável quando se tratar de adolescente.
- A intervenção deve ser feita em jejum. Absorção de líquido ou produtos "neutralizantes", vômitos provocados e lavagens gástricas estão proibidos.
- A ligação para o centro de assistência toxicológica é sistemática para precisar bem as características do produto ingerido e seus riscos potenciais.

### Diagnóstico e classificação endoscópica das lesões
- Uma radiografia de tórax de frente é realizada com a imagem centralizada nas cúpulas diafragmáticas.
- A avaliação endoscópica é a avaliação ideal se for realizada no prazo de 12 a 24 horas após a ingestão.

- Um exame bucal e faríngeo deve ser realizado com uma fibroscopia brônquica, caso necessário.
- Em caso de lesões de necrose difusa do esôfago, uma tomografia toracoabdominal deverá ser realizada (eliminar mediastinite).

## Tratamento

### Tratamento médico

O tratamento médico inclui:
- antibioticoprofilaxia em função da evolução clínica;
- inibidor da bomba de prótons;
- corticoide (para a prevenção de estenoses esofágicas) – administração controversa;
- manejo nutricional.

### Tratamento cirúrgico

Em caso de lesões de necrose difusa e circunferencial, uma ressecção esofágica ou até mesmo gástrica poderá ser realizada em urgência (para evitar a perfuração digestiva ou que a queimadura se espalhe para os órgãos vizinhos).

### Manejo das complicações

- Complicações iniciais (a partir do primeiro dia); devem ser tratadas as complicações respiratórias (pneumopatias por aspiração, insuficiência respiratória), metabólicas ou as hemorragias digestivas.
- Complicações tardias (após 3 semanas); diante de estenoses esofágicas, a técnica se baseia na dilatação do balão ou vela.

### Monitoramento a longo prazo

Há risco de desenvolver carcinoma epidermoide. É necessário monitoramento endoscópico de 15 a 20 anos após a exposição a uma substância cáustica por meio de controles a cada 1 a 3 anos.

CAPÍTULO
# 21

# Disfonia Crônica

Bruno Coulombeau

## ESTRUTURA DO CAPÍTULO

- **Introdução**
- **Avaliação**
  - Anamnese
  - Exploração clínica da voz
- **Etiologias**
  - Conduta diagnóstica
  - Disfonias com lesões das cordas vocais
- **Conclusão**

> **Pontos-chave**
> - A disfonia crônica é uma patologia frequente com risco de repercussão social e escolar que depende da severidade.
> - Deve-se eliminar a possibilidade de papilomatose laríngea.
> - O diagnóstico é fibroscópico e uma avaliação foniátrica da repercussão também é necessária.
> - Conforme a sintomatologia, um manejo fonoaudiológico pode ser necessário.
> - Um tratamento cirúrgico raramente é necessário, exceto nos casos de lesões congênitas ou adquiridas muito incapacitantes, apesar de terapia fonoaudiológica.

## Introdução

- A disfonia crônica infantil é uma situação comum (de 6 a 38% das crianças em idade escolar), mas frequentemente banalizada.
- As etiologias são essencialmente benignas, mas a repercussão nas possibilidades de comunicação e integração da criança é significativa.
- Às vezes é acompanhada de manifestações físicas dolorosas que podem causar preocupação nos pais.

## Avaliação

### Anamnese

A anamnese busca especificar os antecedentes disfônicos pessoais e familiares, o ambiente (escolar, comunicação, irmãos, familiar e psicoafetivo etc.) e o nível de queixa da criança (ausente, direta ou por sinais indiretos).

### Exploração clínica da voz

#### Exame funcional da voz

Este exame consiste em:
- escutar diretamente a voz, observando o comportamento fonatório da criança;
- gravar diferentes modos de uso da voz (leitura, quando for possível, voz conversacional, voz cantada).

#### Exame da laringe

Esse exame pode ser realizado por três métodos:
- exame clássico com espelho laríngeo: geralmente é difícil ou até impossível com crianças pequenas;

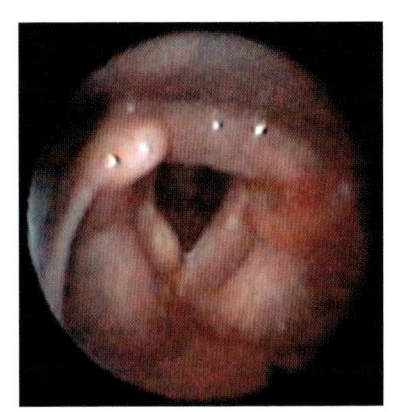

**Figura 21.1.** Cisto epidérmico unilateral direito.
Nasofibroscopia em rapaz de 14 anos.

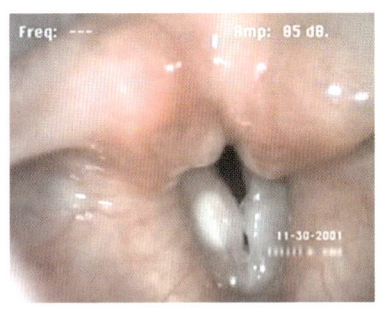

**Figura 21.2.** Cisto epidérmico.
Laringoscopia em menina de 6 anos.

- exame com nasofibroscópio: é realizado com um fibroscópio de diâmetro entre 1 a 2,5 mm; pode ser feito nas crianças menores. Como as imagens costumam ser breves, é desejável que seja feita uma gravação em vídeo (Figura 21.1);
- exame de laringe com laringoscópio rígido; é possível a partir dos 5 anos de idade, às vezes antes; pode ser ligado a uma iluminação estroboscópica para precisar o diagnóstico lesional. A gravação, nesse caso, também é essencial (Figura 21.2).

### Final da avaliação
É importante pesquisar:
- os antecedentes pessoais e/ou fatores contribuintes (afecções otorrinolaringológicas e respiratórias, problemas auditivos, alergias, refluxo gastroesofágico etc.);
- problemas associados (atraso na fala/linguagem, gagueira, dislexia).

## Etiologias

### Conduta diagnóstica
- Eliminar a possibilidade de patologia grave (sobretudo papilomatose respiratória ou paralisia hemilaríngea). Síndromes malformativas (síndrome Cri du chat, doença de Urbach-Wiethe, trissomia 21 etc.), as fendas laringotraqueais, os estreitamentos laríngeos congênitos, a laringomalacia, as patologias tumorais e pseudotumorais geralmente são diagnosticados já nos primeiros meses de vida.

- Um diagnóstico de probabilidade pode ser feito depois do primeiro exame e posteriormente refinado pela evolução laríngea com o passar do tempo.

## Disfonias com lesões das cordas vocais

### Disfonias por lesões adquiridas

É o diagnóstico mais frequente, costuma estar relacionado com fadiga/mau uso vocal crônico.

#### Lesões nodulares

- Essas lesões possuem uma predominância masculina e um pico de incidência entre 3 e 10 anos.
- Incluem nódulos verdadeiros (Figura 21.3), pseudocistos serosos, mais raros (Figura 21.4), e espessamentos mucosos fusiformes (Figura 21.5).

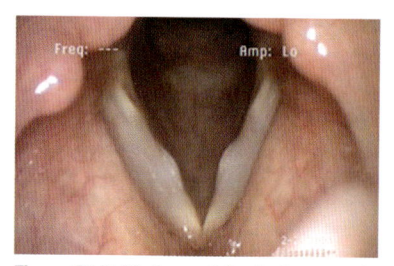

Figura 21.3. *Kissing nodules*. Laringoscopia em menina de 8 anos.

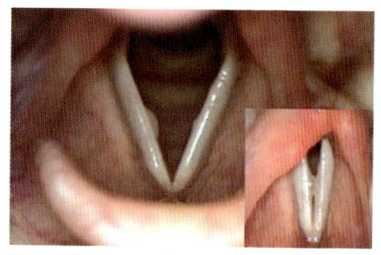

Figura 21.4. Pseudocisto em uma corda vocal direita.
Laringoscopia em menino de 11 anos.

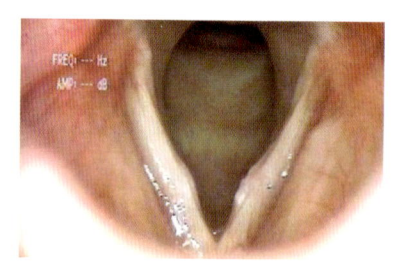

Figura 21.5. Espessamento mucoso fusiforme e micromembrana de comissura anterior.
Laringoscopia em menino de 8 anos.

- O tratamento se baseia, principalmente, na reeducação vocal ou, antes dos 5 anos, na orientação da criança e de sua família.
- As indicações cirúrgicas são raras, reservadas às repercussões graves ou crianças que cantam.
- As lesões nodulares desaparecem espontaneamente durante o crescimento da laringe na puberdade.

### Pólipos

- Os pólipos são excepcionais na criança e, às vezes, são confundidos com algumas lesões edematosas.
- Uma exérese cirúrgica é necessária em caso de repercussão importante.

### Cistos mucosos de retenção ou cistos glandulares

- Esses cistos causam repercussão/problema vocal marcado.
- Seu aspecto costuma ser amarelado e eles se caracterizam por acometimento unilateral (Figura 21.6).
- O tratamento é feito por exérese cirúrgica.

### Papilomatose respiratória juvenil

- É uma afecção rara, mas potencialmente extensiva e obstrutiva (Figura 21.7).
- Causa disfonia precoce e, às vezes, dispneia nas formas obstrutivas.
- O tratamento é cirúrgico e visa à ablação dos papilomas, mas as recidivas são muito frequentes.

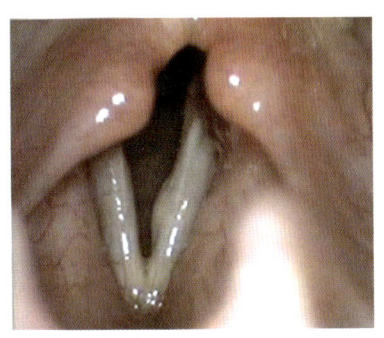

**Figura 21.6. Cisto mucoso.**
Laringoscopia em menina de 11 anos.

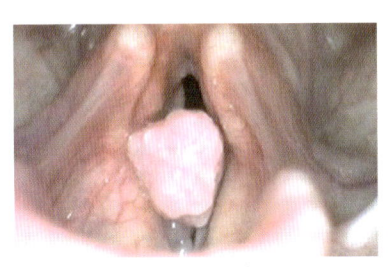

**Figura 21.7. Papilomatose laríngea.**
Laringoscopia em menina de 11 anos.

## Disfonias por lesões provavelmente congênitas

### Sinéquia de comissura anterior
- Trata-se de diafragma mucoso que liga as cordas vocais.
- O diagnóstico costuma ser fortuito, às vezes, durante a avaliação de uma voz aguda, raramente de dispneia de esforço.
- O tratamento é cirúrgico, se a disfonia for importante, e consiste em secção endoscópica da sinéquia.

### Cistos epidérmicos - Sulcos/cistos abertos - Pontes de mucosa
- Esses acometimentos são responsáveis por disfonia crônica, bem tolerada, com piora frequente quando as crianças entram na escola.
- Distinguem-se os cistos epidérmicos fechados e os sulcos/cistos abertos, observados quando há inchaço rígido, às vezes esbranquiçado, localizado em uma das cordas vocais ou ambas (ver Figuras 21.1 e 21.2).
- Esses cistos podem estar associados a arcos mucosos chamados de pontes de mucosa.
- O tratamento é, a princípio, cirúrgico, geralmente a partir dos 10 a 11 anos de idade.

### Sulcos/Estrias
- Os sulcos/estrias começam a ser observados na fase pré-puberdade (depois na idade adulta), frequentemente com um contexto disfônico que remonta à primeira infância.
- Consistem em lesões atróficas rígidas da borda de uma das cordas vocais ou de ambas.
- O tratamento é sintomático, aguardando-se a estabilização da evolução da laringe na puberdade.

## Disfonias sem lesão das cordas vocais

### Distúrbios de mobilidade das cordas vocais
(Ver Capítulo 17).

### Afonias (e disfonias) psicogênicas
- São acometimentos raros na criança pequena; costumam ser encontrados em adolescentes.
- Existe afonia/disfonia marcada, às vezes com tosse sonora sugestiva e exame de laringe normal.
- O manejo é funcional, o mais rápido possível, às vezes associado à abordagem psicológica.

**Problemas de muda**

- Os problemas de muda são essencialmente encontrados em homens jovens pós-puberdade.
- Trata-se da conservação de registro vocal de cabeça em um jovem adolescente que não usa sua voz de peito.
- Um determinante psicológico geralmente é mencionado.
- Depois da verificação da normalidade do plano glótico, a abordagem terapêutica é estritamente funcional.

# Conclusão

A disfonia crônica infantil é uma situação patológica frequente que costuma requerer cuidados médicos. Deve-se concentrar em um diagnóstico preciso, se possível com exame videoestroboscópico, que pode ser feito a partir dos 5 anos de idade. As patologias adquiridas são as mais representadas, mesmo que as lesões congênitas não sejam raras (sempre pesquisar por papilomatose respiratória juvenil ou distúrbio de mobilidade da laringe). Aconselha-se manejo fonoterápico na maioria das vezes; metade das crianças deverá ser reexaminada regularmente. Menos de 10% das crianças deverão passar por microcirurgia de laringe.

CAPÍTULO 22

# Insuficiência Velopalatina

Vincent Couloigner ▪ Noël Garabédian

## ESTRUTURA DO CAPÍTULO

- Definição
- Etiologias
- Sintomas
- Avaliação clínica e paraclínica
- Tratamento

> **Pontos-chave**
> 
> - A insuficiência velofaríngea (IVF) é uma falha no tônus muscular do véu palatino que causa fuga de ar pelo nariz durante a elocução (rinolalia aberta que, às vezes, torna a fala ininteligível nas formas mais severas) e, às vezes, refluxos alimentares pelo nariz.
> - A IVF pode ser sequela de uma fenda velopalatina operada.
> - A etiologia genética mais frequente é a microdeleção 22q11.2.
> - A rinolalia aberta pode aparecer posteriormente à adenoidectomia. Essa intervenção é, de fato, contraindicada em algumas situações de risco, especialmente em caso de antecedentes de fenda velopalatina, de úvula bífida ou de fenda palatina submucosa.
> - A avaliação inclui anamnese, exame clínico, avaliação fonoaudiológica com, idealmente, semiquantificação da gravidade da rinolalia por aerofonoscopia, uma pesquisa etiológica e, principalmente, genética.
> - O manejo se baseia na reeducação fonoaudiológica do tônus velar eventualmente complementado por um procedimento cirúrgico cujas duas modalidades mais comuns são as injeções de gordura no véu palatino e em seu entorno e as plastias musculares (velofaringoplastias etc.).

## Definição

A insuficiência velofaríngea (IVF) é uma falha geralmente congênita do tônus muscular do véu palatino.

## Etiologias

As etiologias da IVF infantil são:
- as patologias malformativas, que incluem as sequelas da fenda velopalatina e os palatos curtos. Essas anomalias podem estar associadas a outras malformações, principalmente faciais, em particular em caso de microdeleção 22q11, principal etiologia genética de insuficiência velar. Essa síndrome associa, de modo variável, dismorfia facial, distúrbios psicológicos e cognitivos, insuficiência velar, malformações cardiovasculares, hipoplasia tímica responsável por déficit imunitário, hipoplasia das paratireoides com hipocalcemia, membranas glóticas, problemas de sucção e deglutição precoces e malformações da orelha externa, média e interna, que atingem, sobretudo, o vestíbulo. Algumas formas dessa síndrome podem ser bem fracas com um quadro clínico próximo do normal, exceto pela insuficiência velar. Várias outras anomalias genéticas podem estar associadas a uma IVF [1];
- a IVF de origem neurológica ligada a um acometimento do X par craniano;

- trauma dos pilares posteriores, especialmente por ocasião de uma amigdalectomia;
- adenoidectomia. A IVF costuma ser transitória, mas pode persistir e requerer um manejo, sobretudo em caso de malformação velopalatina não diagnosticada no pré-operatório. Assim, o exame do véu palatino é indispensável antes de qualquer adenoidectomia.

## Sintomas

Os sintomas reveladores da IVF são:
- rinolalia aberta, problema fonatório caracterizado por fuga de ar pelo nariz durante a pronunciação de consoantes oclusivas (b, p, d, t, g, k);
- refluxo líquido por via nasal durante a alimentação, mais raro.

## Avaliação clínica e paraclínica

- Esta avaliação começa pela anamnese, que pesquisa, principalmente, antecedentes pessoais ou familiares de fenda velopalatina, cirurgia do palato, malformações craniofaciais.
- O exame otorrinolaringológico, que compreende nasofibroscopia, estuda a mobilidade do palato e as anatomias velopalatina, orofaríngea e rinofaríngea. Deve-se observar a ocorrência de úvula bífida ou fenda palatina submucosa, que consiste em deiscência muscular ou óssea coberta por mucosa normal que se manifesta por uma linha acinzentada palatina mediana (Figura 22.1).
- A IVF pode, por outro lado, causar otite média secretora, pois os músculos velofaríngeos abrem a tuba auditiva. A otoscopia e o audiograma com timpanometria são, portanto, sistemáticos.

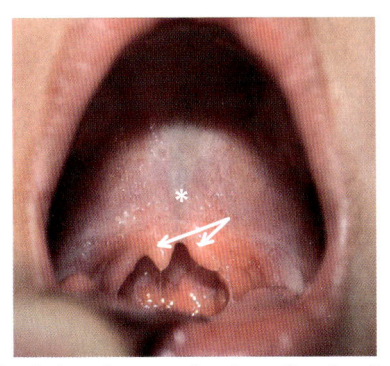

**Figura 22.1.** Fenda velopalatina submucosa (banda mediana longitudinal acinzentada sob mucosa normal – asterisco) com úvula bífida (setas).

- A severidade da rinolalia é avaliada por meio de uma avaliação fonoaudiológica utilizando a classificação de Borel-Maisonny (estádios de gravidade crescente I, II$_B$, II$_M$ e III) e, eventualmente, por medição instrumental da fuga de ar chamada aerofonoscopia.
- Em contexto neurológico, consulta neurológica e RM encefálica e do tronco cerebral são indicadas.
- Na ausência desse contexto, ecografia cardíaca e avaliação genética são solicitadas para a avaliação etiológica, principalmente para a pesquisa de uma microdeleção 22q11.
- A eletromiografia do véu palatino é pouco usada na prática.

## Tratamento

- O tratamento começa sempre por reeducação fonoaudiológica iniciada aproximadamente entre 3 e 4 anos de idade, associada à orientação aos pais.
- A otite média secretora pode exigir a colocação de tubos de ventilação transtimpânicos.
- Na persistência de problemas fonatórios ou regurgitações nasais incapacitantes apesar de reeducação fonoaudiológica bem conduzida, a cirurgia costuma ser indicada perto dos 5 a 6 anos de idade, antes da entrada na escola primária, para limitar a repercussão psicológica da IVF. Dois tipos de procedimento podem ser usados:
    - as *plastias musculares,* cujas técnicas variam: retroposição da mucosa palatina e do véu palatino *(pushback* do véu palatino), frequentemente associada a retalho musculomucoso da parede posterior da faringe suturado no véu para tracioná-lo para trás (técnicas de San Venero Rosselli ou de Delaire, Figura 22.2); alteração da orientação dos músculos do véu

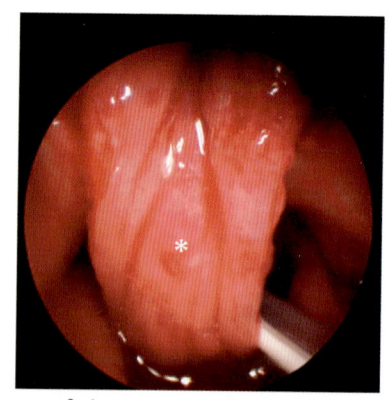

**Figura 22.2.** Retalho mucoso faríngeo posterior (asterisco) amarrado ao véu palatino no contexto de uma velofaringoplastia de acordo com a técnica de San Venero Rosselli.

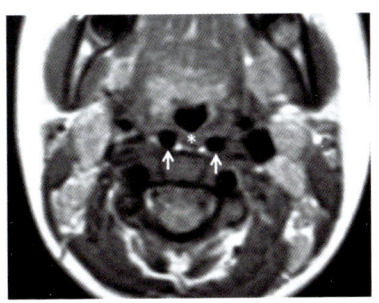

**Figura 22.3.** Artérias carótidas internas (setas) de trajeto aberrante próximo da porção mediana da parede faríngea posterior (asterisco), no contexto de uma microdeleção 22q11.

palatino para alongar o véu (plastia intravelar, principalmente segundo a técnica de Furlow); uso dos músculos dos pilares posteriores da fossa amigdaliana para criar um esfíncter que feche a junção entre a orofaringe e a rinofaringe (técnica de Orticochea). Em caso de microdeleção 22q11, essas intervenções devem ser precedidas por um exame de imagem cervical (tomografia de contraste ou RM), a fim de eliminar a possibilidade de haver um trajeto anormal das carótidas internas associado a riscos de lesão vascular peroperatória e contraindicando, assim, algumas técnicas [2] (Figura 22.3). Essas intervenções geralmente são dolorosas, necessitando da prescrição de analgésicos potentes;
- as *injeções de gordura* (*lipofilling* faríngeo), que usam a gordura das coxas ou do abdome centrifugada e injetada sob a mucosa da parede posterior da faringe e do véu palatino para reduzir a comunicação entre a orofaringe e a rinofaringe [3]. Essas injeções são mais indicadas em caso de IVF moderadas, de véu de comprimento normal com *cavum* pouco profundo, antecedentes de fenda velopalatina operada, trajeto aberrante das carótidas internas.

Seja qual for o tipo de cirurgia realizada, o prosseguimento da reeducação fonoaudiológica no pós-operatório é essencial. Os resultados cirúrgicos são considerados bons em 80% dos casos. A existência de deficiências associadas psicológicas, motoras ou auditivas pode interferir nos resultados funcionais cirúrgicos.

### Referências

[1] Ockeloen CW, Simpson J, Urquhart J, et al. Velopharyngeal insufficiency : high detection rate of genetic abnormalities if associated with additional features. Arch Dis Child 2014 ; 99 : 52–7.

[2] Rouillon I, Leboulanger N, Roger G, et al. Velopharyngoplasty for noncleft velopharyngeal insufficiency : results in relation to 22q11 microdeletion. Arch Otolaryngol Head Neck Surg 2009 ; 135 : 652–6.

[3] Leboulanger N, Blanchard M, Denoyelle F, et al. Autologous fat transfer in velopharyngeal insufficiency : indications and results of a 25 procedures series. Int J Pediatr Otorhinolaryngol 2011 ; 75 : 1404–7.

CAPÍTULO
# 23

# Distúrbios de Deglutição

Sam J. Daniel ▪ Pierre Fayoux

## ESTRUTURA DO CAPÍTULO

- **Introdução**
- **Quadros clínicos**
- **Etiologias**
  - Origem motora
  - Distúrbio de sensibilidade
  - Obstrução mecânica
  - Origem comportamental ou psiquiátrica
- **Abordagem**
  - Investigação
  - Tratamento dos distúrbios de deglutição

> **Pontos-chave**
> - Os distúrbios de deglutição têm múltiplas etiologias que necessitam de investigação exaustiva para determinar o conjunto de mecanismos implicados.
> - Uma avaliação clínica multidisciplinar é essencial.
> - A disfagia orofaríngea (alta) coloca o paciente em risco de penetração laríngea ou aspiração de alimentos e líquidos. Os sintomas incluem respiração ruidosa, tosse e engasgo.
> - A disfagia esofageana pode ser derivada de um obstáculo à progressão do bolo alimentar ou de anomalia de motricidade.
> - A avaliação endoscópica da deglutição e a videofluoroscopia da deglutição são excelentes instrumentos complementares para avaliar o risco de penetração e de aspiração.

## Introdução

- Os distúrbios de deglutição (ou disfagia) correspondem a uma alteração no transporte de alimentos e/ou líquidos da boca para o estômago.
- A perda da função de proteção das vias respiratórias expõe a risco de engasgo e infecções broncopulmonares, ou mesmo de mal-estar na criança.
- Os distúrbios de deglutição atingem cerca de 25% da população pediátrica.
- Esses distúrbios podem afetar as fases preparatória (pré-oral), oral, faríngea e/ou esofageana da deglutição, podendo, assim, envolver diversos sítios anatômicos.
- Levando-se em conta suas repercussões nutricionais, pulmonares e sociais, os distúrbios de deglutição são, muitas vezes, responsáveis por alteração na qualidade de vida e morbimortalidade importantes.

## Quadros clínicos

A disfagia pode variar na sua apresentação clínica, modo de surgimento (repentina ou não), gravidade e evolução. Observam-se:
- engasgos, geralmente com líquidos;
- bloqueios alimentares, geralmente com pedaços;
- seletividade alimentar;
- salivação;
- complicações como desnutrição, obstrução broncopulmonar, pneumopatia, mal-estar, episódios de asfixia, alteração da qualidade de vida.

## Etiologias

### Origem motora

- Afecção do tronco do X: pode se agir de um tumor ou uma cirurgia do tronco cerebral ou da base do crânio, de uma paralisia congênita (síndromes de Moebius, de CHARGE etc.).
- Hipotonia faringoesofágica: ela pode se dever ao mau funcionamento do tronco cerebral, às miopatias, à amiotrofia espinhal.
- Afecção segmentar: ela pode resultar de acalasia esofageana, mau funcionamento do esfíncter superior do esôfago (hipertonia, defeito de relaxamento, distúrbio de coordenação).

### Distúrbio de sensibilidade

- Essa afecção favorece os distúrbios de deglutição por perda de retrocontrole.
- Pode-se observar dessensibilização por obstrução ou refluxo gastroesofágico crônico.
- Pode existir lesão da mucosa faríngea por ingestão de cáusticos ou queimadura.
- Uma lesão do IX – similar à afecção de X (ver anteriormente) – está associada em muitos casos.

### Obstrução mecânica

Pode-se tratar de uma estenose congênita ou cáustica, de esofagite eosinofílica, de compressão extrínseca, de corpo estranho, de tumor benigno do esôfago (leiomioma).

### Origem comportamental ou psiquiátrica

Anorexia e seleção alimentar podem provocar distúrbio de deglutição.

## Abordagem

### Investigação

- As etiologias dos distúrbios de deglutição sendo múltiplas, investigação exaustiva e adaptada é necessária.
- A avaliação deve ser realizada por uma equipe multidisciplinar.

#### Anamnese e sinais clínicos

Trata-se de buscar:
- os antecedentes (alimentação enteral, parenteral etc.);
- os sintomas e sinais clínicos associados (Quadro 23.1);

**Quadro 23.1.** Sintomas dos distúrbios de deglutição.

| |
|---|
| Dificuldades de respirar, sufocamentos ou tosse durante ou após refeições |
| Bronquites ou pneumonias recorrentes |
| Voz rouca ou molhada, gorgolejo |
| Vômitos, regurgitos, pirose |
| Sialorreia |
| Aparecimento de desconforto ou dor ao comer |
| Mudança nos hábitos alimentares |
| Sofrimento/estresse na criança e nos pais, relação criança-parente difícil durante refeições |

- as modalidades de surgimento e a gravidade dos sintomas;
- os tipos de alimentos ou de líquidos que geram dificuldade;
- os sinais de gravidade e a repercussão na qualidade de vida.
- as modalidades de aparência e gravidade dos sintomas;
- os tipos de alimentos ou líquidos que representam um problema;
- os sinais de gravidade e o impacto na qualidade de vida.

# Exame clínico

- O exame clínico permite acompanhar o estado geral (presença de repercussões, desnutrição, condição ponderal), o tônus muscular e a postura.
- Ele deve envolver exame ORL completo incluindo:
  • morfologia, motricidade e sensibilidade bucofaríngea (Figuras 23.1 a 23.3);
  • o estado bucodental e a avaliação da oclusão bucolabial.
- A avaliação do sistema respiratório deve atentar-se à presença de tosse, obstrução e desconforto, e inclui o exame da respiração.
- O exame neurológico deve analisar: a atenção, a compreensão, o nível de interação, a existência de deficiência motora.
- A observação de uma refeição permite examinar:

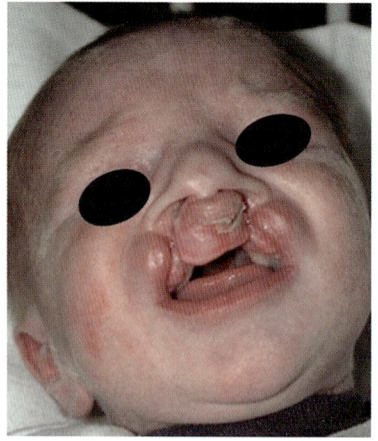

**Figura 23.1.** Fenda labiopalatina.

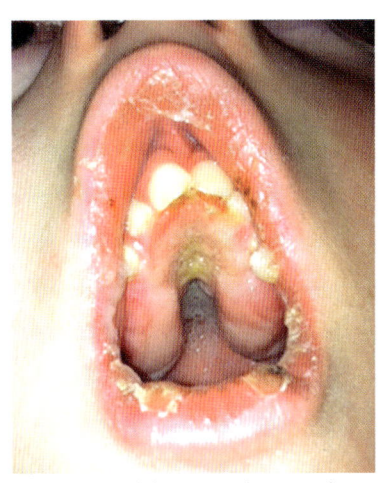

**Figura 23.2.** Gengivite hipertrófica e deformação dentomaxilar.

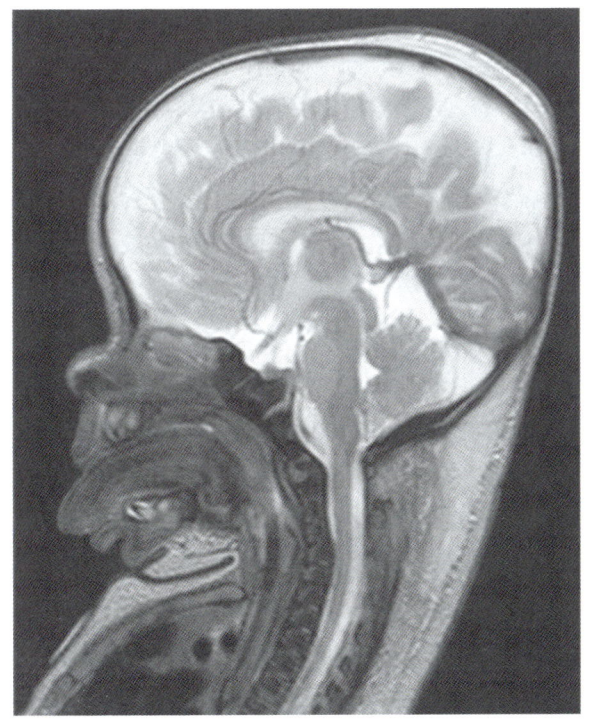

**Figura 23.3.** Macroglossia difusa.
RM mostrando macroglossia importante.

- o desenrolar do evento (incluindo capacidades de sucção, mastigação, bloqueios alimentares e engasgo);
- a qualidade da refeição (quantidade, diversidade, duração);
- a natureza e gravidade dos distúrbios (podendo variar da seletividade alimentar até a afagia e a aspiração).

## Videoendoscopia da deglutição ou avaliação fibroscópica da deglutição (FEES)

A avaliação por videoendoscopia ou FEES (*fiberoptic endoscopic evaluation of swallowing*) permite:
- visualizar a morfologia faringolaríngea (Figuras 23.4 e 23.5);
- proceder a uma avaliação funcional da mobilidade e da sensibilidade faríngea e laríngea;

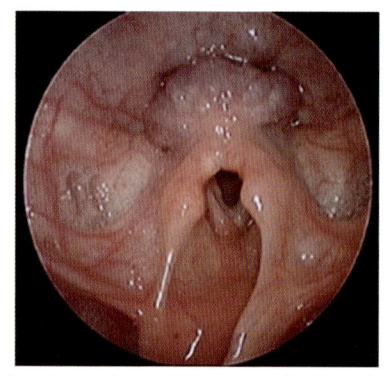

**Figura 23.4.** Lesão angiomatosa retrocricóidea responsável por obstrução da hipofaringe.

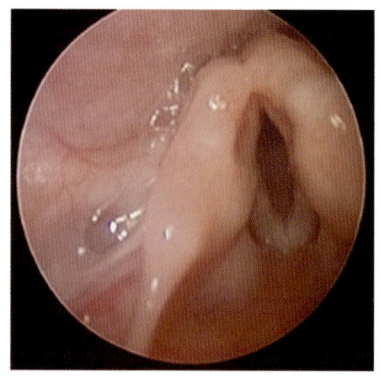

**Figura 23.5.** Fenda laríngea.
A fenda laríngea posterior é responsável por aspirações repetidas.

- utilizar um alimento marcador (colorido) para avaliar o tempo faríngeo da deglutição (Vídeos 23.1 a 23.3).

## Videofluoroscopia da deglutição
- Trata-se de um exame radioscópico dinâmico da deglutição de um *bolus* de bário.
- Diferentes texturas são testadas: líquida, pastosa e sólida.
- Esse exame permite uma avaliação anatômica, dinâmica em deglutição espontânea ou em uma deglutição provocada dos três tempos da deglutição (Vídeos 23.4 e 23.5).
- Testes de fatigabilidade são realizados nos pacientes com distúrbios musculares.
- Uma dose importante de radiação é aplicada.

## Outras explorações
É possível realizar:
- exame do trânsito esofágico e endoscopia digestiva alta com biópsias do esôfago nos casos de disfagia esofageana;
- manometria esofageana: é um exame importante para o diagnóstico dos distúrbios de motricidade ou de coordenação esofageana.

Dependendo do contexto, ainda podem ser praticadas:
- exploração do tronco cerebral (potenciais evocados do tronco, RM) caso se suspeite de patologia neurológica;
- tomografia computadorizada de tórax buscando lesões parietais e/ou mediastinais, em particular no caso de compressão extrínseca;
- ecografia da língua e dos músculos do assoalho bucal, que permita avaliação funcional da fase oral da deglutição;
- avaliação cintilográfica da deglutição que consiste na ingestão de um *bolus* de Tecnécio-99m misturado a alimentos. Pode evidenciar engasgos assintomáticos, mas sem permitir a determinação dos caminhos fisiopatológicos.

# Tratamento dos distúrbios de deglutição

## Abordagem etiológica
Sempre que for possível, o tratamento etiológico deve ser realizado assim que o diagnóstico for estabelecido.
Trata-se de abordar:
- as malformações faringolaríngeas;

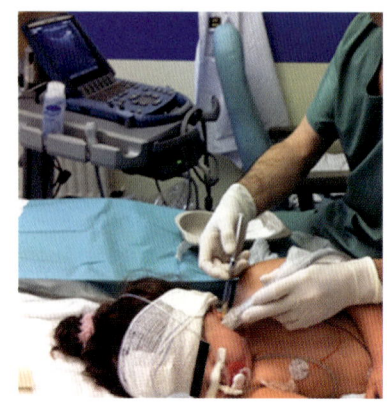

**Figura 23.6.** Injeção de toxina botulínica nas glândulas salivares. Esse procedimento pode ser realizado sob anestesia local e guiado por ecografia.

- malformação do esfíncter esofágico superior (EES) ou acalasia faríngea por:
  - secção do músculo cricofaríngeo por via endoscópica ou por via transcervical;
  - injeções de toxina botulínica no EES (Figura 23.6) – resultado aleatório e muitas vezes temporário.
- os distúrbios do comportamento alimentar. Os distúrbios comportamentais, quando primitivos, devem-se beneficiar de uma abordagem psicológica ou mesmo psiquiátrica o mais precocemente possível.

## Abordagem dos cofatores

Pode-se tratar:
- de avaliar e tratar um refluxo gastroesofágico;
- de tratar de afecções bucodentais;
- de corrigir problemas posturais e dos distúrbios distônicos;
- estabelecer prevenção e tratamento, em especialmente psicológico, dos distúrbios induzidos pela alimentação enteral ou parenteral, a hospitalização crônica ou doença crônica.

## Abordagem paliativa

De modo geral, a abordagem etiológica sozinha não é possível e o tratamento dos distúrbios de deglutição apoia-se em uma abordagem paliativa.

### Fonoaudiologia

A fonoaudiologia permite o tratamento de distúrbios de sensibilidade bucofaríngea e hipersensibilidade bucofacial, de implementar a reeducação dos problemas motores e práxis bucolingual, de tratar a salivação, de adaptar as texturas e os vetores alimentares e de estabelecer um acompanhamento parental.

**Tratamento da salivação**

Além da fonoaudiologia, a produção salivar pode ser reduzida por:
- utilização de atropina;
- injeção de toxina botulínica nas glândulas salivares principais;
- ligadura dos canais excretores das glândulas salivares principais (Figura 23.7);
- exérese das glândulas sublinguais e submandibulares (Figura 23.8).

A indicação dependerá da importância da sintomatologia, dos tratamentos já realizados e dos efeitos secundários deles.

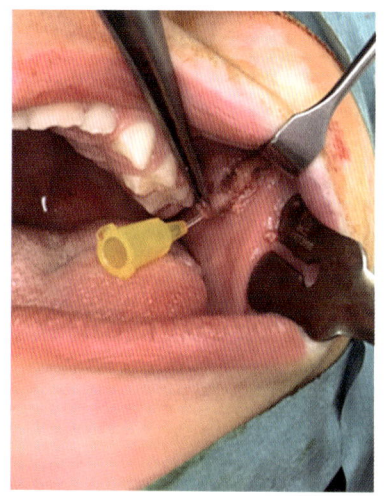

**Figura 23.7.** Ligadura dos canais salivares.
Após localização e dissecção do canal, este último é ligado ou clipado.

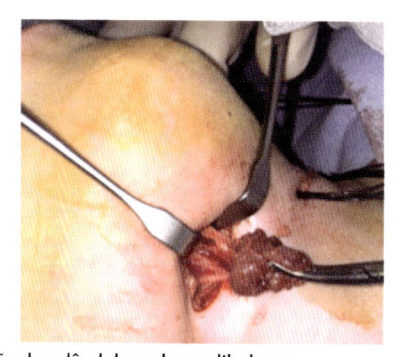

**Figura 23.8.** Ressecção das glândulas submandibulares.
A ressecção das glândulas submandibulares é realizada por incisão submaxilar.

## Abordagem nutricional

- Um balanço nutricional permitirá saber se um suporte nutricional é necessário.
- Dependendo da importância das necessidades, do período esperado e das dificuldades alimentares, enriquecimento alimentar *ou* alimentação enteral por sonda nasogástrica ou via gastrostomia podem ser implementados.

## Mau funcionamento da via aerodigestiva alta

Convém:
- interromper a alimentação *per os*;
- reduzir a produção de saliva;
- em caso de aspiração persistente, proceder exclusão da comunicação aerogestiva por traqueostomia com balonete ou, de forma mais eficaz, fechamento da laringe.

## ▸ Vídeos

Os vídeos seguintes podem ser acessados pelo endereço:
http://www.em-consulte/e-complement/474471

**Vídeo 23.1. Alteração do desencadeamento do reflexo faríngeo.**
A aparição do bolo alimentar na orofaringe não é normal. O reflexo faríngeo é desencadeado com atraso. Por outro lado, quando do desencadeamento, observa-se um total esvaziamento da hipofaringe.

**Vídeo 23.2. Alteração do desencadeamento do reflexo faríngeo.**
A alteração do desencadeamento é visível quando da endoscopia utilizando alimentos sólidos.

**Vídeo 23.3. Estase salivar.**
Não existe esvaziamento da hipofaringe com estase permanente de saliva. Essa estase é responsável por penetração e aspiração.

**Vídeo 23.4. Alteração da abertura do esfíncter superior do esôfago.**
A fluoroscopia de deglutição mostra alteração da abertura do esfíncter superior do esôfago, responsável por estase hipofaríngea. A ela se associam engasgos secundários quando das retomadas da respiração.

**Vídeo 23.5. Distúrbios da coordenação.**
Avaliação após acidente anóxico. A fluoroscopia mostra distúrbio de coordenação com dificuldade de recuo da base da língua, e contração desorganizada das estruturas faringoesofageanas. O bolo alimentar se dispersa na faringe. De modo intermitente, o reflexo faríngeo se desencadeia de modo coordenado, permitindo o esvaziamento do bolo alimentar.

## Leitura sugerida

Durvasula VS, O'Neill AC, Richter GT. Oropharyngeal dysphagia in children : mechanism, source, and management. Otolaryngol Clin North Am 2014; 47(5) : 691–720.

Franklin AL, Petrosyan M, Kane TD. Childhood achalasia : a comprehensive review of disease, diagnosis and therapeutic management. World J Gastrointest Endosc 2014; 16 : 105–11.

Gurberg J, Birnbaum R, Daniel SJ. Laryngeal penetration on videofluoroscopic swallowing study is associated with increased pneumonia in children. Int J Pediatr Otorhinolaryngol 2015; 79(11) : 1827–30.

Kakodkar 1 K, Schroeder Jr. JW. Pediatric dysphagia. Pediatr Clin North Am 2013; 60(4) : 969–77.

Kemps G, Sewitch M, Birnbaum R, et al. Contrast pooling in videofluoroscopic swallowing study as a risk factor for pneumonia in children with dysphagia. Int J Pediatr Otorhinolaryngol 2015; 79(8) : 1306–9.

Michaud L, Fayoux P. Dysphagie de l'enfant. Pas à pas en pédiatrie. http://pap-pediatrie.com/hepatogastro/dysphagie-de-l%E2%80%99enfant.

Silvers WS, Levine JS, Poole JA, et al. Inlet patch of gastric mucosa in upper esophagus causing chronic cough and vocal cord dysfunction. Ann Allergy Asthma Immunol 2006; 96(1) : 112–5.

CAPÍTULO
# 24

# Patologia da Mucosa Oral

Céline Bernardeschi ▪ Roger Kuffer

### ESTRUTURA DO CAPÍTULO

- **Lesões papulosas, hiperplásicas e hiperceratóticas**
    - Hiperplasia epitelial focal (HEF) ou doença de Heck
    - Afecções congênitas sem risco de evolução maligna
    - Afecções com risco de evolução maligna
    - Líquen escleroso
    - Hialinose cutaneomucosa
- **Erosões e ulcerações**
    - Herpangina
    - Síndrome mão-pé-boca
    - Aftas comuns
    - Neutropenia cíclica
- **Bolhas**
    - Impetigo
    - Epidermólises bolhosas congênitas
    - Pênfigo vulgar
    - Dermatite herpetiforme
    - Eritema multiforme
- **Vesículas**
    - Herpes (vírus HSV 1 ou 2)
    - Herpes-zóster (vírus VZV)

> **Pontos-chave**
> - As patologias da mucosa bucal em crianças são extremamente variadas, assim como seus tratamentos.
> - É importante saber diagnosticar as lesões com risco de transformação maligna, como os hamartomas ortoceratóticos ou a síndrome KID, assim como aquelas revelando patologias subjacentes severas, como as epidermólises bolhosas.
> - Algumas etiologias podem-se beneficiar de tratamentos medicamentosos (corticoterapia oral no pênfigo vulgar, tratamento antibiótico no caso do impetigo, aciclovir, no caso das gengivoestomatites herpéticas de surgimento recente).

## Lesões papulosas, hiperplásicas e hiperceratóticas

### Hiperplasia epitelial focal (HEF) ou doença de Heck

- Essa afecção (Figura 24.1) foi descrita nos índios da América e nos inuítes da Groenlândia; ela existe também na África e nas Antilhas.
- Aspecto clínico: observam-se pápulas múltiplas, mais ou menos planas e lisas, de um rosa pálido, opalescentes ou esbranquiçadas, na mucosa das bochechas, do vestíbulo e dos lábios.
- Diagnóstico diferencial: condilomas venéreos, papilomas múltiplos.
- Virologia: os vírus HPV (papilomavírus humano) 13 ou 32 [1] são específicos da cavidade oral e de HEF; não são oncogênicos.

### Afecções congênitas sem risco de evolução maligna

#### Doença de Darier (disceratose folicular)
- É uma doença autossômica dominante com lesões verrucosas do tronco e, mais raramente, pápulas opalescentes das mucosas do palato, gengiva e mucosa jugal, por vezes com aspecto viloso no dorso da língua.
- Uma possível complicação é a superinfecção herpética [2].

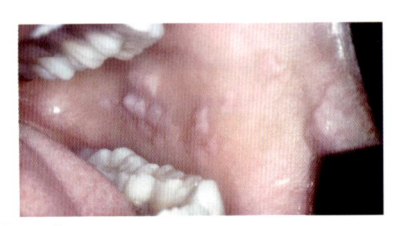

**Figura 24.1.** Doença de Heck.

### Ceratodermias palmoplantares congênitas

Observam-se:
- paquioníquia congênita (síndrome de Jadassohn-Lewandowsky), com hiperceratose das unhas;
- síndrome de Thost-Unna, com hiper-hidrose, ceratose das bochechas e da língua;
- síndrome de Olmsted, com ceratoses dos cotovelos e joelhos, e periorificial (lábios, narinas etc.).

### Nevo branco esponjoso

- É uma patologia autossômica dominante (Figura 24.2), relativamente frequente, que afeta as mucosas oral, genital [3] e anal.
- As primeiras lesões aparecem nas mucosas das bochechas.
- A extensão pode abranger a língua, os lábios e o assoalho oral [4].

## Afecções com risco de evolução maligna

### Hamartoma ortoceratótico

- Trata-se do antigo nevo ortoceratótico de Cooke.
- É uma afecção rara, que aparece progressivamente ao longo da infância e de detecção tardia.
- Observam-se lesões brancas gengivopalatinas, por vezes jugais, de maior ou menor extensão.
- Existe risco de evolução para carcinoma na idade adulta.

### Síndrome KID

- Essa síndrome é caracterizada pela associação de ceratite, ictiose e de surdez (*deafness*).

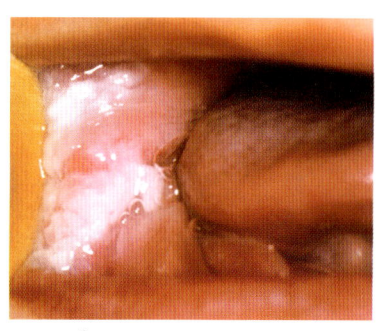

**Figura 24.2.** Nevo branco esponjoso.

- É uma afecção de transmissão autossômica dominante, com manifestação ceratósica difusa e aspecto espessado da mucosa oral.
- Alguns casos de carcinomas epidermoides da língua já foram descritos [5].

## Líquen escleroso

- Uma afecção oral (Figura 24.3) é muito rara e exclusivamente labial [6], uma afecção genital associada sendo bastante frequente.
- Observa-se placa branca bem delimitada e deprimida nos lábios.
- Não apresenta risco de evolução neoplásica.

## Hialinose cutaneomucosa

- É uma afecção de transmissão autossômica recessiva (Figura 24.4).
- Ela se caracteriza por manifestações bucal, faríngea (voz rouca), cutânea, dos fâneros e do sistema nervoso.
- Não apresenta risco de evolução maligna.

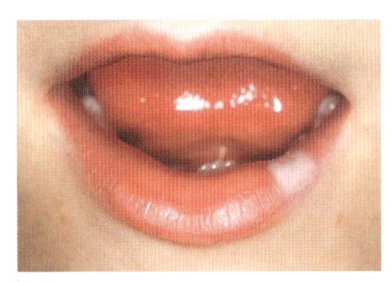

**Figura 24.3.** Líquen escleroso.

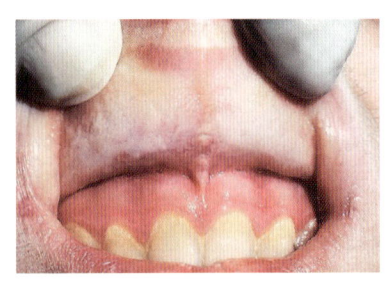

**Figura 24.4.** Hialinose cutaneomucosa.

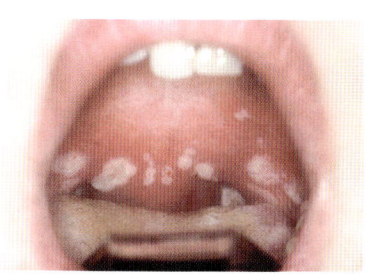

**Figura 24.5.** Herpangina.

# Erosões e ulcerações

## Herpangina

- A herpangina (Figura 24.5) é provocada pelo vírus *Coxsackie* A, e raramente pelo B.
- É uma doença contagiosa, existem epidemias em ambiente escolar.
- Ela provoca erupções orais posteriores, disfagia, dor de garganta e febre.

## Síndrome mão-pé-boca

- Essa síndrome se deve, geralmente, ao vírus *Coxsackie* A16 e acomete crianças com menos de 5 anos.
- É extremamente contagiosa.
- Provoca dores, vesículas e erupções no palato, língua e bochechas, assim como vesículas e crostas nas mãos e nos pés.

## Aftas comuns

- As aftas comuns são frequentes e atingem crianças com mais de 5 anos.
- Apresentam-se como ulcerações de fundo necrótico, com base infiltrada e perímetro eritematoso.
- Podem aparecer nos lábios, nas bochechas, no vestíbulo e no assoalho da boca.

## Neutropenia cíclica

- A neutropenia cíclica (Figura 24.6) é, possivelmente, ligada à mutação do gene *ELANE* (*elastase, neutrophil expressed*) [7].
- Acarreta pequenas erupções confluentes e, frequentemente, gengivite ou periodontite dolorosa.
- A evolução é cíclica no caso da neutropenia transitória (a cada 3 semanas).

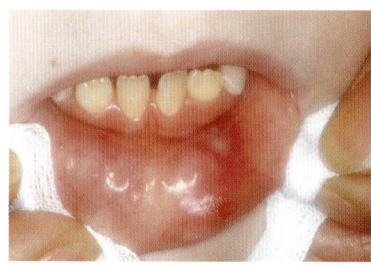

Figura 24.6. Neutropenia cíclica.

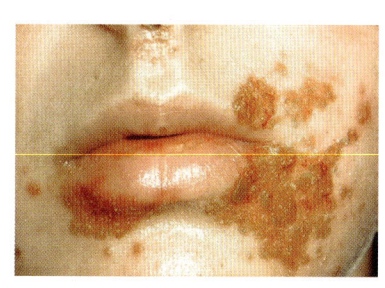

Figura 24.7. Impetigo.

## Bolhas

### Impetigo

- É uma afecção cutânea perioral (Figura 24.7) que muitas vezes se estende até a semimucosa labial.
- Ela se apresenta na forma de bolhas que ressecam rapidamente e formam crostas amareladas "melicéricas".
- É causada por um agente infeccioso – estafilococo ou estreptococo.

### Epidermólises bolhosas congênitas

- Observa-se afecção oral constante, na forma juncional letal, e muito grave na forma distrófica recessiva.

### Pênfigo vulgar

- Apresenta erupções orais dolorosas iniciais e afecção cutânea secundária com sinal de Nikolsky.
- As superinfecções herpéticas são frequentes e devem ser temidas [8].
- O diagnóstico é determinado por citologia, biópsia, imunofluorescência direta com soro anti-imunoglobulina (IgG) ± C3.
- O tratamento consiste em corticoterapia por via oral.

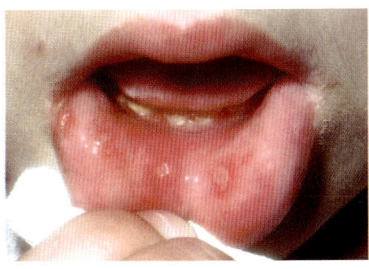

**Figura 24.8.** Dermatite herpetiforme.

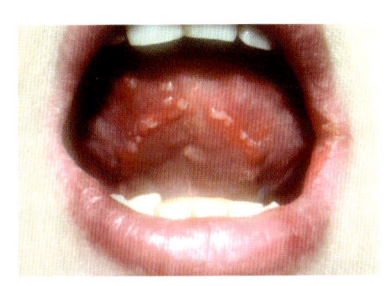

**Figura 24.9.** Eritema multiforme.

## Dermatite herpetiforme

- Acometimento oral é raro (Figura 24.8); trata-se, nesse caso, de pequenas erupções ditas "aftoides" e de elementos purpúricos.
- O diagnóstico se estabelece a partir de uma biópsia que evidencia depósitos granulosos de IgA.
- Essa afecção está sempre associada à enteropatia ao glúten.

## Eritema multiforme

Ver Figura 24.9.

# Vesículas

## Herpes (vírus HSV 1 ou 2)

- Primoinfecção: a incubação dura 5 dias e observam-se, então, febre e dores faríngeas, seguidas de vesículas e erupções.
- Uma autoinoculação é possível (dedo-olho).
- O tratamento consiste na administração de analgésicos, colutórios antissépticos e aciclovir.

## Herpes-zóster (vírus VZV)

- O herpes-zóster apresenta-se, clinicamente, com febre, erupções microvesiculares unilaterais e poliadenopatias.
- Um PCR (*polymerase chain reaction*) pode ser realizado em busca de DNA de VZV para diagnóstico diferencial com herpes.
- O tratamento consiste em colutórios antissépticos, administração de analgésicos – tratamento antiviral não é indicado em crianças.

### Referências

[1] Binder B, Wieland U, Smolle J. Focal epithelial hyperplasia (Heck disease) in a black child. Pediatr Dermatol 2007; 24(4) : E31–2.
[2] Vogt KA, Lohse CM, El-Azhary RA, et al. Kaposi varicelliform eruption in patients with Darier disease : a 20-year retrospective study. J Am Acad Dermatol 2015; 72(3) : 481–4.
[3] García-Malinis AJ, Agón-Banzo PJ, Marigil MA, et al. Vulvar white sponge naevus in a girl. J Eur Acad Dermatol Venereol 2016; 30(5) : 855–6.
[4] Songu M, Adibelli H, Diniz G. White sponge nevus : clinical suspicion and diagnosis. Pediatr Dermatol 2012; 29(4) : 495–7.
[5] Coggshall K, Farsani T, Ruben B, et al. Keratitis, ichthyosis, and deafness syndrome : a review of infectious and neoplastic complications. J Am Acad Dermatol 2013; 69(1) : 127–34.
[6] Attili VR, Attili SK. Lichen sclerosus of lips : a clinical and histopathologic study of 27 cases. Int J Dermatol 2010; 49(5) : 520–5.
[7] Germeshausen M, Deerberg S, Peter Y, et al. The spectrum of ELANE mutations and their implications in severe congenital and cyclic neutropenia. Hum Mutat 2013; 34(6) : 905–14.
[8] Esmaili N, Mortazavi H, Noormohammadpour P, et al. Pemphigus vulgaris and infections : a retrospective study on 155 patients. Autoimmune Dis 2013; 2013 : 834295.

# PARTE 3

# Rinologia

| | | |
|---|---|---|
| Capítulo 25 | Rinites e Rinossinusites Agudas *(Marie-Noëlle Calmels)* | 191 |
| Capítulo 26 | Rinossinusite Crônica e Rinite Alérgica *(Sam J. Daniel, Patrick Froehlich, Clémence Mordacq, Antoine Deschildre)* | 199 |
| Capítulo 27 | Epistaxe *(Vincent Patron, Martin Hitier)* | 209 |
| Capítulo 28 | Obstrução Nasal *(Thierry Van Den Abbeele)* | 215 |
| Capítulo 29 | Distúrbios do Olfato *(Pierre Fayoux, Hélène Broucqsault)* | 227 |
| Capítulo 30 | Patologias da Base do Crânio *(Vincent Couloigner)* | 233 |

CAPÍTULO
25

# Rinites e Rinossinusites Agudas
## Complicações das Infecções Nasais e Sinusais

Marie-Noëlle Calmels

### ESTRUTURA DO CAPÍTULO

- **Definição**
- **Rinites e rinossinusites agudas**
  - Rinite e rinofaringite aguda
  - Rinossinusite aguda
- **Complicações**
  - Etmoidite aguda exteriorizada
  - Complicações endocranianas
  - Complicações ósseas

> **Pontos-chave**
> - A rinite é uma inflamação aguda da mucosa nasal, geralmente de origem viral. Seu tratamento é sintomático.
> - A rinossinusite é mais rara em crianças em função do desenvolvimento progressivo das cavidades sinusais.
> - As rinossinusites geralmente são de origem bacteriana.
> - As rinossinusites apresentam risco de complicações orbitais, intracranianas ou gerais.
> - O diagnóstico das rinossinusites tem por base o exame clínico e as imagens, que confirmarão o diagnóstico e eliminarão uma complicação.
> - O tratamento de rinossinusites tem por base a terapia por antibióticos e, se necessário, cirurgia.

## Definição

- Rinite é uma afecção inflamatória aguda das vias aéreas superiores benigna e frequente.
- A rinossinusite é uma inflamação das cavidades sinusais.
- A localização da afecção sinusal está intimamente ligada à idade: etmoidite < 6 anos < rinossinusite maxilar < 8 anos < rinossinusites frontais e esfenoidais.
- Essa afecção expõe a complicações potencialmente graves por lise óssea ou difusão venosa.

## Rinites e rinossinusites agudas

### Rinite e rinofaringite aguda

- Observa-se obstrução nasal, febre < 38,5 °C, rinorreia anterior bilateral mucopurulenta, rinorreia posterior, inflamação da mucosa faríngea, das múltiplas adenopatias cervicais inflamatórias.
- A evolução é favorável com resolução espontânea em 5 a 6 dias [1].
- O tratamento é sintomático: cuidados locais, antipiréticos, se necessário.
- A etiologia é, na maioria dos casos, viral: rinovírus, mixovírus, adenovírus e enterovírus.
- Os casos particulares são a rinite neonatal (pensar em uso de adrenalina local), a rinite alérgica (pensar em uso de corticoides locais e anti-histamínicos), a rinite unilateral (pensar em corpos estranhos).

### Rinossinusite aguda

- Uma rinossinusite aguda é caracterizada por persistência > 10 dias ou agravação no 5º dia de pelo menos dois sintomas clássicos: rinorreia, obstrução nasal, dores faciais, hiposmia, tosse, febre [2].

- A etiologia é bacteriana.
- Existem poucos dados quanto à eficácia dos tratamentos adjuvantes aos antibióticos: a corticoterapia inalada ou sistêmica (após 48 horas de terapia eficaz com antibióticos) – que possa ser proposta.

## Etmoidite aguda não exteriorizada

- Devem ser eliminados os sinais de gravidade: sinais neurológicos e complicações oftalmológicas.
- Uma avaliação oftalmológica é sistemática em casos em que o tratamento demanda hospitalização.
- Essa afecção consiste em rinofaringite com repercussão geral (febre > 38,5 ºC, criança abatida) e edema palpebral inflamatório que se inicia na região canto-medial do olho, com rápida extensão para as duas pálpebras.
- Tratamento [3]: terapia por antibióticos – amoxicilina – ácido clavulânico, 80 mg/kg/dia em 3 doses orais por 10 dias – e desinfecção rinofaríngea.
- Acompanhamento oftalmológico próximo se faz necessário.
- Pensar em diagnósticos diferenciais: picada de inseto, conjuntivite aguda, dacriocistite, erisipela, celulite cutânea, osteomielite, alergia.

## Rinossinusite maxilar aguda

- O diagnóstico clínico é difícil em crianças mais novas, com quadro de rinofaringite aguda de mais de 10 dias, tosse predominantemente noturna, manifestações álgicas da face, sintomas unilaterais e astenia.
- Em crianças mais velhas (mais de 10 a 12 anos), o quadro clínico é idêntico ao de adultos. É necessário descartar foco de infecção dentária.
- O diagnóstico é dado buscando-se pus no meato médio por meio de nasofibroscopia. Não há necessidade de outro exame complementar rotineiro.
- Tratamento [3]: amoxicilina – 80-90 mg/kg/dia em 2 ou 3 doses, por 8 a 10 dias -; em caso de fracasso ou de rinossinusite de origem dentária: amoxicilina-ácido clavulânico – 80 mg/kg/dia em 3 doses orais por 10 dias; desinfecção rinofaríngea.

## Outros tipos de rinossinusite

- Rinossinusite esfenoidal aguda: raramente ocorre isolada na criança; apresenta-se com dores retro/intraorbitais e do vértex.
- Rinossinusite frontal aguda: provoca cefaleias frontais bilaterais em peso/aperto.
- O diagnóstico é clínico e radiológico – tomografia dos seios da face.
- Tratamento [3]: amoxicilina-ácido clavulânico – 80 mg/kg/dia em 3 doses orais durante 10 dias; desinfecção rinofaríngea.

## Complicações

- As complicações indicam, geralmente, a necessidade de realização em urgência de tomografia dos seios da face e cerebral sem e com injeção de contraste ± RM.
- Tratam-se de complicações
  - orbitais – 60 a 70% dos casos;
  - neurológicas – 15 a 20% dos casos;
  - ósseas – 5 a 10% dos casos.

## Etmoidite aguda exteriorizada

- Um edema palpebral importante está presente com dores e sinais gerais: febre > 39 ºC, calafrios, cefaleias, alterações do estado geral (Figura 25.1).
- A classificação de Chandler elenca 5 estágios de etmoidite (Quadro 25.1).
- O tratamento é clínico (Quadro 25.2) ± drenagem cirúrgica. Em presença de abcesso (Figuras 25.2 e 25.3), pode-se iniciar por tratamento medicamentoso se não houver alteração da acuidade visual, se existe abcesso subperiosteal medial de volume < 1 mL ou 5 mm, se a criança tiver menos de 4 anos de idade, se a abordagem for precoce e exames biológicos laboratoriais pouco alterados [4]. Se não houver melhora após 48 horas de tratamento *ou* em caso de complicações oftalmológicas *ou* de baixa tolerância, uma drenagem cirúrgica do abcesso deve ser realizada por via endoscópica ou externa.

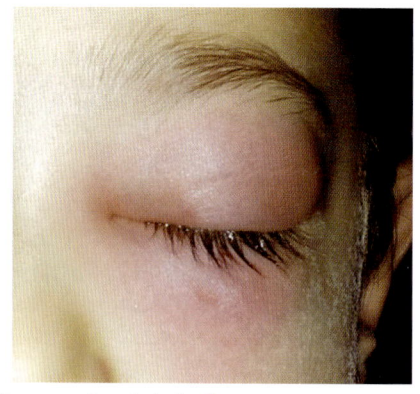

**Figura 25.1.** Etmoidite esquerda exteriorizada.

**Quadro 25.1.** Classificação das etmoidites segundo Chandler.

| Estágio 1 | Edema inflamatório = celulite pré-septal<br>Edema palpebral, ausência de distúrbio visual ou limitação da mobilidade ocular |
|---|---|
| Estágio 2 | Celulite orbital = periostite da lâmina papirácea com edema difuso do tecido adiposo orbital<br>Exoftalmia reversível |
| Estágio 3 | Abscesso orbital subperiosteal<br>Exoftalmia parcialmente reversível, limitação da mobilidade ocular que é dolorosa, possível perda da acuidade visual<br>Procurar por sinais de gravidade: imobilidade do globo (III, IV, V), midríase (II), anestesia da córnea (V1) |
| Estágio 4 | Abscesso orbital<br>Exoftalmia grave não lateralizada e não reversível, perda da acuidade visual<br>Procurar por sinais de gravidade: imobilidade do globo (III, IV, V), midríase (II), anestesia da córnea (V1) |
| Estágio 5 | Trombose do seio cavernoso<br>Cegueira, oftalmoplegia completa, sinais orbitais contralaterais, reação meníngea e alteração do estado geral |

De acordo com Chandler JR, Langenbrunner DJ, Stevens ER. The pathogenesis of orbital complications in acute sinusitis. The Laryngoscope 1970; 80(9):141-28.

**Quadro 25.2.** Escolha preferencial e soluções alternativas propostas pelo *Groupe de Pathologie Infectieuse Pédiatrique* (GPIP) da Société Française de Pediatrie para o tratamento por antibiótico de primeira intenção de etmoidites, rinossinusites e celulites orbitais graves do bebê à criança.

| Alvos bacteriológicos | Antibióticos IV de primeira escolha | Solução alternativa IV (alergia documentada a penicilinas) | Alergia mista penicilinas/cefalosporinas |
|---|---|---|---|
| *Streptococcus pneumoniae*<br>*Haemophilus influenzae*<br>*Peptostreptococcus* | Amoxicilina-ácido clavulânico:<br>150 mg/kg/dia em 3 doses IV lenta | Cefotaxima:<br>200 mg/kg/dia em 3-4 doses IV lenta ou Ceftriaxona: 50 mg/kg/dia em 1 dose IV lenta (ou IM) | Levofloxacino IV<br>< 5 anos:<br>10 mg/kg/12 h<br>> 5 anos: 10 mg/kg/dia (1 dose)<br>Máximo < 500 mg |

– Em caso de síndrome do choque tóxico: acrescentar clindamicina.
– Em caso de reação alérgica grave às penicilinas e em caso de comprometimento neuromeníngeo: cefotaxima 200 mg/kg/dia em 3 doses IV lenta + metronidazol 30 mg/kg/dia em 3 doses IV lenta.

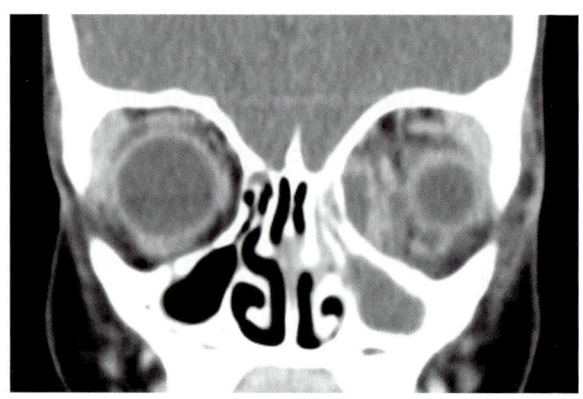

**Figura 25.2.** Abcesso subperiosteal orbital esquerdo.
Tomografia computadorizada de seios da face, corte axial.

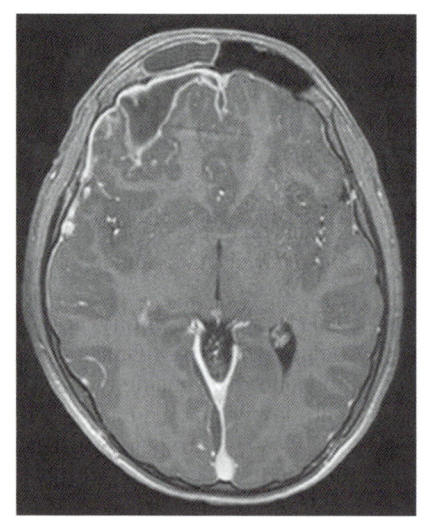

**Figura 25.3.** Abcesso subperiosteal orbital esquerdo.
Tomografia computadorizada de seios da face, corte frontal.

## Complicações endocranianas

- Pode-se tratar de um empiema, de abcesso intracerebral, de meningite, de trombose do seio cavernoso, de tromboflebite.
- Os sintomas são pouco específicos: cefaleias, alteração de consciência, sinais de focalização (VII par craniano, nervos oculomotores, V par craniano) e sinais de hipertensão intracraniana [5].
- É interessante a realização de RM associada à tomografia (Figura 25.4).

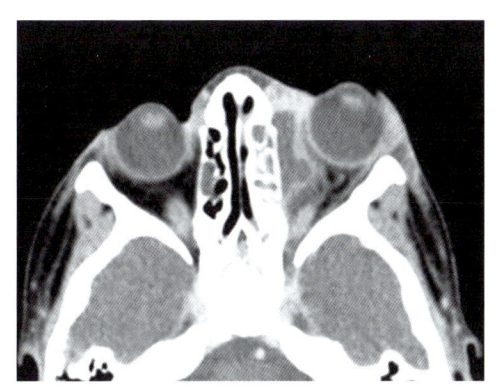

**Figura 25.4.** Rinossinusite frontal direita com empiema frontal e inter-hemisférico posterior.
RM: sequência T1 com gadolínio.

## Complicações ósseas

- Observa-se, principalmente, osteomielite nas rinossinusites maxilares e frontais.
- Ela pode estar associada à complicação intracraniana.

### Referências

[1] Nicollas R, Triglia JM. Les rhino-pharyngites de l'enfant. Pathologie du cavum. Paris : Masson ; 2002. Vol.

[2] Wald ER, Applegate KE, Bordley C, et al. Clinical practice guideline for the diagnosis and management of acute bacterial sinusitis in children aged 1 to 18 years. Pediatrics 2013 ; 132(1) : e262-80.

[3] Azria R, Barry B, Bingen E, et al. Antibiotic stewardship. Med Mal Infect 2012 ; 42(10) : 460-87.

[4] Bedwell JR, Choi SS. Medical versus surgical management of pediatric orbital subperiosteal abscesses. Laryngoscope 2013 ; 123(10) : 2337-8.

[5] Piatt Jr, Joseph H. Intracranial suppuration complicating sinusitis among children : an epidemiological and clinical study : Clinical article. J Neurosurg Ped 2011 ; 7(6) : 567-74.

CAPÍTULO 26

# Rinossinusite Crônica e Rinite Alérgica

## ESTRUTURA DO CAPÍTULO

### 26.1. Rinossinusite crônica
- **Introdução**
- **Abordagem diagnóstica**
  - Anamnese
  - Exame físico
  - Exames complementares
  - Tratamento
  - Conclusão

### 26.2. Rinite alérgica
- **Introdução**
- **Exploração da alergia**
  - História clínica
  - Classificação da rinite alérgica
  - Investigação complementar
- **Tratamento da alergia**
  - Medidas ambientais
  - Tratamentos medicamentosos
  - Imunoterapia específica
  - Comorbidades

# 26.1. Rinossinusite crônica

Sam J. Daniel ▪ Patrick Froehlich

> **Pontos-chave**
> - A rinossinusite se define pela presença de manifestações nasais e sinusais durante ao menos 3 meses.
> - O diagnóstico é clínico e radiológico.
> - As etiologias são múltiplas. A investigação etiológica deve, portanto, ser exaustiva.
> - A presença de polipose pressupõe a necessidade de se eliminar uma patologia mucociliar subjacente.
> - O tratamento é etiológico, se possível ou, em alternativa, sintomático. Tem por base a higiene nasal e a corticoterapia. A opção por cirurgia fica muito limitada.

## Introdução

- A rinossinusite crônica pediátrica é uma doença inflamatória da região das mucosas nasais e dos seios paranasais.
- Ela tem repercussões consideráveis sobre a qualidade de vida dos pacientes afetados [1].
- Pode coexistir com as rinites alérgicas ou com hipertrofia adenoideana ou ser agravada por elas [2].
- Está associada, em alguns casos, à polipose nasal.

## Abordagem diagnóstica

### Anamnese

- O diagnóstico se fundamenta na presença de pelo menos dois dos seguintes sintomas por um período mínimo de 3 meses: drenagem purulenta anterior, drenagem posterior/tosse, obstrução nasal, congestão/sensação de pressão e/ou de dor facial, distúrbios do olfato.
- Existe, também, inflamação da mucosa nasal, drenagem purulenta ou polipose nasal à rinoscopia e/ou à tomografia no nível do complexo osteomeatal e/ou dos seios [3,4].
- É conveniente buscar os antecedentes médicos de alergias, de sintomas de hipertrofia/infecção dos adenoides, sobretudo nos mais jovens, os sinais de refluxo gastroesofágico, e de déficit imunitário.
- Em caso de polipose nasal bilateral, é necessário excluir fibrose cística, disfunções ciliares [5], alterações da *clearance* mucociliar, rinossinusite alérgica

fúngica, assim como os distúrbios respiratórios exacerbados por ácido acetilsalicílico [6] nas formas bilaterais.
- Em caso de pólipo unilateral, deve-se pensar num pólipo antro ou esfenocoanal, corpo estranho ou tumor intranasal.

## Exame físico

- O exame físico avalia:
  - o septo nasal em busca de desvio ou perfuração, a região do meato médio e os cornetos (hipertrofia ou anomalias);
  - a cavidade nasal em busca de obstruções anatômicas;
  - a presença de massas ou secreções nasais.
- O exame orofaríngeo permite detectar um gotejamento posterior, assim como uma extensão faríngea de massas de origem em rinofaringe.
- A endoscopia nasal revela-se muito útil na avaliação da criança com rinossinusite crônica a fim de documentar o edema da mucosa nasal, a purulência das secreções, a presença de doença em adenoide (hipertrofia ou infecção), e de detectar pólipos em seus primeiros estágios de desenvolvimento.

## Exames complementares

- A tomografia pode, igualmente, fornecer a maior parte destas informações com, no entanto, o inconveniente da exposição à radiação.
- A radiografia padrão não é mais indicada.
- A avaliação alergológica é tratada no próximo subcapítulo.
- Quanto à análise imunológica, as investigações compreenderão:
  - um hematócrito;
  - uma investigação bioquímica do metabolismo do ferro;
  - a dosagem de imunoglobulinas;
  - avaliações sorológicas.
- Em caso de anomalia nesses primeiros exames, esse será complementado após consulta a especialista por:
  - avaliação do refluxo gastroesofágico: pHmetria ou terapia de prova com inibidores de bomba de prótons (IBP);
  - avaliação ciliar: dosagem do monóxido de nitrogênio (NO) nasal – se ele está muito baixo: biópsia ciliar;
  - teste do suor em caso de suspeita de mucoviscidose.

## Tratamento

- A identificação dos fatores contribuindo para rinossinusite crônica ou a agravando é necessária antes da implementação do tratamento.
- Uma *rinossinusite crônica com pólipos nasais* é tratada por meio de corticoides por via intranasal. Antibióticos de largo espectro (p. ex., amoxicilina e

ácido clavulânico, metronidazol e macrolídeo, cefalosporina de 2ª ou 3ª geração) são recomendados quando também há suspeita ou presença de infecção. No mais, os esteroides orais poderiam ser prescritos por alguns dias para os pacientes cujos sintomas são severos ou persistentes.

- Para uma *rinossinusite crônica sem pólipos nasais*, recomendamos corticoides por via intranasal e antibióticos, cuja escolha poderia ser guiada por cultura. A terapia por antibióticos geralmente é prescrita para duração de 3 semanas. Isso é acompanhado de irrigação com uma solução salina e corticoides nasais. Em alguns casos muito graves, corticoides são acrescidos por via oral.
- Se o paciente não responde ao tratamento, será necessário considerar outros diagnósticos, como rinite alérgica (ver a seguir) ou não alérgica, rinite vasomotora, rinossinusite alérgica fúngica ou rinossinusite fúngica, e fazer um encaminhamento ao otorrinolaringologista. A adenoidectomia se revela útil, em particular em crianças com menos de 6 anos. A cirurgia endoscópica dos seios é indicada em caso de fracasso do tratamento médico e da adenoidectomia.

## Conclusão

A rinossinusite crônica apresenta um desafio para o médico responsável e tem um impacto importante sobre a qualidade de vida do paciente. Um controle das afecções subjacentes é necessária, com abordagem terapêutica orientada com o objetivo de reduzir a inflamação e de tratar a infecção. Em caso de fracasso do tratamento médico, uma abordagem cirúrgica, incluindo adenoidectomia e cirurgia endoscópica dos seios ± polipectomia, pode se revelar necessária.

### Referências

[1] Kay DJ, Rosenfeld RM. Quality of life for children with persistent sinonasal symptoms. Otolaryngol Head Neck Surg 2003 ; 128 : 17–26.
[2] Smart BA. The impact of allergic and nonallergic rhinitis on pediatric sinusitis. Curr Allergy Asthma Rep 2006 ; 6 : 221–7.
[3] Fokkens WJ, Lund VJ, Mullol J, et al. European position paper on rhinosinusitis and nasal polyps 2012. Rhinology 2012 ; 50(1) : 1–12.
[4] Brietzke SE, Shin JJ, Choi S, et al. Clinical consensus statement : pediatric chronic rhinosinusitis. Otolaryngol Head Neck Surg 2014 ; 151 : 542–53.
[5] Shapiro AJ, Zariwala MA, Ferkol T, et al. Diagnosis, monitoring, and treatment of primary ciliary dyskinesia : PCD foundation consensus recommendations based on state of the art review. Pediatr Pulmonol 2016 ; 51(2) : 115–32.
[6] Kaplan A. Canadian guidelines for chronic rhinosinusitis : Clinical summary. Can Fam Physician 2013 ; 59 : 1275–81. e1528–1234.

## 26.2. Rinite Alérgica

Clémence Mordacq ▪ Antoine Deschildre

> **Pontos-chave**
> - A rinite alérgica é uma afecção frequente em crianças desde a mais tenra idade.
> - O estabelecimento do diagnóstico é indispensável ao tratamento.
> - É importante limitar o impacto sobre a qualidade de vida e evitar as complicações.
> - O diagnóstico tem por base um interrogatório associado à pesquisa alergológica.
> - A abordagem compreende medidas ambientais e de tratamento sintomáticos (anti-histamínicos e corticoides nasais). A imunoterapia específica é possível em crianças e pode modificar a evolução da alergia.

## Introdução

- A rinite alérgica representa a principal causa de rinite crônica em pediatria.
- Ela existe precocemente na infância e foi descrita em bebês.
- Atinge 10 a 40% da população pediátrica segundo a idade [1-3].
- Tem repercussões na qualidade de vida, na aprendizagem e no sono.
- Existe uma ligação entre a rinite alérgica e o desenvolvimento posterior de asma [1-3].
- Por essas razões, a detecção e o tratamento da rinite alérgica são necessários.
- O diagnóstico tem por base um interrogatório preciso e uma investigação alergológica.

## Exploração da alergia

### História clínica

- O diagnóstico da rinite alérgica muitas vezes é difícil em idade pré-escolar, já que esta é difícil de diferenciar das rinites infecciosas recorrentes.
- Os sintomas sugestivos são: tosse, prurido nasal, rinorreia, obstrução nasal, respiração bucal, cronicidade dos sintomas, caráter sazonal, associação à exposição alergênica, associação a sintomas oculares (conjuntivite) [4].
- É necessário buscar os antecedentes familiais ou pessoais de atopia [2].
- O descarte de asma deve complementar o interrogatório.

- Convém procurar por complicações (distúrbios do sono, apneias obstrutivas do sono, dificuldade de aprendizagem etc.) e o caráter atípico dos sintomas (caráter unilateral etc..) ou de resistência à abordagem específica.
- Quando de uma consulta ORL, endoscopia nasal pode ser realizada, permitindo examinar o aspecto da mucosa (Figura 26.1), de verificar a presença de polipose, de eliminar outra etiologia nasal e de observar o aspecto da mucosa faríngea.

## Classificação da rinite alérgica

A gravidade da rinite alérgica é ordenada segundo a classificação ARIA (*Allergic Rhinitis ans its Impact on Asthma*): rinite alérgica leve, moderada, ou severa, e de caráter intermitente ou persistente (Figura 26.2) [5].

## Investigação complementar

- De acordo com as recomendações da *Société de Pneumologie de Langue Française* (SPLF) [6], a investigação complementar deve compreender:
  - testes cutâneos ou *prick tests*, que são o *gold standard* para o diagnóstico de alergias:
    – testes que podem ser realizados em qualquer idade, na ausência de ingestão de anti-histamínicos (pelo menos 5 dias);
    – simples de serem realizados;
    – de bom valor preditivo negativo;

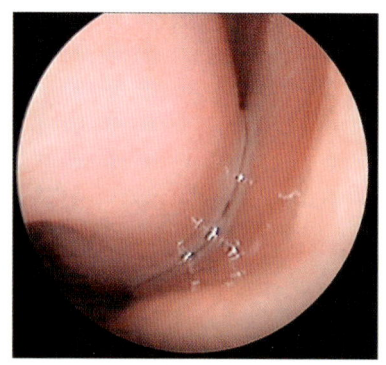

**Figura 26.1** Rinite hipertrófica.
Rinoscopia anterior mostrando rinite hipertrófica obstrutiva.

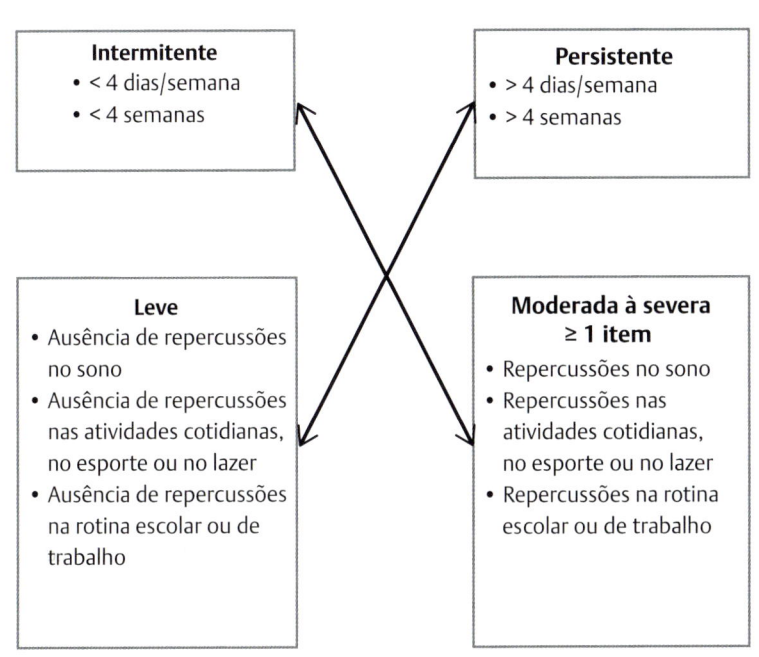

| Intermitente | Persistente |
|---|---|
| • < 4 dias/semana<br>• < 4 semanas | • > 4 dias/semana<br>• > 4 semanas |

| Leve | Moderada à severa<br>≥ 1 item |
|---|---|
| • Ausência de repercussões no sono<br>• Ausência de repercussões nas atividades cotidianas, no esporte ou no lazer<br>• Ausência de repercussões na rotina escolar ou de trabalho | • Repercussões no sono<br>• Repercussões nas atividades cotidianas, no esporte ou no lazer<br>• Repercussões na rotina escolar ou de trabalho |

**Figura 26.2.** Classificação da gravidade da rinite alérgica segundo a classificação ARIA (de acordo com [5]).

– alergênicos testados inicialmente: ácaros (*Dermatophagoides pteronyssinus*, *D. Farinae*), pólens de gramíneas e de árvores, fâneros de animais;
– dependendo do caso, alergênicos particulares do ambiente da criança também podem ser incluídos na investigação;
– leitura dos testes cutâneos ao cabo de 15 a 20 minutos: maior diâmetro (= 3 mm) da pápula de induração (e não do eritema) é considerado como positivo;
– realização ao mesmo tempo de controle positivo (histamina) e de controle negativo (soro fisiológico) [7].

■ Os testes multialergênicos do sangue (Phadiatop®, Phadiatop® infantil) podem ser utilizados na impossibilidade de acesso aos testes cutâneos para buscar um diagnóstico alergológico. Sua sensibilidade é, no entanto, menor.
■ A dosagem de imunoglobulinas E (IgE) específicas não cabe inicialmente nos exames exploratórios para rinite alérgica.
■ As sensibilizações alergênicas podem evoluir e multiplicar-se ao longo do tempo. Pode, então, ser necessário renovar estas explorações em caso de evolução ou reincidência dos sintomas [8].

## Tratamento da alergia

### Medidas ambientais
- Estas medidas dependem do alergênico em questão na rinite alérgica.
- Elas compreendem impedir o contato com a fonte do alergênico (por exemplo, um animal).
- Medidas antiácaros – ventilação das peças, roupa de cama e colchão antiácaros, eliminação de carpetes – são eficazes na redução da carga alergênica, mas são, muitas vezes, insuficientes e transitórias [9].
- A exposição polínica é muito mais difícil de ser controlada [4].

### Tratamentos medicamentosos
Os tratamentos medicamentosos utilizados na rinite alérgica são sintomáticos:
- os anti-histamínicos não sedativos, utilizados na forma de xarope a partir de 1 ano, são indicados como primeira escolha na rinite alérgica leve ou intermitente [4,5];
- os corticoides nasais, indicados a partir de 2 anos, são recomendados nos casos de rinite alérgica moderada à severa, e podem ser associados a anti-histamínico e a lavagens do nariz. Sua eficiência é comprovada, em especial, nos casos de obstrução nasal [4,5].

### Imunoterapia específica
- A imunoterapia específica (ITE) é o único tratamento que modifica a evolução da alergia ao induzir uma tolerância imunológica ao alérgeno.
- A via sublingual é privilegiada com relação à via subcutânea.
- Os efeitos secundários (síndrome de alergia oral, dores abdominais) são limitados, e não há risco de anafilaxia.
- A ITE atualmente é proposta a partir de 5 anos de idade, em ausência de controle da rinite alérgica pelas terapias habituais e na ausência de asma severa ou não controlada.
- Sua eficiência é comprovada para ácaros e gramíneas [10-12].
- Existe efeito remanescente da ITE após ao menos 3 anos de tratamento [13,14].
- A ITE desempenha um papel na prevenção secundária da asma [14].

### Comorbidades
- A detecção e o tratamento de comorbidades alérgicas, em específico a asma, são indispensáveis quando do tratamento da rinite alérgica.
- O interrogatório permite identificar os sintomas indicativos de asma associados aos sintomas de rinite alérgica e é, geralmente, complementado por testes funcionais respiratórios.

## Referências

[1] Roberts G, Xatzipsalti M, Borrego LM, et al. Paediatric rhinitis : position paper of the European Academy of Allergy and Clinical Immunology. Allergy 2013 ; 68 : 1102–16.
[2] Herr M, Clarisse B, Nikasinovic L, et al. Does allergic rhinitis exist in infancy ? Findings from the PARIS birth cohort. Allergy 2011 ; 66 : 214–21.
[3] Rochat MK, Illi S, Ege MJ, et al. Allergic rhinitis as a predictor for wheezing onset in school-aged children. J Allerg Clin Immunol 2010 ; 126 : 1170–5.
[4] Turner PJ, Kemp AS. Allergic rhinitis in children. J Paediatr Child Health 2012 ; 48 : 302–10.
[5] Bousquet J, Shünemann HJ, Samolinski B, et al. Allergic Rhinitis and its Impact on Asthma (ARIA) : achievements in 10 years and future needs. J Allerg Clin Immunol 2012 ; 130 : 1049–62.
[6] Recommandations de la SPLF, sur Asthme et Allergie. Rev Mal Respir 2007 ; 24 : 221–32.
[7] Bousquet J, Heinzerling L, Bachert C, et al. Practical guide to skin prick tests in allergy to aeroallergens. Allergy 2012 ; 67 : 18–24.
[8] Custovic A, Sonntag HJ, Buchan IE, et al. Evolution pathways of IgE responses to grass and mite allergens throughout childhood. J Allerg Clin Immunol 2015 ; 136 : 1645–52.
[9] Rancé F, Deschildre A, Bidat E, et al. Secondary and tertiary prevention of allergic asthma in children. Rev Mal Respir 2010 ; 27 : 1221–30.
[10] Radulovic S, Wilson D, Calderon M, et al. Systematic reviews of sublingual immunotherapy (SLIT). Allergy 2011 ; 66 : 740–52.
[11] Kim JM, Lin SY, Suarez-Cuervo C, et al. Allergen-specific immunotherapy for pediatric asthma and rhinoconjunctivitis : a systematic review. Pediatrics 2013 ; 131 : 1155–67.
[12] Blaiss M, Maloney J, Nolte H, et al. Efficacy and safety of timothy grass allergy immunotherapy tablets in North American children and adolescents. J Allergy Clin Immunol 2011 ; 127 : 64–71.
[13] Durham SR, Emminger W, Kapp A, et al. SQ-standardized sublingual grass immunotherapy : confirmation of disease modification 2 years after 3 years of treatment in a randomized trial. J Allergy Clin Immunol 2012 ; 129 : 717–25.
[14] Jacobsen L, Niggemann B, Dreborg S, et al. Specific immunotherapy has long-term effect of seasonal and perennial asthma : 10-year follow-up on the pAT study. Allergy 2007 ; 62 : 943–8.

CAPÍTULO
27

# Epistaxe

Vincent Patron ▪ Martin Hitier

**ESTRUTURA DO CAPÍTULO**

- **Etiologias**
- **Investigação**
  - Anamnese
  - Exame clínico
  - Exames paraclínicos
- **Tratamento**
  - Na ausência de sangramento
  - Na presença de sangramento

## Pontos-chave

- A epistaxe é um sangramento proveniente das fossas nasais.
- Ela é muito frequente em crianças.
- Em muitos casos, nenhuma outra patologia subjacente é detectada.
- Uma epistaxe anterior pode ser consequência de plexo vascular ou de trauma local.
- Ela requer tratamento sintomático simples.

## Etiologias (Quadro 27.1)

- A organização vascular do septo nasal e das fossas nasais é retomada nas Figuras 27.1 e 27.2.

Quadro 27.1. Etiologias das epistaxes na criança.

| Primitiva |
|---|
| Idiopática |
| **Secundária** |
| *Traumática* |
| – Manipulação digital<br>– Traumatismo facial<br>– Perfuração do septo |
| *Inflamação e infecções* |
| – Infecção do vestíbulo nasal<br>– Infecções das vias aéreas superiores<br>– Rinite alérgica<br>– Corpo estranho |
| *Neoplasias e massas* |
| – Fibroma nasofaríngeo<br>– Rabdomiossarcoma<br>– Linfoma nasal |
| *Hemopatias/coagulopatias* |
| – Doença de von Willebrand<br>– Hemofilia<br>– Leucemia<br>– Trombopatias<br>– Trombopenias autoimunes<br>– Hepatopatias |
| *Medicamentosas* |
| – Aspirina<br>– Corticoides inalados |
| *Anomalias vasculares* |
| – Hemangiomas<br>– Síndrome de Rendu-Osler-Weber |

Epistaxe 211

- As epistaxes podem ser divididas em anterior ou posterior:
  - anterior (de longe a mais frequente): ela escorre pelo nariz, provém da rede capilar anterior (Figura 27.3) irritada pelas infecções, os traumatismos ou mudança climática;

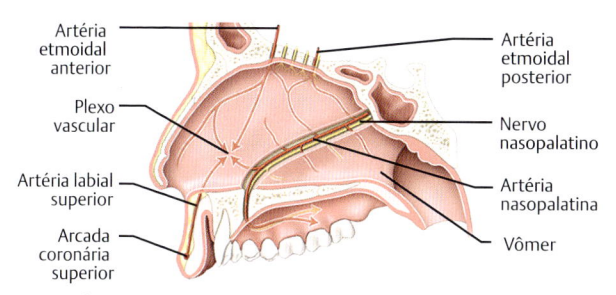

**Figura 27.1.** Vascularização do septo nasal.

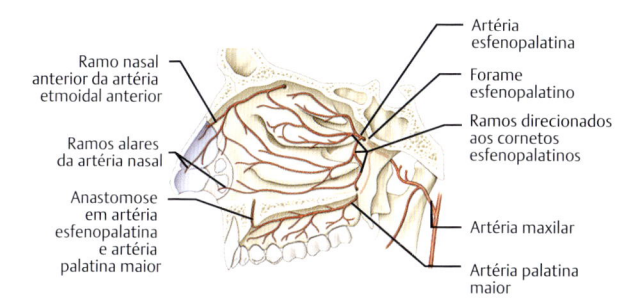

**Figura 27.2.** Vascularização da parede lateral das fossas nasais.

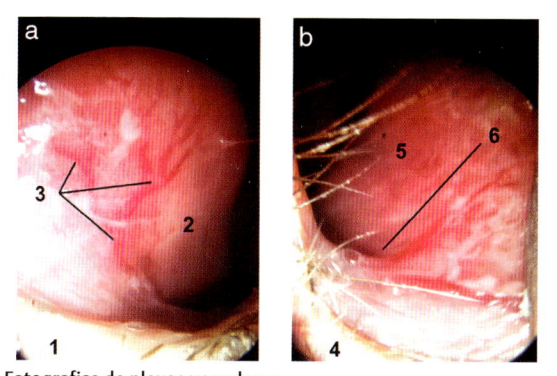

**Figura 27.3.** Fotografias de plexos vasculares.
a. Plexo vascular direito. 1: Vestíbulo nasal esquerdo; 2: septo esquerdo; 3: plexo vascular.
b. Plexo vascular direito. 4: Vestíbulo nasal direito; 5: septo direito; 6: vasos superficiais junto ao assoalho nasal.

- posterior: ela escorre para a garganta; é mais difícil de ser tratada em razão do difícil acesso.
■ Existem casos excepcionais:
- criança < 2 anos: agressão física ou causa geral grave devem ser buscadas sistematicamente [1];
- epistaxes reincidentes: 10% camuflam uma causa geral [2], como doença de von Willebrand, hemofilia, trombopenia autoimune ou outra trombopatia;
- epistaxes em adolescentes do sexo masculino: fibroma nasofaríngeo deve ser descartado (exame ORL por nasofibroscopia).

## Investigação

### Anamnese

A anamnese visa:
■ localizar a epistaxe;
■ buscar fatores de favorecimento: distúrbios de homeostase, histórico familiar, inflamação de mucosa;
■ detectar etiologia: corpo estranho, infecção, trauma, obstrução associada.

### Exame clínico

■ Trata-se de buscar por epistaxe posterior.
■ Rinoscopia anterior permite examinar o plexo vascular em septo anterior e diagnosticar inflamação das mucosas, massa tumoral e corpos estranhos.
■ Trata-se de buscar as telangiectasias (doença de Rendu-Osler-Weber) – sinais de choque, anemia crônica.

### Exames paraclínicos

■ Geralmente nenhum exame complementar é requisitado [3].
■ É possível buscar por distúrbios de coagulação em casos de sangramentos frequentes, do contexto familiar, em função da idade e da gravidade do sangramento [4].

## Tratamento

### Na ausência de sangramento

Se o plexo vascular é visível, uma cauterização elétrica ou com nitrato de prata é executada com anestesia local [5], idealmente distante de um sangramento (7 a 10 dias) sob pena de reincidência imediata.

## Na presença de sangramento

O tratamento é como segue:
- retirada dos coágulos ou aspiração;
- compressão das asas do nariz, cabeça inclinada à frente durante 10 minutos (Quadro 27.2);
- em caso de persistência de sangramento anterior: mistura absorvível do tipo Surgicel® (Ethicon, Estados Unidos) impregnada de pomada hemostática, por exemplo, HEC (Laboratoire Chauvin, França) (Figura 27.4);
- em caso de sangramento posterior ou não visualizado: tampão nasal do tipo de Merocel® ou RapidRhino®;
- terapia por antibióticos – unicamente se um curativo não reabsorvível é deixado no local por mais de 48 horas ou em caso de indicação de antibióticos profiláxicos (valvulopatia, déficit imunitário etc.) [5]. A associação amoxicili-

Quadro 27.2. Primeiras providências em caso de epistaxes.

- Sentar a criança com a cabeça inclinada para a frente, acima de um lavabo ou de uma bacia
- Não deitar a criança, pois isso favorece a deglutição e a aspiração do sangue
- Entre polegar e indicador, comprimir com firmeza a parte inferior do nariz (asas do nariz) durante 10 minutos
- Não diminuir a pressão para "avaliar" o sangramento, mas utilizar um cronômetro para contar os 10 minutos
- Pedir para a criança que respire com calma pela boca
- Encorajar a criança a cuspir o sangue que porventura tenha se acumulado na boca
- Evitar de assoar e de colocar os dedos no nariz durante as 24 horas seguintes

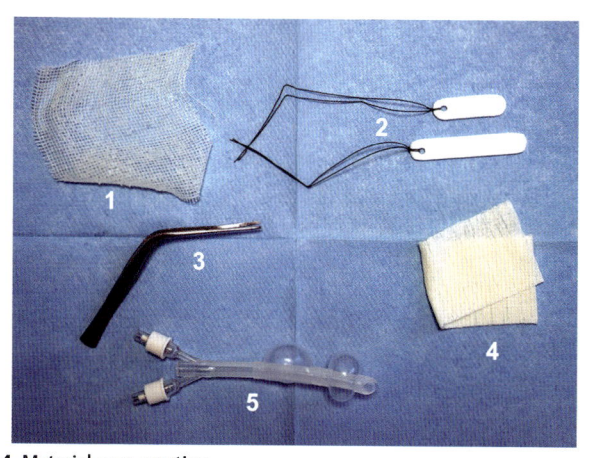

**Figura 27.4. Material para curativo.**
1: Tampão gorduroso; 2: tampões do tipo Merocel®; 3: pinça de Politzer; 4: tampão de Surgicel®; 5: sonda com duplo balão.

na-ácido clavulânico é então recomendada durante a permanência do curativo e os 5 dias subsequentes à retirada do curativo [6];
- forma severa: sonda com duplo balão (Figura 27.4), ligadura arterial por endoscopia sob anestesia geral ou embolização dos ramos da artéria carótida externa;
- correção dos distúrbios de hemostasia subjacentes.

## Referências

[1] McIntosh N, Mok JYQ, Margerison A. Epidemiology of oronasal hemorrhage in the first 2 years of life : implications for child protection. Pediatrics 2007; 120(5) : 1074–8.

[2] Nichols A, Jassar P. Paediatric epistaxis : diagnosis and management. Int J Clin Pract 2013; 67(8) : 702–5.

[3] Siddiq S, Grainger J. Fifteen-minute consultation : investigation and management of childhood epistaxis. Arch Dis Child Educ Pract 2015; 100(1) : 2–5.

[4] Patel N, Maddalozzo J, Billings KR. An update on management of pediatric epistaxis. Int J Pediatr Otorhinolaryngol 2014; 78(8) : 1400–4.

[5] Crampette L, Herman P, Malard O. Épistaxis. Rapport SFORL 2015. Paris : Elsevier Masson; 2015.

[6] Biggs TC, Nightingale K, Patel NN, et al. Should prophylactic antibiotics be used routinely in epistaxis patients with nasal packs ? Ann R Coll Surg Engl 2013; 95(1) : 40–2.

CAPÍTULO 28

# Obstrução Nasal

Thierry Van Den Abbeele

### ESTRUTURA DO CAPÍTULO

- **Obstrução nasal congênita**
  - Fisiopatologia e diagnóstico clínico
  - Etiologias
  - Abordagem
- **Obstrução nasal no bebê**
- **Obstrução nasal na criança maior**
  - Consequências da obstrução nasal crônica
  - Diagnóstico clínico
  - Exames complementares
  - Tratamento
- **Conclusão**

> **Pontos-chave**
> - Em razão das particularidades anatômicas, o recém-nascido apresenta respiração bucal exclusiva, de modo que toda obstrução nasal bilateral levará à falência respiratória. Em caso de urgência, a inserção de uma cânula orofaríngea permite restabelecer ventilação eficaz.
> - A obstrução nasal é um sintoma muito frequente em pediatria.
> - As etiologias da obstrução nasal são numerosas, reunindo causas malformativas, inflamatórias, traumáticas ou tumorais.
> - A investigação da obstrução nasal baseia-se em exame clínico e nasofibroscopia, eventualmente complementados por exame de imagem (tomografia ou RM).
> - Os tratamentos com objetivo etiológico são variados, clínicos e cirúrgicos.

Os sintomas rinológicos e, mais especialmente, rinorreia e obstrução fazem parte da rotina em pediatria a tal ponto que podem constituir um estado normal, principalmente em crianças abaixo de 5 anos. Por outro lado, estes sintomas de grande banalidade podem indicar patologias bem mais graves como malformações craniencefálicas ou lesões tumorais, enquanto que, no recém-nascido, a principal manifestação pode ser uma falência respiratória. A rotina de diagnóstico e terapêutica será adaptada em função da idade da criança.

## Obstrução nasal congênita

### Fisiopatologia e diagnóstico clínico

Quando é bilateral, uma obstrução nasal em um recém-nascido pode levar à falência respiratória ou a dificuldades de alimentação. O recém-nascido não é, em todos os casos, capaz de compensar uma obstrução nasal por uma respiração bucal. Os sintomas são característicos, pois melhoram ao gritar ou ao chorar. A inserção de uma sonda orofaríngea (do tipo da cânula de Guedel ou outra) basta para resolver de pronto os distúrbios de ventilação. A sequência da abordagem compreende avaliação clínica complementada por exames de imagem craniofaciais (tomografia ou RM dependendo do caso).

### Etiologias

- *Atresia bilateral das coanas*: é a etiologia mais clássica (Figura 28.1), mas não é a mais frequente (menos de 1/5.000 nascimentos). O diagnóstico é, sobretudo, clínico e não se baseia apenas no clássico cateterismo das fossas nasais, fonte de numerosos falsos positivos e negativos, mas também na ausência completa de fluxo nasal detectável sobre uma superfície metálica ou um espelho e, principalmente, no exame de videoendoscopia nasal, evidenciando o obstáculo nasal intransponível.

- *Rinite obstrutiva neonatal*: é a etiologia mais frequente. A obstrução é ligada à rinite obstrutiva neonatal por inflamação da mucosa nasal, ou à luxação traumática do septo nasal quando do parto, ou ainda a lesões mucosas consecutivas a manobras intranasais intempestivas, como um cateterismo sistemático.
- *Outras etiologias*: se outras etiologias são mais raras, uma posição especial deve, no entanto, ser reservada a um diagnóstico diferencial reconhecido a partir dos anos de 1990, a estenose congênita da abertura piriforme [1], cuja frequência é muito provavelmente subestimada. Esse diagnóstico deve ser mencionado frente à existência de uma estenose anterior das fossas nasais que atrapalhem o exame com espéculo e impede a passagem do equipamento de videoendoscopia nasal. Está associada, em dois terços dos casos, à ausência de freio do lábio superior e a um germe incisivo médio que dará origem, mais tarde, a um megaincisivo superior médio (Figura 28.2). O diagnóstico é confirmado por tomografia, mostrando estreitamento unicamente anterior das fossas nasais (Figura 28.3). Em alguns casos, outras anomalias da linha mediana, em especial anomalias hipofisárias ou do corpo caloso, foram

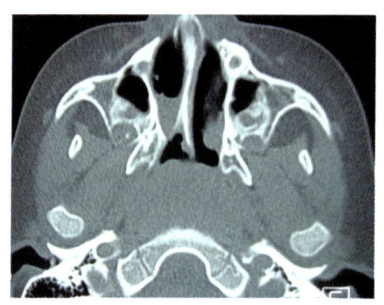

**Figura 28.1.** Atresia coanal.
Visão axial em tomografia computadorizada mostrando atresia coanal unilateral direita.

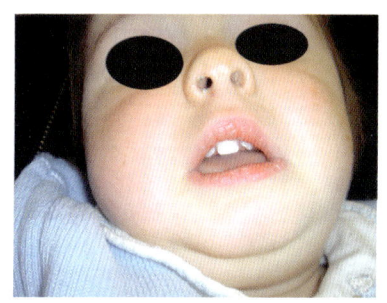

**Figura 28.2.** Incisivo superior médio associado à estenose congênita da abertura piriforme.

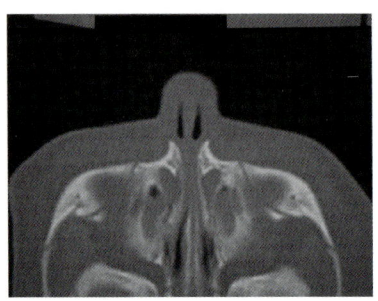

**Figura 28.3. Estenose congênita da abertura piriforme.**
Plano axial em tomografia computadorizada.

encontradas e justificam uma busca sistemática por RM e explorações do eixo hipotálamo-hipófise.

■ *Tumores das fossas nasais no recém-nascido*: são excepcionais. Pode-se tratar de cistos das vias lacrimais [2], de meningoceles [3] ou de gliomas [4] na porção anterior das fossas nasais, de teratomas na porção posterior das fossas nasais ou *cavum* [5]. As relações possíveis entre estas lesões e as meninges fazem proscrever toda biópsia antes da realização de exames de imagem.

## Abordagem

A abordagem terapêutica é bem codificada.
Em caso de urgência, as prioridades são:
■ restabelecer ventilação satisfatória pela inserção de cânula orofaríngea e, se necessário, entubação orotraqueal;
■ assegurar os aportes alimentares pela inserção de uma sonda de alimentação entérica;
■ evitar ao máximo as aspirações nasais profundas que correm o risco de agravar o edema da mucosa.
Em seguida, o tratamento específico depende da etiologia:
■ em caso de *atresia bilateral das coanas*, o tratamento é cirúrgico e consiste em restabelecer a permeabilidade das coanas [6]. A abordagem deve, ainda, comportar a busca por malformações associadas e, em particular, da associação CHARGE (*Coloboma* [coloboma], *Heart* [malformações cardíacas], *Atresia* [atresia coanal], *Retardation* [atraso estaturoponderal], *Genital* [anomalias genitais], *Ear* [anomalias das orelhas externas e internas]);
■ em caso de *rinite obstrutiva simples* ou associada a outras causas, o tratamento é clínico. O esquema terapêutico seguinte pode ser proposto:
• primeiramente, o soro com adrenalina (preparação de 1 ampola de adrenalina a 1 mg para 10 mL de solução salina isotônica), 1 gota em cada narina de 5 a 6 vezes ao dia durante cerca de 10 dias. Na maioria dos casos, esse simples tratamento é suficiente, as complicações ligadas à adrenalina

(palidez, hipertensão arterial, taquicardia) sendo excepcionais. Deve-se lembrar que a adrenalina é o único produto vasoconstritor, podendo ser utilizada em crianças pequenas, sendo as outras moléculas vetadas antes dos 15 anos de idade;
- em associação à adrenalina e de forma a diminuir sua dose, a instalação de solução salina hipertônica (cloreto de sódio a 2%) é eficaz. Em casos de sensação desagradável, este pode ser ligeiramente diluído;
- em substituição da adrenalina ou em caso de reincidência da obstrução quando de sua suspensão, corticoterapia local (preparação de 1 ampola de dexametasona de 4 mg para 10 mL de solução salina isotônica) pode ser oferecida, mas implica riscos de absorção sistêmica;
- por vezes, em caso de fracasso ou reincidência, uma corticoterapia oral por dexametasona (10 gotas/kg/dia) será associada ao tratamento local durante uma semana. Os casos rebeldes devem levar a um questionamento de diagnóstico de rinite obstrutiva e à busca de uma causa anatômica ainda desconhecida.

■ em caso de *luxação do septo nasal*, uma simples redução não demandando anestesia pode ser efetuada caso o desvio se mantenha por mais de 2 dias após o parto. No entanto, após 10 dias, a redução se torna, com frequência, impossível ou instável;

■ em caso de *estenose congênita da abertura piriforme* mal tolerada no que tange à ventilação ou a dificuldades de alimentação, é possível realizar alargamento cirúrgico das aberturas por via sublabial seguida de alguns dias de cateterização nasal. Tratamento local com vasoconstritores e corticoides pode estar associado;

■ em caso de *lesão tumoral intranasal* benigna ou malformação, o tratamento é cirúrgico. No entanto, o risco de comunicação com as meninges necessita de análise por imagens muito precisa, fazendo uso, inclusive, de RM das fossas nasais e da base do crânio (Figura 28.4). Algumas lesões tumorais (teratomas) podem ser diagnosticadas durante o período pré-natal e acarretar procedimentos específicos como o procedimento EXIT [7].

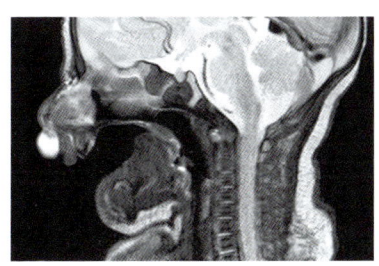

**Figura 28.4.** Glioma nasal com comunicação intracraniana.
Corte sagital em RM.

## Obstrução nasal no bebê

A obstrução nasal em bebê não implica mais os mesmos riscos de falência respiratória que no recém-nascido. No entanto, a pesquisa etiológica permanece a mesma, as causas elencadas anteriormente podendo-se revelar de forma mais tardia. A abordagem clínica ou cirúrgica é comparável. A partir desta idade a patologia obstrutiva por hipertrofia adenoideana pode levar à obstrução nasal crônica (Figura 28.5) e à autêntica apneia obstrutiva do sono (SAOS). Deverá ser avaliada a repercussão a fim de apontar uma eventual indicação de adenoidectomia precoce.

## Obstrução nasal na criança maior

Dada a ausência de risco vital imediato, a obstrução nasal crônica na criança maior muitas vezes é negligenciada. Entretanto, ela incorre em repercussões locais no crescimento dos ossos da face e também em morbidade sistêmica, em caso de SAOS.

## Consequências da obstrução nasal crônica

Convém analisar as consequências da obstrução nasal crônica:
- no crescimento facial: a clássica "fácies adenoidais" associando um excesso de altura da face, deficiente projeção das maçãs do rosto, globos oculares afundados poderia ser favorecida pela ausência de ventilação nasal, mas essas modificações morfológicas não são específicas da hipertrofia das vegetações

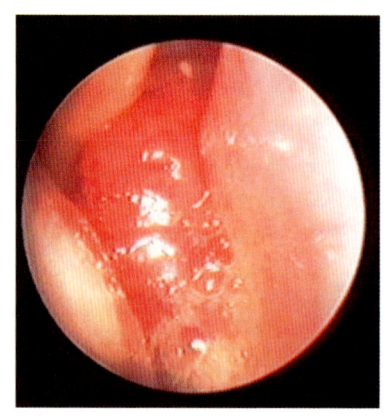

**Figura 28.5.** Hipertrofia adenoideana visualizada por endoscopia nasal.

adenoides e podem ser percebidas em toda obstrução nasal crônica e mesmo de forma isolada [8]. Assim, um exame clínico cuidadoso deve evidenciar a causa do obstáculo possivelmente existente. Na verdade, algumas crianças ditas "respiradores bucais" podem, na realidade, respirar perfeitamente pelo nariz;
- sobre o sono: a existência de uma SAOS pode acarretar manifestações gerais com consequências por vezes graves [9]. Os principais sinais clínicos são: apneias obstrutivas que, contrariamente às apneias de origem central, comportam sinais de "luta" com retomada barulhenta da ventilação após as pausas, terrores noturnos, sinais de hipercapnia (suores noturnos), enurese, sonolência diurna levando, por vezes, a dificuldades escolares, anorexia e até atraso de crescimento [5]. A longo prazo, hipertensão arterial pulmonar e mais raramente hipertrofia do ventrículo direito (*cor pulmonale*) podem-se desenvolver.

## Diagnóstico clínico
É necessário buscar:
- patologia neonatal cuja causa pode ter sido desconhecida (atresia coanal operada, entubação nasotraqueal prolongada, desvio neonatal do septo etc.);
- patologia de fundo predisponente (mucoviscidose, déficit imunitário congênito ou adquirido, bronquiectasia etc.);
- antecedentes pessoais ou familiais alérgicos orientando para rinite alérgica que pode ser intermitente (exposição intermitente a um alergênico, polinose) ou, mais frequentemente, perene;
- uma associação a outros sinais rinológicos:
  • uma rinorreia purulenta bilateral indicando de imediato rinossinusite crônica cuja principal causa é hipertrofia adenoideana;
  • uma rinorreia unilateral purulenta (corpo estranho desconhecido, atresia coanal unilateral não identificada);
  • epistaxes repetidas: mais frequentemente ligadas à superinfecção nasal, mancha vascular ou lesões de coceira, mas é necessário, também, mencionar a possibilidade de angiofibroma ou fibroma nasofaríngeo em meninos com mais de 10 anos.

O exame clínico de ORL é essencial e se baseia na avaliação da cavidade nasal e do *cavum* por nasofibroscopia [10]. As constatações mais habituais podem ser:
- mucosa simplesmente inflamatória levando à rinite infecciosa, rinite hipertrófica simples ou alérgica (Figura 28.6); o exame das coanas pode evidenciar uma obstrução adenoideana associada;
- pólipos orientando para polipose nasossinusal alérgica ou idiopática, sinusite crônica, mucoviscidose ou pólipo unilateral antrocoanal isolado (Figura 28.7);

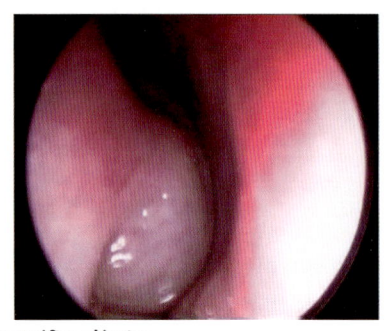

**Figura 28.6. Rinite hipertrófica alérgica.**

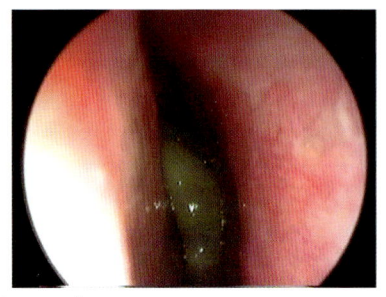

**Figura 28.7. Pólipo antrocoanal.**
Visão endoscópica.

- obstrução anatômica ligada a desvio do septo, sinéquias, mucosas pós-traumáticas, atresia coanal unilateral ou corpo estranho;
- uma massa intranasal recoberta de mucosa normal apontando para cisto dermoide, glioma ou meningocele. Nenhuma biópsia deverá ser efetuada antes da realização de investigações por imagem complementares;
- mais raramente, uma lesão vegetante ou hemorrágica das fossas nasais, muitas vezes unilateral, por vezes acompanhada de sinais associados à otalgia ou otite severa, abaulamento do véu do palato ou deformação facial, que deverão levantar a suspeita de patologia tumoral maligna das fossas nasais e do *cavum*. Em alguns casos é a existência de pólipos unilaterais que deverá levar à busca de uma causa tumoral subjacente.

## Exames complementares

Exames complementares podem ser solicitados em função das constatações clínicas:

- em geral, na ausência de síndrome tumoral ou de malformação, nenhum exame é necessário e, em especial, não a clássica radiografia do *cavum* para confirmar um obstáculo adenoideano;
- em caso de repetidas infecções de ORL, convém procurar por anemia ferropriva, carência de ferro, ou até déficit em subclasses das imunoglobulinas em casos de infecções graves;
- em caso de polipose nasossinusal, podem ser realizadas tomografia de seios da face (Figura 28.8), teste de suor, rastreio de déficit imunitário e, se necessário, sobretudo se existe *situs inversus* associado, biópsia da mucosa das fossas nasais em busca de imobilidade ciliar;
- em caso de tumefação intranasal ou de lesão do *cavum*, a tomografia dos seios da face pode ser complementada pela RM. Entretanto, o diagnóstico preciso destes casos é obviamente histológico;
- em caso de SAOS, o exame polissonográfico não é sistemático quando a causa é clinicamente evidente. É indicado, no entanto, em caso de dúvida de diagnóstico sobre a existência de SAOS ou na presença de associação patológica (síndrome malformativa, distúrbio nervoso central).

## Tratamento

A terapêutica é direcionada à etiologia:
- de rinites e rinossinusites tratada no Capítulo 25;
- aquela de rinites hipertróficas simples ou alérgicas é tratada no Capítulo 26;

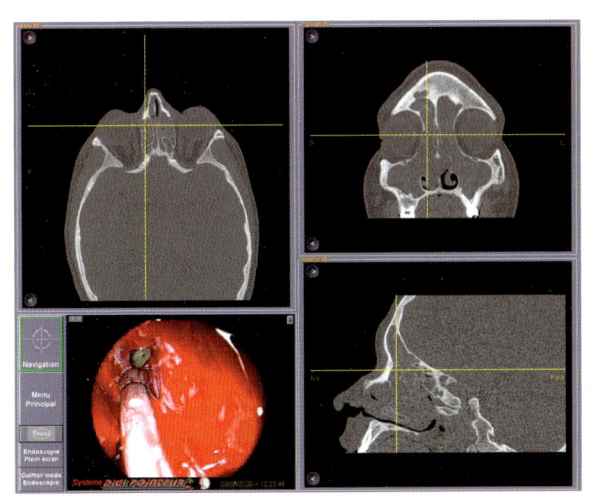

**Figura 28.8. Polipose nasossinusial.**
Visão tomográfica e peroperatória em navegação.

- se os pólipos ditos solitários de Killian são de tratamento exclusivamente cirúrgico, os pólipos nasossinusais são, inicialmente, de tratamento clínico, associando corticoterapia geral em cursos curtos e corticoterapia nasal. Na criança, o número de cursos sistêmicos não deveria exceder dois por ano, de forma a limitar toda repercussão no crescimento. A cirurgia endoscópica é indicada em caso de fracasso deste tratamento ou de complicações (deformação facial, mucocele etc.). A descoberta de polipose deve, absolutamente, levar à busca de mucoviscidose por teste de suor. Por precaução, os derivados anti-inflamatórios não esteroides e a aspirina serão evitados, uma vez que a evolução para uma síndrome de Widal (tríade asma-polipose nasossinuseal-intolerância à aspirina) não é excepcional;
- os tumores das fossas nasais e do *cavum* demandam, muitas vezes, biópsia cirúrgica de modo a obter um diagnóstico e a orientar o tratamento. A única exceção é o angiofibroma, cuja apresentação clínica (adolescente do sexo masculino, lesão hipervascular, localização) frequentemente é típica (Figura 28.9). Nos outros casos, o tratamento se baseia, primeiramente, em quimioterapia que, se necessário, é complementada por radioterapia. A cirurgia geralmente é reservada à exérese de resquícios ou em raros casos ela é de primeira intenção, quando uma exérese completa ou não mutilante é factível.

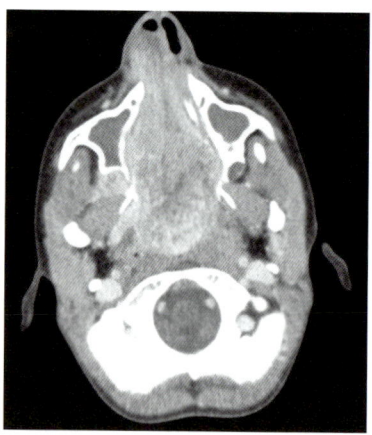

**Figura 28.9. Angiofibroma juvenil.**
Tomografia computadorizada com injeção de contraste, corte axial.

## Conclusão

A obstrução nasal da criança é um sintoma banal cujas causas (Quadro 28.1) e as consequências dependem da idade da criança. Mesmo se a hipertrofia adenoideana é a causa mais frequente, ela deve permanecer um diagnóstico de eliminação, uma vez que as etiologias são múltiplas e muitas vezes associadas entre elas. Toda obstrução nasal duradoura em uma criança, decididamente resistente a um tratamento benfeito, não deve ficar sem diagnóstico preciso.

**Quadro 28.1.** Principais etiologias de obstrução nasal.

| No recém-nascido e no bebê |
|---|
| – atresia cloanal<br>– estenose da abertura piriformes<br>– dismorfias craniofaciais: Crouzon, Apert, etc.<br>– rinite neonatal<br>– luxação do septo<br>– cistos das vias lacrimais, do assoalho nasal<br>– tumores embrionários: cistos dermoides, meningoceles, gliomas, teratomas |
| **Na criança maior** |
| A maioria das causas anteriores às quais podemos acrescentar:<br>– hipertrofia das vegetações adenoides<br>– tumores do *cavum*: rabdomiossarcoma, fibromas nasofaríngeos, linfomas<br>– rinossinusites e sinusites crônicas<br>– poliposes nasosssinusais alérgicas ou infecciosas, pólipo de Killian<br>– corpo estranho<br>– fraturas e sequelas de traumatismos da face<br>– desvios do septo |

## Referências

[1] Van Den Abbeele T, Triglia JM, François M, et al. Congenital nasal pyriform aperture stenosis : diagnosis and management of 20 cases. Ann Otol Rhinol Laryngol 2001; 110 : 70–5.

[2] Paoli CH, François M, Triglia JM, et al. Nasal obstruction in the neonate secondary to nasolacrimal duct cysts. Laryngoscope 1995; 105 : 86–9.

[3] Van Den Abbeele T, Elmaleh M, Herman P, et al. Transnasal endoscopic repair of congenital defects of the skull base in children. Arch Otolaryngol Head Neck Surg 1999; 125 : 580–4.

[4] Bonne NX, Zago S, Hosana G, et al. Endonasal endoscopic approach for removal of intranasal nasal glial heterotopias. Rhinology 2012; 50 : 211–7.

[5] Morgan DW, Evans JN. Developmental nasal anomalies. J Laryngol Otol 1990; 104 : 394–403.

[6] Van Den Abbeele T, François M, Narcy P. Transnasal endoscopic treatment of choanal atresia without prolonged stenting. Arch Otolaryngol Head Neck Surg 2002; 128 : 936–40.

[7] Barthod G, Teissier N, Bellarbi N, et al. Fetal airway management on placental support : limitations and ethical considerations in seven cases. J Obstet Gynaecol 2013 ; 33(8) : 787-94.
[8] Smith RM, Gonzalez C. The relationship between nasal obstruction and craniofacial growth. Pediatr Clin North Am 1989 ; 36 : 1423-34.
[9] Blechner M, Williamson AA. Consequences of obstructive sleep apnea in children. Curr Probl Pediatr Adolesc Health Care 2016 ; 46 : 19-26.
[10] Wang DY, Clement PA, Kaufman L, et al. Chronic nasal obstruction in children. A fiberscopic study. Rhinology 1995 ; 33 : 4-6.

CAPÍTULO
# 29

# Distúrbios do Olfato

Pierre Fayoux ■ Hélène Broucqsault

## ESTRUTURA DO CAPÍTULO

- **Introdução**
- **Quadros clínicos**
- **Etiologias**
  - Distúrbios de transmissão
  - Distúrbios de percepção
- **Abordagem**
  - Investigação
  - Tratamento

> **Pontos-chave**
> - Os distúrbios do olfato são raros na criança.
> - As causas podem ser congênitas, infecciosas, traumáticas ou iatrogênicas.
> - O diagnóstico se baseia em exame clínico e endonasal, avaliação olfativa trigeminal subjetiva, assim como exames de imagem.
> - Além das afecções de transmissão, não existem tratamentos etiológicos. A reeducação olfativa não foi avaliada em crianças.

## Introdução

- Os receptores olfativos estão concentrados próximos à lâmina cribiforme do etmoide, na parte superior e interna de ambas as fossas nasais.
- Os distúrbios do olfato são subestimados na criança, principalmente por que a queixa é tardia e difícil de reconhecer, e os meios de investigação são pouco aplicáveis às crianças.
- As etiologias são múltiplas, agrupadas em distúrbios de transmissão e distúrbios de percepção.

## Quadros clínicos

Encontram-se:
- disosmia quantitativa: hiposmia ou anosmia. Esse sintoma raramente é relatado nas afecções congênitas ou na jovem criança;
- disosmia qualitativa:
  - parosmia: percepção anormal de mau cheiro desencadeada por molécula produzindo, normalmente, um cheiro agradável;
  - cacosmia: percepção de mau cheiro oriundo do próprio paciente. Frequentemente está ligada à patologia local (rinossinusite, corpo estranho etc.) ou a refluxo gastroesofágico;
  - fantosmia: percepção de um cheiro que não existe. Trata-se de uma alucinação olfativa que pode ocorrer em casos de lesão cerebral ou em contextos psiquiátricos.

A particularidade pediátrica é que o diagnóstico muitas vezes é tardio uma vez que a queixa raramente é expressa. Esse deve ser levantado no caso de ausência de reação a odores desagradáveis ou em caso de ausência de discernimento de sabores.

## Etiologias

É possível distinguir as anomalias de transmissão (bloqueio do acesso das moléculas olfativas aos receptores) das anosmias de percepção (afecção das vias olfativas desde os receptores até o córtex).

## Distúrbios de transmissão

Esses distúrbios agrupam todas as causas de obstruções nasais (ver Capítulo 28), assim como as anomalias do muco. Os distúrbios do olfato só se percebem, no entanto, em casos de obstrução importante predominando na parte alta das fossas nasais.

## Distúrbios de percepção

Encontram-se causas:
- congênitas: atrofia ou agenesia dos bulbos olfativos. Isso deve levar à busca de uma síndrome subjacente (CHARGE, Kallmann-De-Morsier);
- pós-traumáticas: afecções da fossa anterior (Figura 29.1) com ruptura dos filetes olfativos em nível de lâmina cribiforme ou afecção direta dos bulbos ou das vias olfativas quando de lesões frontais, traumáticas ou iatrogênicas, inclusive quando da abordagem da fossa anterior por vias intracranianas;
- pós-infecciosas: destruição do epitélio olfativo cuja renovação dos receptores pode ocorrer em intervalos variados, entre 1 mês e 1 ano [1];
- medicamentosas: elas representam menos de 2% das causas; numerosas substâncias entram em questão, mas uma ligação frequentemente é difícil de ser estabelecida [2];
- neurológicas: neurites olfativas infecciosas ou sequela de radioterapia, abcesso e empiema subfrontal, tumores cerebrais atingindo as vias olfativas ou a área olfatória ou se desenvolvendo a partir de estruturas olfativas (estesioneuroblastoma) (Figura 29.2) [3]. As causas neurodegenerativas não são observadas em crianças;
- idiopáticas: representam diagnóstico de eliminação.

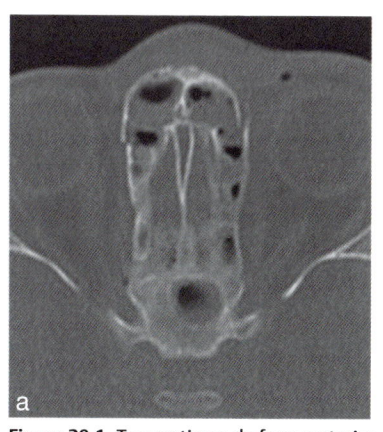

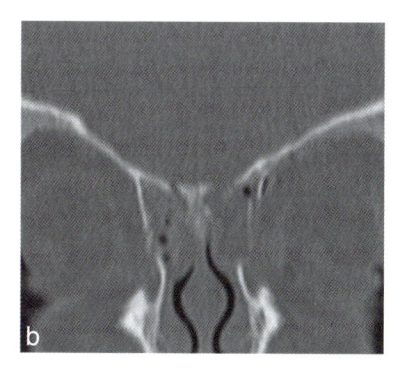

**Figura 29.1.** Traumatismo da fossa anterior.
Tomografia em corte axial (a) e coronal (b) indicando uma fratura da fossa anterior expondo a lesões dos filetes olfativos em nível de lâmina cribiforme, assim como secções e contusões dos bulbos e das vias olfativas.

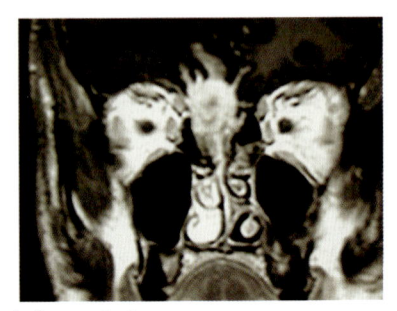

**Figura 29.2. Tumores da fossa anterior.**
Pseudotumor inflamatório da fossa anterior infiltrando os bulbos e as vias olfativas.

## Abordagem

### Investigação

- Exame de ORL: a anamnese e a endoscopia nasal têm papel essencial.
- Exame neurológico é realizado na ausência de afecção otorrinolaringológica clara.
- Olfatometria: é um teste subjetivo, de difícil realização por crianças com menos de 8 a 10 anos. Será complementado por uma avaliação da via trigeminal por exposição a odores fortes.
- Exames de imagem: a RM permite avaliar o volume dos bulbos olfativos assim como as estruturas cerebrais em proximidade das vias olfativas. Uma tomografia é realizada em caso de anosmia de transmissão (Figura 29.3).

### Tratamento

- Tratamento de obstrução nasal: em caso de polipose nasossinusal (Figura 29.4), a recuperação do olfato é incerta após tratamento cirúrgico.
- Nenhum tratamento etiológico é possível em caso de anosmia de percepção além da recuperação espontânea em casos de afecções pós-infecciosas.
- A reeducação olfativa pode dar resultados nas afecções pós-infecciosas ou pós-traumáticas, mas sua aplicação em crianças é difícil e não validada.

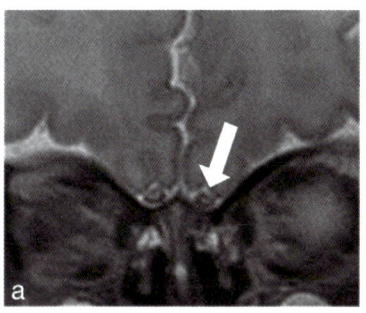

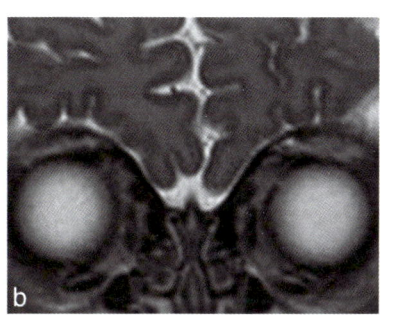

**Figura 29.3. Anosmia congênita.**
Nas formas congênitas, a RM poderá detectar agenesia ou hipoplasia das vias olfativas.
a. Paciente normal. Bulbos marcados pela flecha. b. Hipoplasia dos bulbos olfativos.

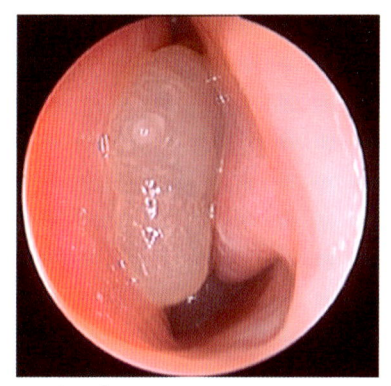

**Figura 29.4. Polipose nasossinusal.**
A obstrução da parte alta das fossas nasais pelos pólipos impede o acesso das moléculas olfativas aos receptores situados na fenda olfativa.

# Referências

[1] Hinds JW, Hinds PL, McNelly NA. An autoradiographic study of the mouse olfactory epithelium : evidence for long-lived receptors. Anat Rec 1984 ; 210 : 375–83.

[2] Nores JM, Biacabe B, Bonfils P. Troubles olfactifs d'origine médicamenteuse : analyse et revue de la littérature. Rev Med Int 2000 ; 21 : 972–7.

[3] Heckel M, Stiel S, Ostgathe C. Smell and taste in palliative care : a systematic analysis of literature. Eur Arch Otorhinolaryngol 2015 ; 272 : 279–88.

CAPÍTULO 30

# Patologias da Base do Crânio

Vincent Couloigner

## ESTRUTURA DO CAPÍTULO

- **Malformações**
  - Cistos dermoides do dorso nasal
  - Meningoceles das fossas nasais
- **Tumores**
  - Nasoangiofibroma
  - Rabdomiossarcomas craniofaciais
- **Infecções**
  - Tumores de Pott
  - Empiemas epi e subdural
  - Tromboflebites dos seios intracranianos

## Pontos-chave

- As principais patologias da base do crânio que podem implicar a ORL pediátrica são malformativas (cistos dermoides do dorso nasal e meningoceles ou meningoencefaloceles); tumorais benignas, em particular o nasoangiofibroma do adolescente do sexo masculino; ou tumorais malignas, em particular os rabdomiossarcomas rinossinusais ou da porção petrotimpânica do osso temporal; e as complicações das sinusites ou das mastoidites.
- Essas patologias necessitam, muitas vezes, de cirurgias complexas com duas equipes ORL e neurocirúrgica com abordagem de base de crânio por via endoscópica ou externa, com frequentes recursos a sistemas de neuronavegação.

## Malformações

### Cistos dermoides do dorso nasal

■ Trata-se de um cisto mediano nasal deformando a pirâmide nasal (Figura 30.1), associado à fístula cutânea frequentemente com um pelo no centro e situado entre a columela e a raiz do nariz.
■ Uma extensão em profundidade para a meninge da fossa anterior da base do crânio é possível.
■ O diagnóstico se baseia na tomografia e na RM.
■ O tratamento é cirúrgico por via externa.

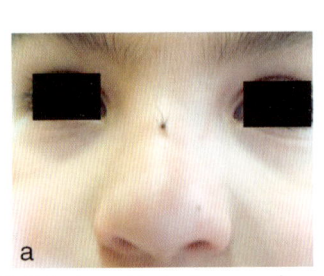

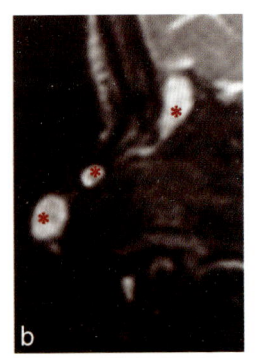

**Figura 30.1. Cisto dermoide do dorso nasal.**
a. Fístula da aresta nasal ao redor de um pelo. b. RM em corte sagital mostrando um cisto em rosário (asteriscos) subindo até encontrar a meninge da fossa cerebral anterior.

## Meningoceles das fossas nasais

■ Consistem em herniações das meninges, se estendendo da fossa craniana anterior para a fossa nasal por meio de defeito no teto ósseo nasal. Fala-se de meningocele quando o conteúdo é o líquido cefalorraquidiano (LCR), e de meningoencefalocele (Figura 30.2) quando o saco meníngeo contém tecido cerebral.
■ A origem é malformativa ou pós-traumática.
■ Uma massa da fossa nasal é visível em endoscopia.
■ O diagnóstico é estabelecido por tomografia e RM.
■ Os riscos consistem em uma rinoliquorreia e em meningites bacterianas.
■ A biópsia é contraindicada em razão dos riscos de fistulizações.
■ Convém atualizar as vacinas antipneumocócicas para limitar os riscos de meningites por pneumocócicos; nenhuma profilaxia antibiótica é necessária.
■ Um tratamento cirúrgico rápido se faz necessário. Consiste em fechamento da falha óssea e meníngea, efetuada, geralmente, por via endoscópica endonasal e, mais raramente, por via neurocirúrgica externa.

## Tumores

### Nasoangiofibroma

■ São tumores benignos hipervascularizados (Figura 30.3), localmente agressivos, atingindo pacientes do sexo masculino, geralmente entre 7 e 25 anos.
■ Os sintomas habituais são: epistaxe reincidente, obstrução nasal.
■ As ferramentas diagnósticas são representadas por endoscopia nasal, tomografia e a RM.
■ O tratamento cirúrgico é praticado por via endoscópica endonasal ou por via externa após embolização dos vasos que irrigam a região.

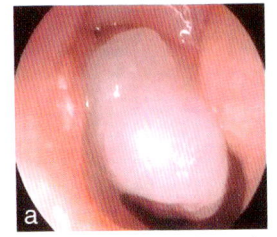

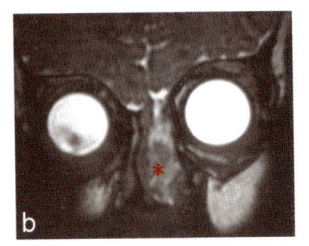

**Figura 30.2.** Meningoencefalocele nasal esquerda visível em endoscopia (a) e em corte frontal de RM (b).
O tecido cerebral herniado nunca é funcional.

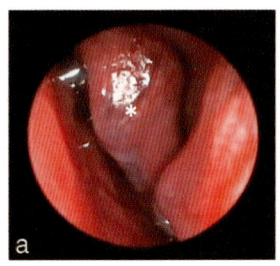

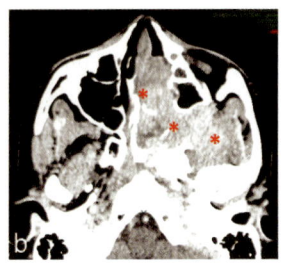

**Figura 30.3.** Nasoangiofibroma visível em endoscopia endonasal (a, asterisco) e em corte tomográfico axial (b, asterisco).

## Rabdomiossarcomas craniofaciais

- Na criança, mais de um terço dos rabdomiossarcoma envolvem a região da cabeça e do pescoço.
- A ORL intervém, essencialmente, na fase diagnóstica, inclusive para realizar a biópsia inicial.
- O tratamento baseia-se, na maioria dos casos, na quimiorradioterapia. Alguns tumores parameníngeos, no entanto, podem-se beneficiar, antes da radioterapia, de uma cirurgia de exérese de tumor.

# Infecções

## Tumores de Pott

- Trata-se de uma osteomielite da calota craniana frontal complicando rinossinusite frontal (Figura 30.4).
- Observa-se uma tumefação frontal em contexto de rinossinusite aguda frontal.

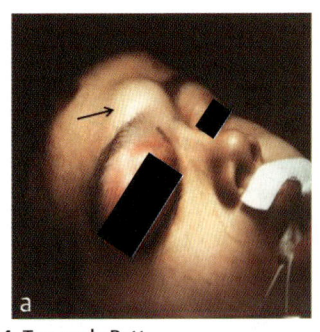

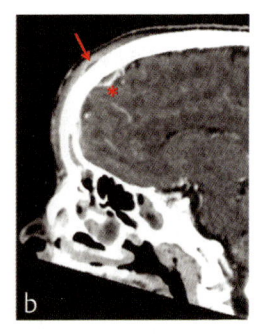

**Figura 30.4. Tumor de Pott.**
a. Fotografia mostrando a tumefação frontal. b. Tomografia em corte sagital com abcesso subcutâneo (seta) e empiema extradural (asterisco).

- Tomografia e RM permitem evidenciar osteomielite da calota frontal, trajetos fistulosos subcutâneos frontais e, frequentemente, empiema extradural.
- O tratamento consiste em punção ou drenagem do abcesso subcutâneo; antibioterapia prolongada por diversas semanas; e, por vezes, drenagem cirúrgica do empiema extradural associado.

## Empiemas epi e subdural

- Os empiemas epi e subdural (Figura 30.5) são consecutivos de rinossinusite, geralmente frontal, de otite ou de mastoidite.
- Os sinais reveladores são os seguintes: febre prolongada, cefaleias intensas, baixa da atenção, epilepsia, sinais neurológicos. Estes últimos são mais frequentes nos empiemas subdurais.
- O diagnóstico é definido por tomografia ou RM.
- O tratamento consistem em: antibioterapia intravenosa; drenagem cirúrgica do empiema, muitas vezes associada à drenagem do foco infeccioso nasossinusal responsável – essa drenagem é sistemática nas localizações subdurais, mas não nas formas extradurais.

## Tromboflebites dos seios intracranianos

- Essas tromboflebites surgem após rinossinusites, otites e, sobretudo, mastoidites (então localizadas no seio sigmoide).
- Geralmente são assintomáticas; raramente encontram-se cefaleias, distúrbios de visão, paralisia do VI, ataxia.
- O diagnóstico é realizado por tomografia com ou sem contraste ou por RM.
- O tratamento tem por base uma anticoagulação sistemática em complemento da antibioterapia, e drenagem cirúrgica do foco infeccioso de origem.

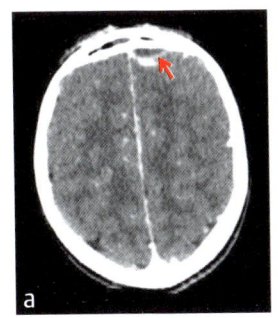

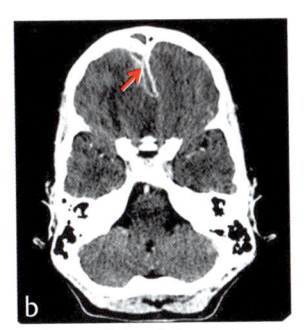

Figura 30.5. Empiema extradural (a, seta) e empiema subdural (b, seta) em rinossinusite frontal.

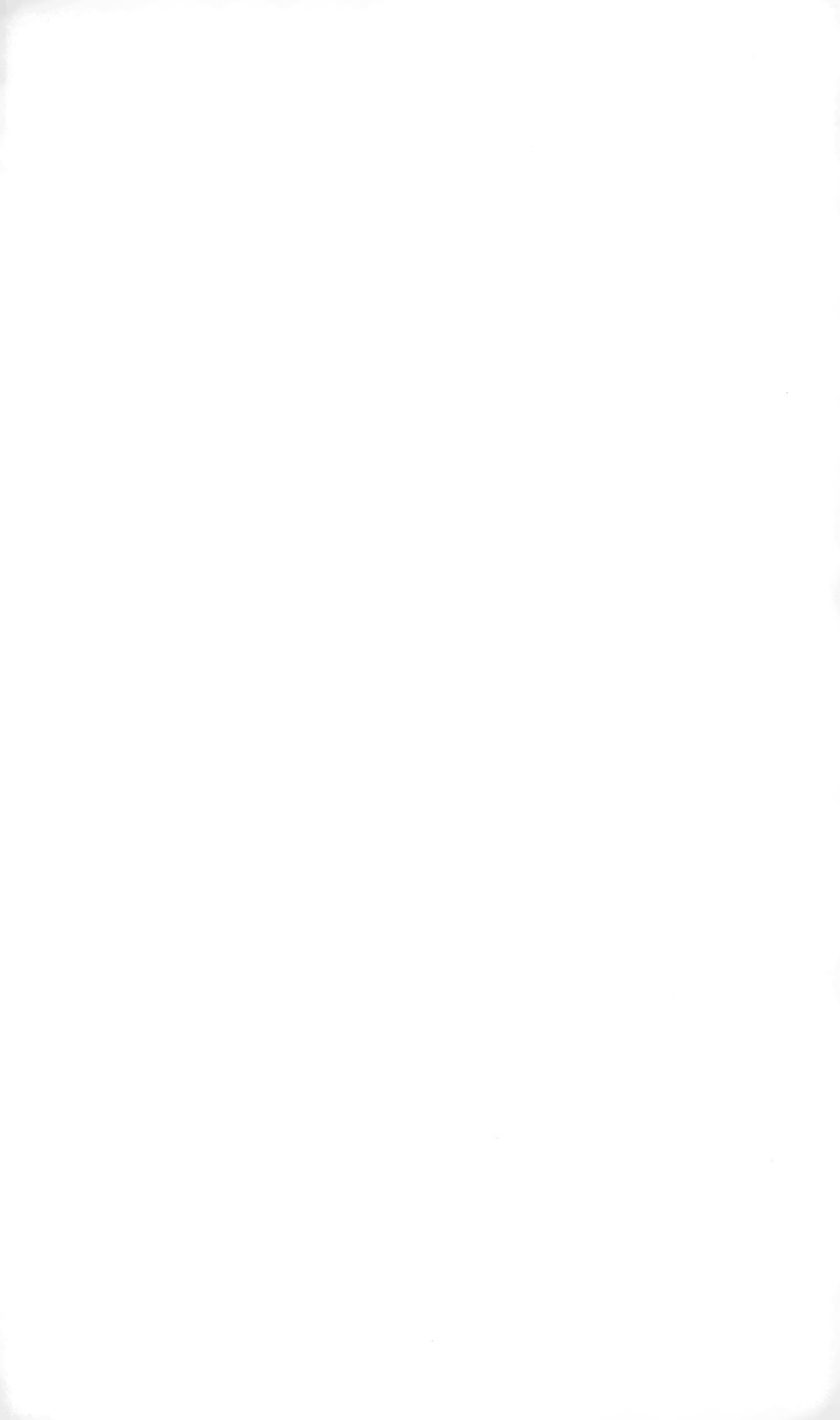

# PARTE 4

# Patologias Cervicofaciais

| | | |
|---|---|---|
| Capítulo 31 | Adenites e Abscessos *(Bertrand Gardini)* | 241 |
| Capítulo 32 | Abcessos Para e Retrofaríngeos *(Catherine Blanchet, Hélène Schmaltz)* | 247 |
| Capítulo 33 | Cistos e Fístulas Cervicais *(Marion Blanchard)* | 255 |
| Capítulo 34 | Cistos e Fístulas da Face *(Soizick Pondaven Letourmy, Emmanuel Lescanne)* | 263 |
| Capítulo 35 | Massas Cervicais *(Richard Nicollas, Éric Moreddu)* | 271 |
| Capítulo 36 | Patologias das Glândulas Salivares *(Frédéric Faure, Jérôme Nevoux)* | 281 |
| Capítulo 37 | Hemangiomas e Malformações Vasculares Cervicais *(Natacha Teissier)* | 289 |
| Capítulo 38 | Traumatismos Cervicofaciais *(Grégory Hosana, Pierre Fayoux)* | 299 |

CAPÍTULO
# 31

# Adenites e Abscessos

Bertrand Gardini

## ESTRUTURA DO CAPÍTULO

- **Adenites**
  - Clínica
  - Diagnóstico diferencial
  - Sinais de gravidade
  - Avaliação complementar
  - Etiologias
- **Abscessos**
- **Conclusão**

> **Pontos-chave**
> - A descoberta de uma lesão cervical em crianças é frequente.
> - O exame clínico e a anamnese permitem, na maioria dos casos, fazer o diagnóstico.
> - Os exames complementares e de imagem apresentam interesse certo no diagnóstico e no acompanhamento.
> - Em caso de dúvida com origem não infeciosa, exame citológico deve ser feito.
> - O tratamento se baseia, geralmente, em antibioticoterapia empírica ou orientada no caso em que amostragens bacteriológicas tenham sido realizadas.

## Adenites

### Clínica

O exame clínico e a anamnese permitem orientar o diagnóstico.
Os elementos clínicos essenciais são [1–2]:
- idade do paciente;
- noção de contágio infeccioso;
- localização da adenite;
- seu tamanho e sua consistência à palpação;
- há quanto tempo apareceu e sua evolução;
- sinais associados:
  - outras localizações de lesões;
  - hepato ou esplenomegalia associada;
  - emagrecimento, alteração do estado geral;
  - sudorese e febre especialmente noturna.

### Diagnóstico diferencial

- A localização na linha mediana, ou nas regiões das fendas branquiais, indica um cisto do tireoglosso ou de origem branquial.
- Uma origem tumoral deve ser apontada [4]. O neuroblastoma, antes dos 3 anos de idade, apresenta, por vezes, sinais simpáticos. Exames de imagens [5] o indicarão e a anatomopatologia defini-lo-á.
- A ausência de localização bem determinada, existindo desde o nascimento, com consistência por vezes firme ao exame, indica linfangioma cístico [1] em fase inflamatória. A ultrassonografia, a TC e a RM permitirão o diagnóstico.

### Sinais de gravidade

É conveniente buscar os sinais de gravidade da adenopatia [6,7]:
- localização subclavicular;
- tamanho superior a 2 cm, lesão fixa;

- perda de peso superior a 10%;
- suores noturnos, febre persistente;
- aumento de tamanho progressivo.

## Avaliação complementar

Balanço sanguíneo, exames de imagem, punção por agulha e exérese da lesão podem ser realizados.

## Etiologias

### Adenites cervicais múltiplas agudas

- A origem viral [2] é frequente e indicada em casos de adenopatias múltiplas, bilaterais, evoluindo há pouco tempo. Uma associação a outros sinais virais é possível. Os vírus clássicos são o citomegalovírus (CMV), o vírus Epstein-Barr (EBV) e o vírus sincicial respiratório (VSR). As sorologias específicas e um hemograma são argumentos complementares. O diagnóstico deve ser colocado em questão em caso de evolução por mais de 3 semanas.
- A origem pode ser bacteriana: a tularemia se apresenta com febre alta e adenopatias.
- A toxoplasmose também pode ser uma causa, com adenopatias posteriores e occipitais. A sorologia é específica. Nenhum tratamento se faz necessário, na maioria dos casos.
- A doença de Kawasaki, que é uma vasculite inflamatória, representa outra etiologia. Ela associa febre, adenopatias múltiplas e afecção cutaneomucosa. O risco está vinculado aos aneurismas coronários, presentes em 20 a 30% dos casos.
- Duas outras patologias devem ser ainda lembradas como causas, a sarcoidose e a doença de Kikuchi.

### Adenite aguda isolada

- A origem bacteriana é a mais frequente. As adenopatias são isoladas, maiores que 1,5 cm, unilaterais e encontradas em crianças com menos de 4 anos. As bactérias frequentes são: *Staphylococcus aureus* antes de 2 anos [9], e o estreptococo beta-hemolítico do grupo A. O perfil hematológico e bioquímico aponta neutrofilia e provas inflamatórias alteradas. A ultrassonografia ou a TC confirmam o diagnóstico e devem identificar possível supuração. Antibioticoterapia por 10 dias deve ser implementada com reavaliação clínica após alguns dias.
- Patologias virais, como a mononucleose infecciosa [9], também podem resultar em quadro similar.
- Se não há melhora após 3 semanas de tratamento, faz-se necessário buscar por patologia tumoral.

## Supurações

Uma supuração lenta ou crônica indica origens específicas:
- doença da arranhadura do gato: é transmitida por pulgas infectadas quando de um arranhão ou uma mordida de gato (*Bartonella henselae*). Uma associação de febre alta, adenopatias, astenia e, por vezes, afecção cutânea pode ser encontrada. O diagnóstico de certeza se dá por sorologia e, atualmente, por PCR [8] a partir de biópsia ganglionar. A resolução é espontânea em 90% dos casos; por vezes, antibiotocoterapia ou exérese cirúrgica é necessária;
- tuberculosa ganglionar [9]: existe uma positividade muito grande à IDR (intradermorreação) na ausência de vacina e na presença de sinais clínicos compatíveis. O diagnóstico se baseia na positividade das amostragens. O tratamento antibiótico associa poliantibioterapia ao longo de diversos meses;
- micobactérias atípicas: uma fístula cutânea é clássica. Os germes clássicos são *Mycobactrium avium* e *kansaii*. O diagnóstico de certeza é difícil e demanda diversas semanas de cultura após exérese cirúrgica. O tratamento pode incluir antimicrobianos tuberculostáticos até o diagnóstico e, por vezes, necessita de exérese cirúrgica.

## Abscessos (Figura 31.1)

- Trata-se, na maioria dos casos, de uma complicação de adenite bacteriana de *Staphylococcus aureus* ou estreptococos [10].
- Os sinais clínicos diferem em função da localização:
  - submandibular (os mais frequentes): disfagia, enrijecimento cervical;
  - parafaríngea anterior: dor, disfagia, trismo;
  - retrofaríngea: torcicolo, dispneia, estado séptico.
- Diagnóstico clínico e de imagens – ultrassonografia (Figura 31.2) ou tomografia computadorizada com contraste (Figura 31.3) – devem atentar-se às complicações porventura existentes (tromboflebite da veia jugular, erosão carotídea).

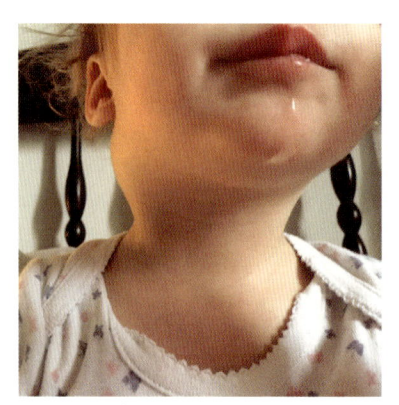

**Figura 31.1.** Abscesso laterocervical direito.

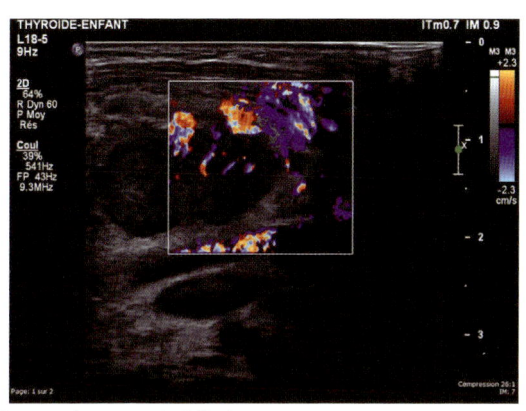

**Figura 31.2.** Abscesso laterocervical direito.
Ultrassonografia com Doppler em cores.

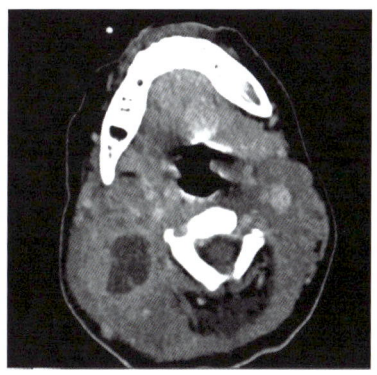

**Figura 31.3.** Abscesso laterocervical direito.
Tomografia computadorizada contrastada.

- O tratamento associa antibioticoterapia intravenosa empírica (estafilococos methi-S ou estreptococos). O tratamento pode ser continuado por via oral, após 48 horas de apirexia.
- Um esvaziamento por punção ou cirurgia de drenagem por vezes é necessário em caso de resistência à antibioticoterapia ou de sinais de gravidade.

# Conclusão

As adenites são patologias muito frequentes em crianças. Elas são, na maior parte do tempo, perfeitamente benignas, mas necessitam de atenção particular em função do risco de complicações, de etiologias bacterianas graves e da origem maligna por vezes identificadas.
A Figura 31.4 recorda a conduta a ter face às adenopatias.

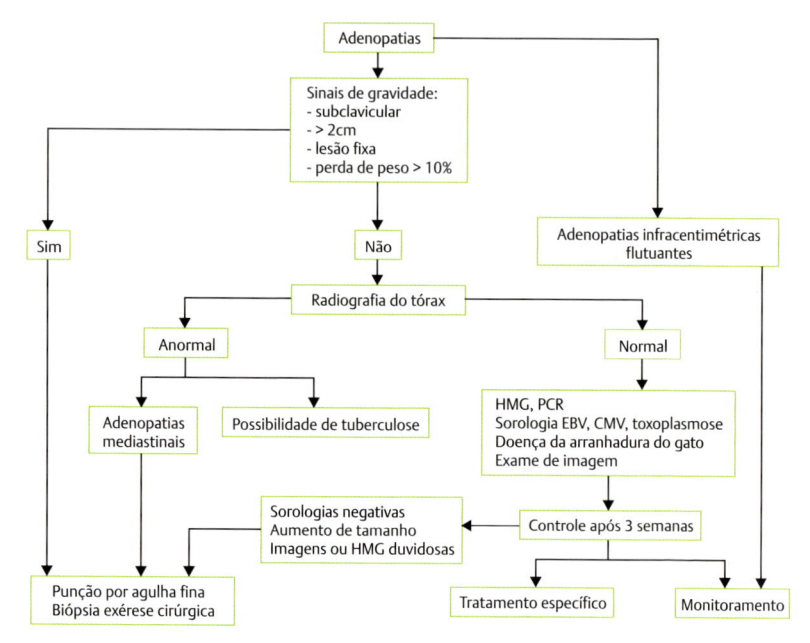

```
                                    Adenopatias
                                         │
                          Sinais de gravidade:
                          - subclavicular
                          - > 2cm
                          - lesão fixa
                          - perda de peso > 10%
                                         │
        ┌────────────────┬───────────────┴──────────────┐
       Sim              Não                    Adenopatias infracentimétricas
                                                       flutuantes
                         │
                 Radiografia do tórax
                  ┌──────┴──────┐
               Anormal        Normal
                                 │
   ┌──────────┬───────┐    HMG, PCR
Adenopatias  Possibilidade   Sorologia EBV, CMV, toxoplasmose
mediastinais de tuberculose  Doença da arranhadura do gato
                             Exame de imagem
                                 │
              Sorologias negativas ← Controle após 3 semanas
              Aumento de tamanho
              Imagens ou HMG duvidosas
                                 │
 Punção por agulha fina     Tratamento específico   Monitoramento
 Biópsia exérese cirúrgica
```

**Figura 31.4. Conduta a ser tomada frente às adenopatias.**
CMV: citomegalovírus; EBV: vírus Epstein-Barr.

## Referências

[1] Goins MR, Beasley MS. Pediatric neck masses. Oral Maxillofac Surg Clin North Am 2012; 24(3) : 457–68.
[2] Rosenberg TL, Nolder AR. Pediatric cervical lymphadenopathy. Otolaryngol Clin North Am 2014; 47(5) : 721–31.
[3] LaRiviere CA, Waldhausen JHT. Congenital cervical cysts, sinuses, and fistulae. Surg Clin North Am 2012; 92(3) : 583–97.
[4] Manjaly JG, Alexander VR, Pepper CM. Primary cervical ganglioneuroblastoma. Int J Pediatr Otorhinolaryngol 2015; 79(7) : 1007–12.
[5] Tranvinh E, Yeom KW, Iv M. Imaging neck masses in the neonate and young infant seminars in ultrasound, CT and MRI. Semin Ultrasound CT MR 2015; 36(2) : 120–37.
[6] Hambleton L, Sussens J, Hewitt M. Lymphadenopathy in children and young people. Paediatr Child Health 2016; 26(2) : 63–7.
[7] Stutchfield CJ, Tyrrell J. Evaluation of lymphadenopathy in children. Paediatr Child Health 2012; 22(3) : 98–102.
[8] Melenotte C, Edouard S, Lepidi H, Raoult D. Diagnostic des adénites infectieuses. Rev Med Interne 2015; 36(10) : 668–76.
[9] Faddoul D. Childhood tuberculosis : an overview. Review. Adv Pediatr 2015; 62(1) : 59–90.
[10] Neff L, Newland JG, Sykes KJ, et al. Microbiology and antimicrobial treatment of pediatric cervical lymphadenitis requiring surgical intervention. Int J Pediatr Otorhinolaryngol 2013; 77(5) : 817–20.

CAPÍTULO 32

# Abcessos Para- e Retrofaríngeos

Catherine Blanchet ▪ Hélène Schmaltz

## ESTRUTURA DO CAPÍTULO

- **Lembretes anatômicos e generalidades**
- **Quadros clínicos**
  - Sinais de alerta
  - Abcesso retrofaríngeo
  - Abcesso pós-estiloide
  - Abcesso pré-estiloide
- **Abordagem**
  - Tratamento médico
  - Drenagem cirúrgica

## Pontos-chave

- Os abcessos para- e retrofaríngeos são infecções bacterianas que complicam as infecções faríngeas banais.
- São mais frequentes antes dos 7 anos.
- O diagnóstico deve ser considerado frente a um torcicolo febril.
- O diagnóstico é confirmado por imagens tomográficas.
- O tratamento tem por base antibioticoterapia parenteral e drenagem cirúrgica em caso de importante coleção ou de falha da antibioticoterapia isolada.

## Lembretes anatômicos e generalidades

■ Os espaços perifaríngeos são divididos em espaço retrofaríngeo e espaço parafaríngeo, que se subdivide em espaços pré-estiloide e pós-estiloide (Figura 32.1).

■ As infecções dos espaços retrofaríngeos e pós-estiloide evoluem a partir de uma adenite, enquanto aquelas do espaço pré-estiloide são ligadas à difusão de uma infecção amigdaliana ou dentária.

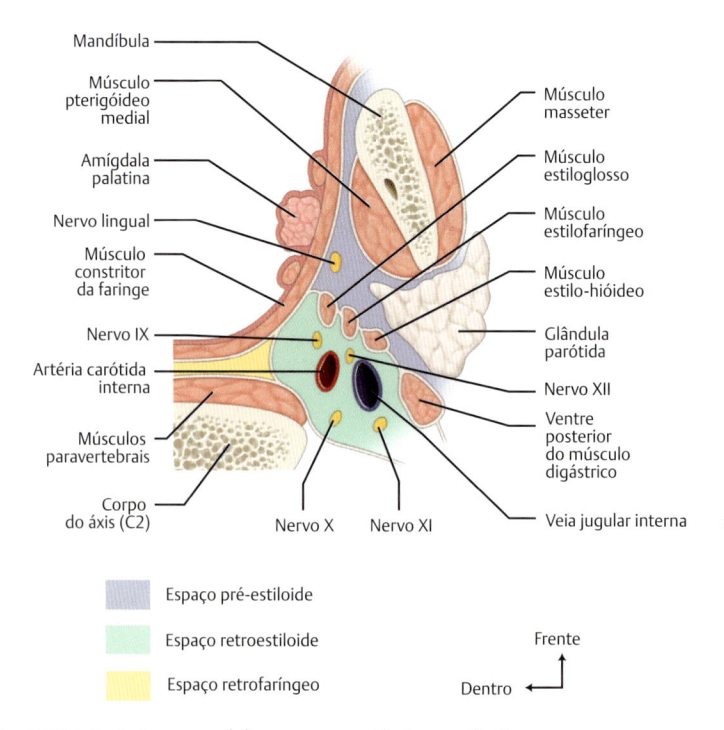

**Figura 32.1.** Corte transversal dos espaços perifaríngeos direitos.

- As infecções dos espaços profundos da face e do pescoço são potencialmente graves e podem levar a risco de vida.
- A frequência das infecções diminui com a idade, dada a involução natural dos gânglios retrofaríngeos aos 7 anos de idade.
- O uso de anti-inflamatórios não esteroides poderia ser um fator de risco de complicações e de infecção profunda da face e do pescoço.

## Quadros clínicos (Quadro 32.1)

### Sinais de alerta

Em caso de faringite ou de angina, uma complicação na região dos espaços profundos deve ser considerada frente a uma alteração do estado geral com síndrome séptica grave ou na presença de sintomas unilaterais, trismo, torcicolo, dispneia, tumefação laterocervical ou inflamação cutânea. Esses sinais alertam para a necessidade de uma avaliação hospitalar especializada.

### Abcesso retrofaríngeo

- Idade de ocorrência: < 7 anos.
- Origem: esses abcessos podem ser decorrentes de complicação de rinofaringite (frequência ++), secundários à ingestão de corpo estranho ou surgir pós-adenoidectomia.
- Sintomas:
    - frequentes: febre, odinofagia, torcicolo, cervicalgias, dispneia precoce;
    - raros: hipersialorreia.
- Exame clínico: coloca em evidência um edema mediano da parede faríngea posterior, a ausência de trismo e de tumefação cervical.
- Diagnóstico diferencial: epiglotite, tumor.
- Complicações: podem ser respiratórias, ósseas ou mediastinais.
- Atentar-se para o risco aumentado de entubação difícil no bloco cirúrgico e para a possibilidade de corpo estranho associado.

### Abcesso pós-estiloide

- Idade de ocorrência: < 7 anos.
- Origem: infecções oro- e rinofaríngeas.
- Sintomas: febre, odinofagia, torcicolo ou rigidez cervical.
- Diagnóstico diferencial: torcicolo não febril, síndrome meníngea.
- Exame clínico: revela tumefação cervical muito frequentemente, discreto abaulamento do pilar posterior deslocando a amígdala para a frente, ausência de trismo.
- Complicações: podem ser respiratórias, vasculares, neurológicas e mediastinais.

**Quadro 32.1.** Características clínicas e complicações das infecções perifaríngeas.

| Localização | | Idade | Ponto de origem | Sintomas | Exame endobucal | Complicações |
|---|---|---|---|---|---|---|
| Infecções retrofaríngeas e pós-estilóides | Infecções retrofaríngeas | < 7 anos | Rinofaringites +++ Anginas | Febre e odinofagia Torcicolo/rigidez cervical Tumefação laterocervical mal delimitada | Tumefação mediana da parede faríngea posterior | Dispneia obstrutiva, edema laríngeo, pneumopatia de inalação Torcicolo com luxação de atlas e áxis (síndrome de Grisel) Osteomielite Mediastinite |
| | Infecções pós-estilóides | | Rinofaringites Anginas | | Tumefação lateral retroamigdaliana | Dispneia obstrutiva Trombose da veia jugular Erosão da carótida Afecção dos pares cranianos Mediastinite |
| Infecções pré-estilóides | | > 8 anos | Anginas Infecções dentárias | Tumefação laterocervical alta Febre e odinofagia Trismo Hipersialorreia | Abaulamento faríngeo com deslocamento da amígdala para dentro | Celulite cervical profunda e extensiva |

## Abcesso pré-estiloide

- Idade de ocorrência: crianças > 7 anos, adolescente, adulto.
- Origem: foco dental > abscesso periamigdaliano > angina.
- Sintomas: febre, odinofagia, ausência de torcicolo.
- Exame clínico: revela uma amígdala deslocada medialmente, trismo, hipersialorreia, tumefação parotideana e submandibular.
- Diagnóstico diferencial: abscesso periamigdaliano.
- Complicações: pode ocorrer celulite cervical profunda e extensiva (fascite necrosante) por difusão da infecção nas regiões parotideanas, submandibulares, pós-estiloides, retrofaríngeas e até mediastinal.

## Abordagem

- Hospitalização rápida em centro especializado é necessária.
- Avaliação laboratorial deve ser realizada.
- Exame de imagem por tomografia computadorizada com contraste (Figuras 32.2 e 32.3) deve ser realizado; RM deve ser feita em caso de dúvida no diagnóstico. Ultrassonografia é realizada eventualmente no acompanhamento, mas ela explora mal os espaços profundos.

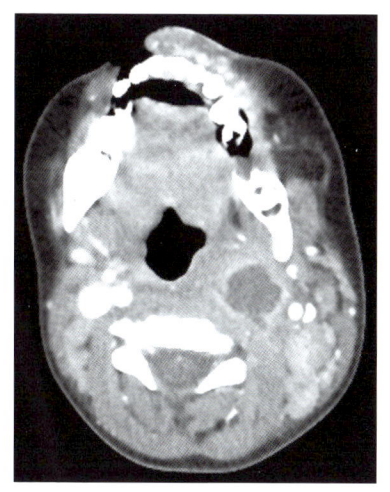

**Figura 32.2.** Corte tomográfico axial de abcesso pós-estiloide esquerdo.

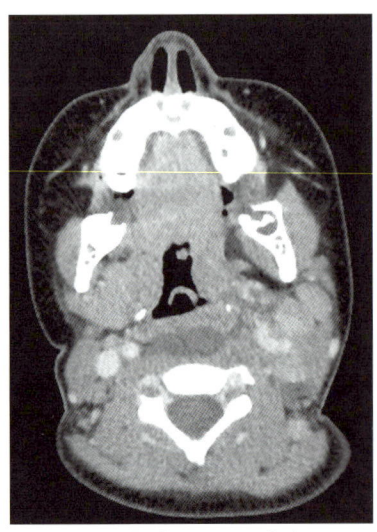

**Figura 32.3.** Corte tomográfico axial de abcesso retrofaríngeo.

**Quadro 32.2.** Tratamento médico dos abcessos para- e retrofaríngeos.

|  | Primeira escolha | Alergias às penicilinas |
|---|---|---|
| Tratamento inicial no hospital (IV) | Cefalosporina de 3ª geração (C3G) + metronidazol (+ lincosamidas em caso de sinais de toxicidade)[1] Alternativa: amoxicilina – ácido clavulânico 150 mg/kg/dia[2] | Cefalosporina de 3ª geração (C3G) + metronidazol (+ lincosamidas em caso de sinais de toxicidade) Parecer do infectologista pediátrico |
| Sequência via oral ambulatorial | Amoxicilina – ácido clavulânico 80 mg/kg/dia | Parecer do infectologista pediátrico |

[1] Société française d'oto-rhino-laryngologie et de chirurgie maxillo-faciale. Recommandation pour la pratique Clinique: Complications loco-régionales des pharyngites. Texte long, 2009.
[2] Lorrot M, Haas H, Hentgen V et al. Antibiotherapy of severe ENT infections in children: peripharyngeal abscesses. Arch Pediatr 2013; 20 Suppl 3: e1-4.

## Tratamento médico

O tratamento médico compreende:
- antibioticoterapia intravenosa de largo espectro cobrindo aeróbias e anaeróbias seguido por antibioticoterapia por via oral (duração total de 10 a 15 dias) (Quadro 32.2);
- analgésicos (paracetamol);
- corticoterapia em dose única em caso de obstrução respiratória.

Os anti-inflamatórios não esteroides (AINEs) são contraindicados e não há indicação de anticoagulação com objetivo preventivo na criança.

# Abcessos Para- e Retrofaríngeos

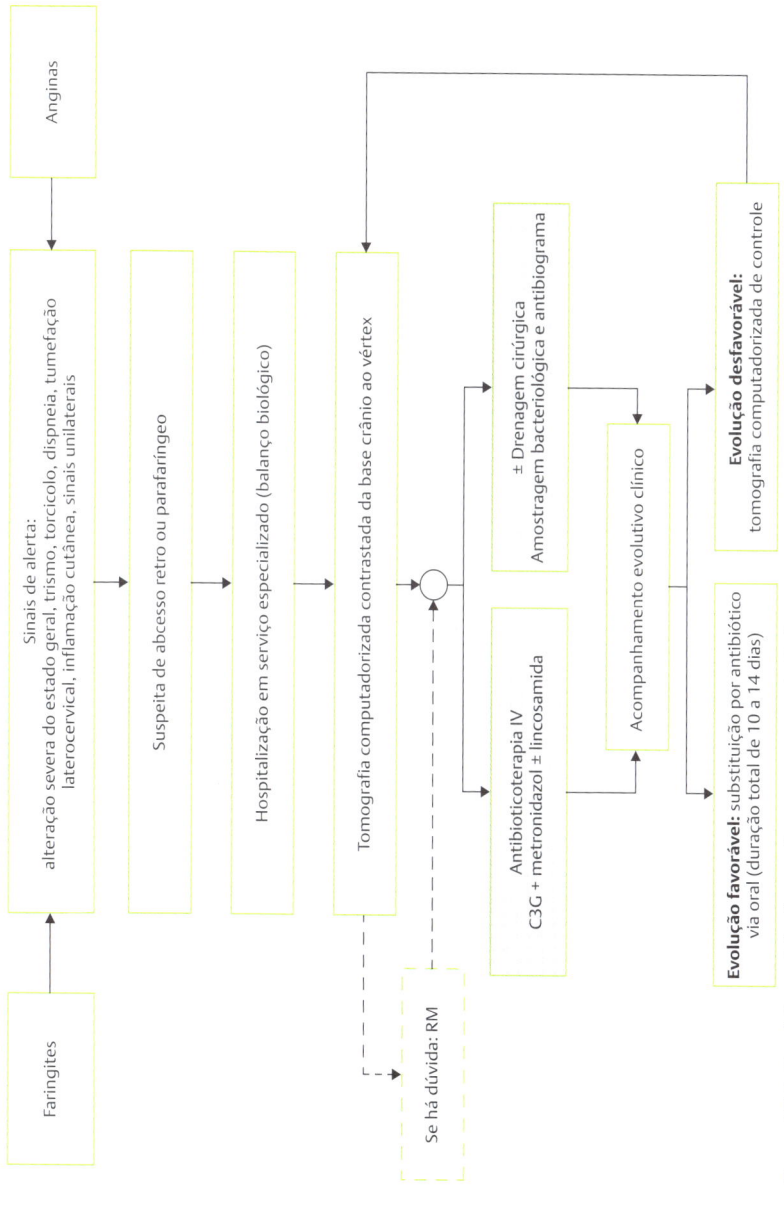

```
Faringites → Sinais de alerta: ← Anginas
              alteração severa do estado geral, trismo, torcicolo, dispneia, tumefação
              laterocervical, inflamação cutânea, sinais unilaterais
                                    ↓
              Suspeita de abcesso retro ou parafaríngeo
                                    ↓
              Hospitalização em serviço especializado (balanço biológico)
                                    ↓
              Tomografia computadorizada contrastada da base crânio ao vértex
                                    ↓
              (Se há dúvida: RM)
                                    ↓
         ┌──────────────────────────┴──────────────────────────┐
         ↓                                                     ↓
  ± Drenagem cirúrgica                          Antibioticoterapia IV
  Amostragem bacteriológica e antibiograma       C3G + metronidazol ± lincosamida
         │                                                     │
         └──────────────→ Acompanhamento evolutivo clínico ←───┘
                                    ↓
         ┌──────────────────────────┴──────────────────────────┐
         ↓                                                     ↓
  Evolução favorável: substituição por antibiótico      Evolução desfavorável:
  via oral (duração total de 10 a 14 dias)              tomografia computadorizada de controle
```

**Figura 32.4.** Conduta a adotar face a abcessos para- e retrofaríngeos.
C3G: cefalosporina de 3ª geração.

## Drenagem cirúrgica

- Para os abcessos retrofaríngeos e pós-estiloides, a drenagem cirúrgica é feita imediatamente com amostragens bacteriológicas se a coleção for > 15 mm ou em caso de fracasso do tratamento clínico por 72 horas e coleção < 15 mm.
- Para os abcessos pré-estiloides, a drenagem cirúrgica é quase que sistemática, a não ser que a infecção esteja bem circunscrita, sem complicação. Existe risco de entubação difícil (trismo). O procedimento indicado compreende, na maior parte dos casos, amigdalectomia ± cervicotomia submandibular.

A conduta a adotar frente aos abcessos para- e retrofaríngeos está indicada na Figura 32.4.

CAPÍTULO
33

# Cistos e Fístulas Cervicais

Marion Blanchard

## ESTRUTURA DO CAPÍTULO

- **Cistos e fístulas laterocervicais**
  - Cistos e fístulas da 1ª fenda branquial
  - Cistos e fístulas da 2ª fenda branquial
  - Cistos da 4ª bolsa branquial
- **Cistos medianos do pescoço**
  - Cistos do ducto tireoglosso
  - Cistos dermoides da linha mediana

> **Pontos-chave**
> - Os cistos e fístulas da 2ª fenda branquial raramente podem se integrar a uma síndrome branquio-otorrenal. Seu tratamento é cirúrgico por via externa.
> - Os cistos da 4ª bolsa apresentam-se como abcessos laterocervicais baixos situados em região paramediana esquerda. São sempre associados a uma fístula mucosa do fundo do seio piriforme cuja visualização endoscópica confirma o diagnóstico, e cuja cauterização a *laser* permite a cura do cisto em 80 a 85% dos casos.
> - Os cistos do ducto tireoglosso são cervicais medianos, situados entre a base da língua, em cima, e o istmo da tireoide embaixo. Eles podem ser antiestéticos, se superinfectam com frequência e raramente podem degenerar em carcinomas tireoidianos. Seu tratamento consiste em exérese cirúrgica após realização de ultrassonografia que tenha permitido eliminar presença de tireoide ectópica, cuja retirada seria deletéria.

## Cistos e fístulas laterocervicais

### Cistos e fístulas da 1ª fenda branquial

■ Os cistos e fístulas do 1º arco branquial se situam em uma área limitada na parte de cima do assoalho do conduto auditivo externo, posteriormente pela borda anterior do músculo esternoclidomastóideo, anteriormente, e embaixo pelo osso hioide. Podem-se associar a fístula do assoalho do conduto auditivo ou uma ponte fibrosa entre o assoalho do conduto auditivo e a membrana timpânica.

■ A exérese cirúrgica, sempre indicada, se faz sob monitoramento do nervo facial frente as frequentes relações estreitas destes cistos e fístulas com o nervo facial.

### Cistos e fístulas da 2ª fenda branquial

■ São os mais frequentes dentre os cistos e fístulas congênitos laterocervicais.

■ Trata-se de uma falha de reabsorção do seio cervical no trajeto da 2ª fenda branquial.

■ Pode ser observada fístula isolada, cisto isolado ou fístula se comunicando com um cisto.

## Fístulas

- O diagnóstico é clínico, feito precocemente ao nascimento.
- Observa-se pequena fístula com bordas nítidas (Figura 33.1) no terço inferior da borda anterior do músculo esternoclidomastóideo, por vezes com escoamento de secreções viscosas claras ou turvas.
- Tratamento: é cirúrgico, com exérese do trajeto fistuloso em sua totalidade (Figura 33.2).

## Cistos

- O diagnóstico é levantado frente à aparição de uma tumefação laterocervical inflamatória quando de episódio infeccioso.
- A tumefação é ovalar, persistente, móvel.
- Exame complementar: uma tomografia cervical contrastada pode ser realizada.
- Tratamento: é cirúrgico, com exérese completa do cisto por cervicotomia.

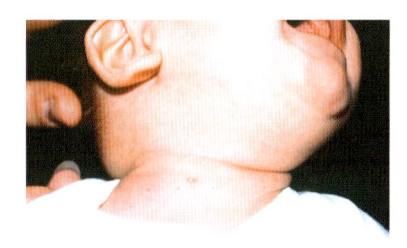

**Figura 33.1.** Fístula da 2ª fenda branquial direita.

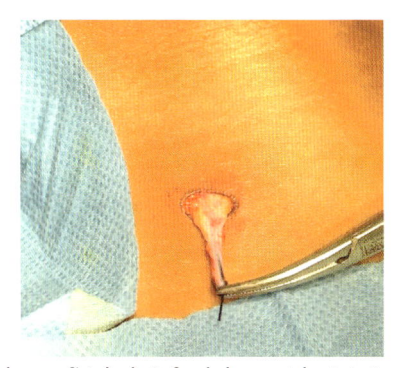

**Figura 33.2.** Exérese de uma fístula da 2ª fenda branquial cateterizada.
Vista peroperatória.

Os cistos ou fístulas do 2º arco branquial podem-se integrar na síndrome brânquio-otorrenal (BOR), de transmissão autossômica dominante, identificada pela presença de três critérios de diagnóstico principal (dentre estes: fístula ou cisto do 2º arco, fístula pré-auricular, malformação do pavilhão auditivo, surdez de transmissão ou de percepção, anomalias renais) ou de dois critérios principais e dois menores (dentre os que seguem: fibrocondroma ou encondroma antitragiano, estenose do conduto auditivo externo, malformações ossiculares ou da orelha interna, assimetria facial ou anomalias palatinas).

## Cistos da 4ª bolsa branquial

- Esses cistos se situam, habitualmente, do lado esquerdo, na parte baixa do pescoço, próximo à glândula tireoide, e nunca estão associados a fístulas cutâneas congênitas.
- Por outro lado, uma fistulação cutânea cervical secundária à superinfecção pode surgir.
- Um orifício fistuloso mucoso sempre está presente no fundo do seio piriforme (porções laterais da hipofaringe envolvendo o vestíbulo laríngeo).

### Forma neonatal

- Trata-se de uma massa cística laterocervical muitas vezes volumosa (Figura 33.4).
- Exame complementar: uma tomografia cervical contrastada é realizada e pode revelar nível hidroaéreo indicando comunicação com a faringe (Figura 33.5).
- Diagnóstico diferencial: linfangioma, cisto tímico, teratoma cístico etc.
- O diagnóstico é confirmado pela visualização endoscópica do orifício fistuloso no fundo do seio piriforme (Figura 33.3).
- O tratamento consiste de exérese em cisto por cervicotomia.

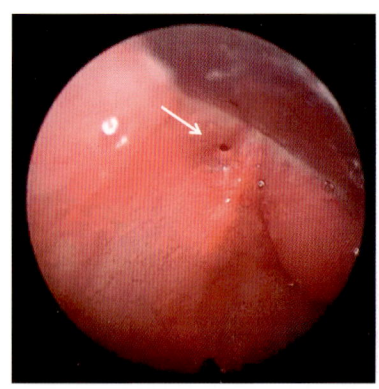

**Figura 33.3** Fístula da 4ª bolsa branquial esquerda (orifício da fístula na hipofaringe). Vista peroperatória quando de uma hipofaringoscopia.

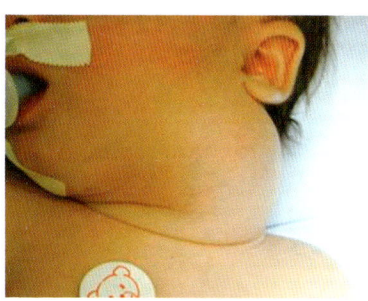

**Figura 33.4.** Cisto da 4ª bolsa branquial esquerda de descoberta neonatal.
Volumosa massa laterocervical esquerda.

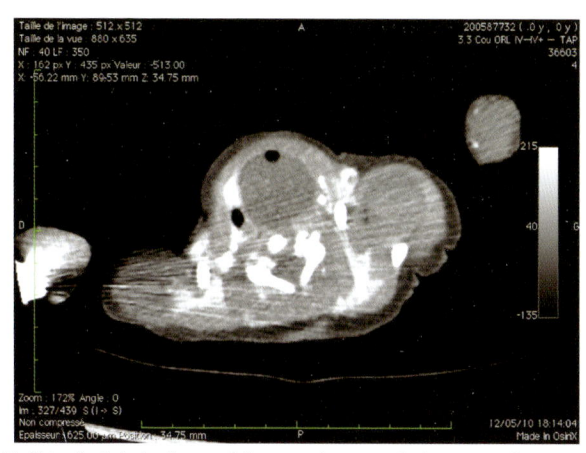

**Figura 33.5.** Cisto da 4ª bolsa branquial esquerda em período neonatal.
Lesão cística hipodensa contendo bolha de ar.

## Forma pediátrica

- O diagnóstico é estabelecido por ocasião das superinfecções que se apresentam na forma de abcessos muitas vezes reincidentes junto à tireoide do lado esquerdo (Figura 33.6).
- Exame complementar: tomografia cervical contrastada, mas, sobretudo, a endoscopia, permitem evidenciar a fístula do seio piriforme, o que confirma o diagnóstico.
- Tratamento: as superinfecções são tratadas por antibioterapia; o cisto é tratado por cauterização endoscópica a *laser* da fístula do seio piriforme. Esse procedimento precisa, por vezes, ser repetido. Em caso de fracasso dos procedimentos endoscópicos (15 a 20% dos casos), uma exérese do cisto por via cervical externa é necessária.

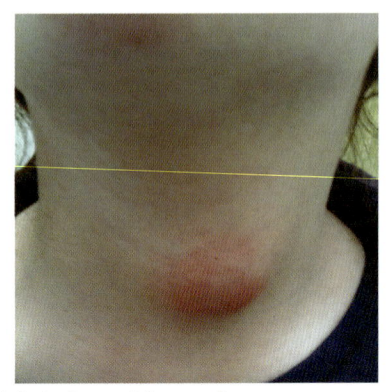

**Figura 33.6.** Cisto da 4ª bolsa branquial esquerda.
Inflamação em placa paramediana esquerda em vista da tireoide.

## Cistos medianos do pescoço

### Cistos do ducto tireoglosso (Figuras 33.7 e 33.8)

- Esses cistos são frequentes (40% das malformações congênitas cervicais).
- Eles têm por origem o trajeto de migração embrionária da glândula tireoide e são, portanto, situados ao longo deste trajeto. A apresentação clínica é aquela de uma massa cervical mediana situada em algum ponto ao longo deste trajeto, seja entre a base da língua e o istmo da tireoide, com muitas vezes relações estreitas com o corpo do osso hioide. Com frequência, muitos cistos estão presentes.
- Não há fístula cutânea congênita associada.
- A ultrassonografia confirma a natureza cística da lesão e elimina tireoide ectópica, assim como um gânglio pré-laríngeo. Esse exame não permite, no entanto, eliminar outro possível diagnóstico diferencial, o cisto dermoide. Somente uma histologia da peça operatória permite distinguir entre estes dois tipos de cistos.
- A cirurgia se justifica pelas seguintes razões: aspecto antiestético, superinfecções frequentes, risco de degeneração (carcinoma tireoidiano) em cerca de 2% dos casos.
- Apesar de uma exérese passando ao largo da lesão (técnica de Sistrunk removendo a borda medial dos músculos infra-hióideos, o corpo do osso hioide e um cone muscular na base da língua), a porcentagem de reincidência é de cerca de 5 a 10%.

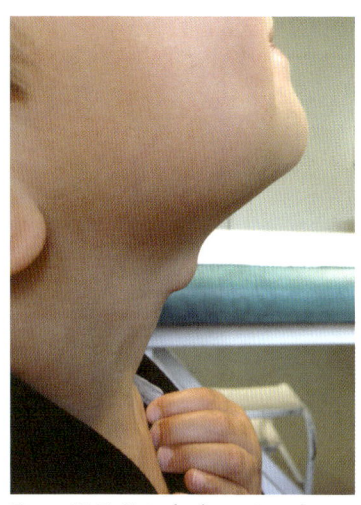

**Figura 33.7.** Cisto do ducto tireoglosso não superinfectado.

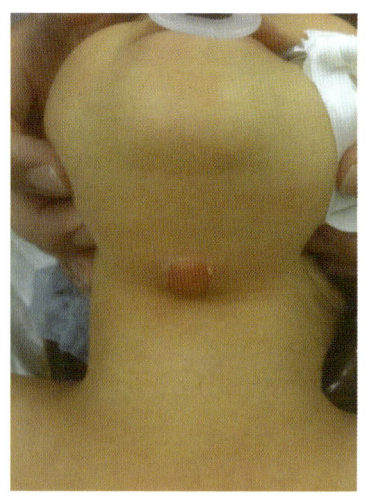

**Figura 33.8.** Cisto do ducto tireoglosso superinfectado.
Pele inflamatória.

## Cistos dermoides da linha mediana

- Esses cistos são constituídos por um epitélio ceratinizado estratificado associado a anexos pilossebáceos.
- Apresentam-se como cistos isolados, sem fístula cutânea, situados em qualquer nível da linha cervical mediana.
- Superinfecções são raras.
- O tratamento tem por base uma exérese cirúrgica após ultrassonografia cervical. Quando os cistos estão situados entre a base da língua e o istmo da tireoide, somente o exame histológico da peça operatória permite distingui-los de um cisto do ducto tireoidiano.

### Leitura sugerida

Garabédian EN, editor. ORL de l'enfant. In : Paris : Médecine-Sciences Flammarion ; 2006.

Brasnu D, editor. Traité d'ORL. In : Paris : Médecine-Sciences Flammarion ; 2008.

CAPÍTULO
# 34

# Cistos e Fístulas da Face

Soizick Pondaven Letourmy ▪ Emmanuel Lescanne

## ESTRUTURA DO CAPÍTULO

- **Cistos e fístulas do dorso nasal**
  - Quadro clínico
  - Complicações
  - Investigação complementar
  - Tratamento
- **Fístulas pré-auriculares congênitas**
  - Quadro clínico
  - Complicações
  - Investigação complementar
  - Tratamento
- **Fístulas congênitas dos lábios**
  - Quadro clínico
  - Tratamento
- **Cistos dermoides da região orbital**
  - Quadro clínico
  - Investigação complementar
  - Tratamento
- **Cistos e fístulas da 1ª fenda branquial**
  - Quadro clínico
  - Complicações
  - Investigação complementar
  - Tratamento
- **Fenda facial**
  - Quadro clínico
  - Investigação complementar
  - Tratamento

## Pontos-chave

- Os cistos e fístulas da face correspondem a falhas de fusão dos esboços embrionários.
- Eles podem ser isolados ou associados em um contexto sindrômico.
- Nas formas medianas, é necessário buscar uma extensão do sistema nervoso central.
- O diagnóstico é clínico, mas pode necessitar de exames de imagem complementares para avaliar as extensões.
- O tratamento geralmente tem por base a exérese cirúrgica, a fim de prevenir os riscos de superinfecção ou de expansão das lesões císticas.

# Cistos e fístulas do dorso nasal

## Quadro clínico

- Uma fístula cutânea externa pode ser observada entre a glabela e a ponta do nariz.
- É um orifício puntiforme e com bordas nítidas sobre a linha mediana.
- Pelos, por vezes, estão presentes.
- Uma tumefação isolada do dorso do nariz por vezes é observada (cisto dermoide sem fístula) (Figura 34.1).
- Um cisto dermoide se apresenta na forma de massa arredondada, móvel, mole e indolor.
- As formas mistas associando cisto e fístulas são as mais frequentes.
- Um trajeto endocraniano é possível.

## Complicações

Uma superinfecção pode ocorrer, com coleção subcutânea, celulite periorbital, osteomielite, meningite ou abcesso intracraniano em caso de trajeto intracraniano.

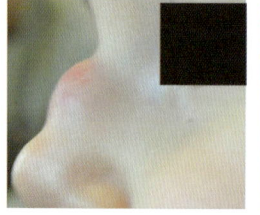

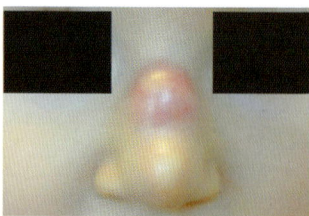

**Figura 34.1.** Cisto do dorso nasal.

## Investigação Complementar

RM e tomografia dos ossos da face permitem avaliar a extensão do trato dermoide e buscar uma deiscência da fossa anterior da base do crânio.

## Tratamento

Uma exérese cirúrgica é efetuada.

# Fístulas pré-auriculares congênitas

## Quadro Clínico

- Orifícios fistulosos são observados à frente da raiz da hélice (Figura 34.2).
- Um pequeno cisto subjacente pode ser apalpado.
- A descoberta é feita ao nascimento ou secundariamente.
- Uma forma familiar é possível.
- A apresentação é bilateral em 35% dos casos. Em caso de associação a fístulas da 2ª fenda, pensar na síndrome brânquio-otorrenal (BOR).
- Uma associação à aplasia menor da orelha é possível.

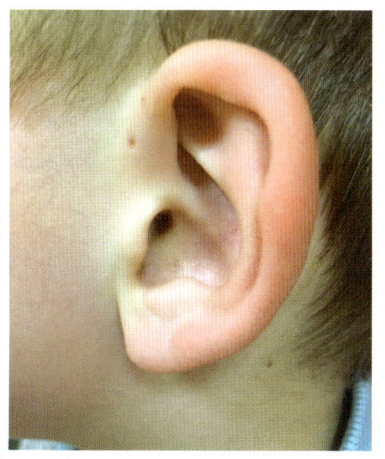

**Figura 34.2. Fístula pré-auricular.**
Presença de uma fístula associada à malformação em antitrago.

## Complicações

Uma superinfecção pode ocorrer com escoamento purulento pelo orifício externo ou abcesso pré-auricular.

## Investigação complementar

- Um audiograma é realizado se não tiver sido feito exame auditivo ao nascimento (verificar a ausência de malformações associadas).
- Nas formas bilaterais ou associadas à fístula cervical, uma ultrassonografia renal permite eliminar a síndrome BOR.

## Tratamento

- Uma antibioticoterapia é administrada em caso de superinfecção.
- Uma drenagem cirúrgica pode ser praticada em caso de abcesso, mas uma punção é preferível, a fim de se evitar complicações para a exérese cirúrgica a frio.
- A exérese pode ser efetuada longe de um episódio infeccioso por ressecção do orifício externo, da totalidade do trajeto até a aponeurose temporal e de uma lâmina circular de cartilagem.
- Não há indicação cirúrgica na ausência de supuração prévia.

# Fístulas congênitas dos lábios

## Quadro clínico

- As fístulas congênitas dos lábios são excepcionais.
- Dentre elas, 50% são paramedianas e envolvem o lábio inferior, 50% envolvem a prega.
- Trata-se de uma forma familiar.
- Uma associação à fissura do palato mole ou labiomaxilopalatina (síndrome de van der Woude) é possível.
- Essas fístulas são, muitas vezes, bilaterais.
- Um escorrimento mucoso ou mucopurulento é possível.

## Tratamento

A exérese cirúrgica é praticada em caso de escoamento abundante ou de desconforto estético.

# Cistos dermoides da região orbital

## Quadro clínico

- Um cisto destes se apresenta na forma de massa arredondada, maleável, localizada na borda orbital ou nas pálpebras.
- Seu crescimento é progressivo.

## Investigação complementar

Tomografia computadorizada pré-operatória permite buscar uma extensão intraorbital ou intraóssea.

## Tratamento

Esses cistos são tratados por exérese cirúrgica.

# Cistos e fístulas da 1ª fenda branquial

## Quadro clínico

- Esses cistos e fístulas são raros: representam 1% das anomalias branquiais.
- A apresentação clínica é enganosa.
- Em caso de fístula completa, observa-se orifício puntiforme externo situado na área triangular, cujo topo situa-se no nível do assoalho do conduto auditivo externo (CAE) e cuja base é uma linha unindo a ponta do queixo ao meio do osso hioide. O orifício superior é inconstante; é necessário buscá-lo no nível do assoalho do CAE.
- Mais raramente ainda, uma ponte é observada à frente do tímpano.
- O cisto se apresenta na forma de uma tumefação da região subauricular ou parotideana inferior (Figura 34.3).

## Complicações

Uma superinfecção pode acontecer, levando à presença de tumefação inflamatória.

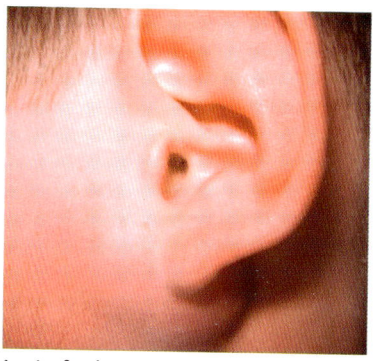

**Figura 34.3. Cisto da primeira fenda.**
Presença de massa cística abaixo do lóbulo, levando a suspeitar de cisto da primeira fenda branquial e correspondendo à duplicação do meato acústico.

## Investigação complementar

Tomografia computadorizada ou RM podem ser realizadas.

## Tratamento

- Cirurgia precoce deve ser realizada antes que ocorra superinfecção – via parotidectomia + exérese do orifício externo (Figura 34.4).
- O monitoramento do nervo facial é necessário em função da estreita relação com o trajeto fistuloso.
- Uma exérese do orifício interno (assoalho do CAE) também deve ser realizada.

# Fenda facial

## Quadro clínico

- Trata-se de uma malformação congênita ecto- e mesodérmica.
- Fenda ou fístula facial é observada e associada a uma fenda óssea subjacente (Figura 34.5 e 34.6).

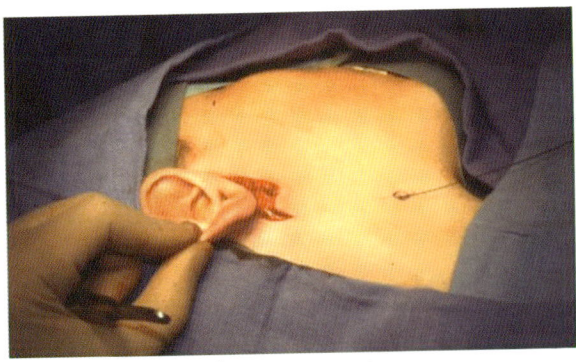

**Figura 33.4. Fístula da primeira fenda.**
O orifício cutâneo da fístula é localizado no triângulo formado pelo assoalho do meato acústico, o osso hióideo e a ponta do queixo (triângulo de Poncet). A exérese necessita de uma dissecção do nervo facial a fim de proteger este último.

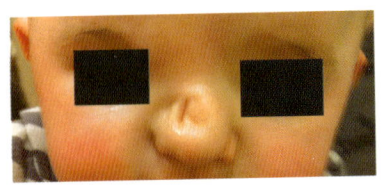

**Figura 34.5. Fenda facial.**
Presença de um defeito cutâneo paranasal direito.

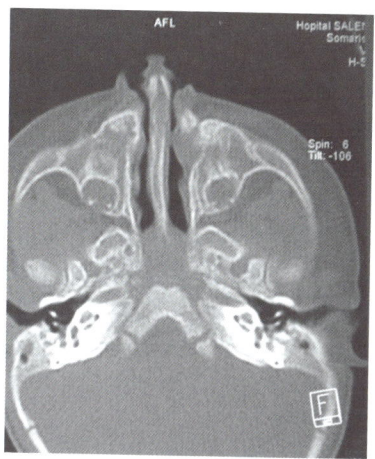

**Figura 34.6. Fenda facial.**
Tomografia facial mostrando defeito ósseo relacionado com defeito cutâneo paranasal esquerdo.

- Uma afecção das pálpebras ou do nariz é possível, assim como uma extensão à fossa anterior da base do crânio em função da localização.

## Investigação Complementar

Tomografia dos ossos da face e RM em caso de suspeita de meningocele associada.

## Tratamento

Exérese cirúrgica em caso de fístula, de afecção das pálpebras, do nariz ou da fossa anterior, ou em caso de deformidades estéticas.

CAPÍTULO
35

# Massas Cervicais

Richard Nicollas ▪ Éric Moreddu

## ESTRUTURA DO CAPÍTULO

- **Tumefação das regiões laterais**
  - Massas congênitas
  - Massas não congênitas
- **Tumefação da região mediana**
  - Lesões congênitas
  - Lesões não congênitas

## Pontos-chave

- As tumefações cervicais são um motivo frequente de consulta ORL em pediatria.
- Elas podem ser congênitas ou adquiridas, laterais ou medianas, benignas ou malignas.
- São de origem conjuntiva, ganglionar, endócrina ou salivar.
- O diagnóstico se baseia em exame clínico, exames de imagem adaptados e necessita, geralmente, de exame anatomopatológico.
- A abordagem terapêutica é específica de cada tipo de lesão.

## Tumefação das regiões laterais

### Massas congênitas

#### Massa firme

Trata-se, muito provavelmente, de uma malformação linfática (Figura 35.1) (ver Capítulo 37).

#### Massa dura

**Fibromatose *colli* [1]**

- Essa afecção atinge o recém-nascido e o bebê.
- Esse apresenta atitude em torcicolo e lesão nodular no músculo esternoclidomastóideo.
- O aspecto ecográfico é muito evocativo, com massa oblonga bem delimitada pelo corpo do músculo.
- O tratamento consiste em fisioterapia e rotação da cabeça para o lado oposto.

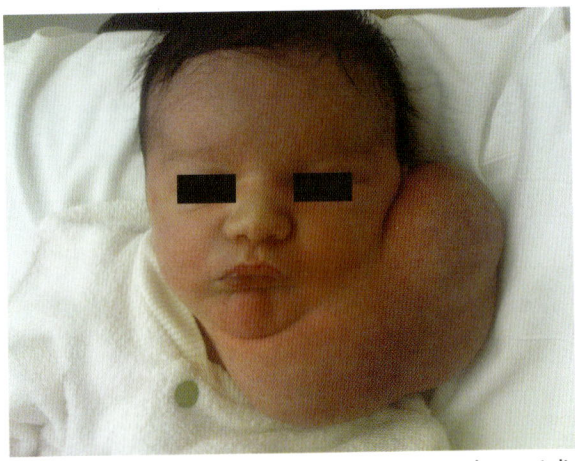

Figura 35.1. Malformação linfática laterocervical em recém-nascido com 1 dia de idade.

## Teratomas [2]

- Os teratomas são, com frequência, diagnosticados no pré-natal (Figura 35.2).
- A apresentação é variável em função da localização e do volume.
- Os teratomas são responsáveis por distúrbios respiratórios ou alimentares agudos, dependendo de sua relação com o eixo aerodigestivo.
- RM é indicada na avaliação pré-operatória (Figura 35.3).
- O tratamento é cirúrgico.

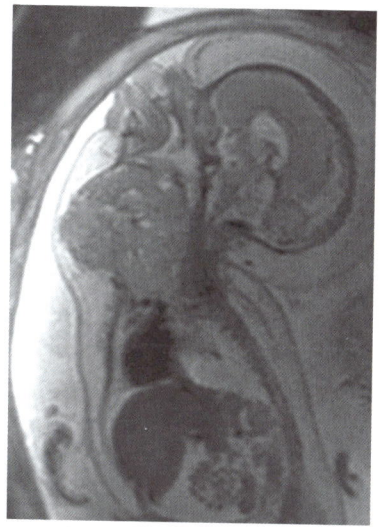

**Figura 35.2.** RM fetal em sequência T2 mostrando feto de 24 semanas portador de volumoso teratoma cervical.

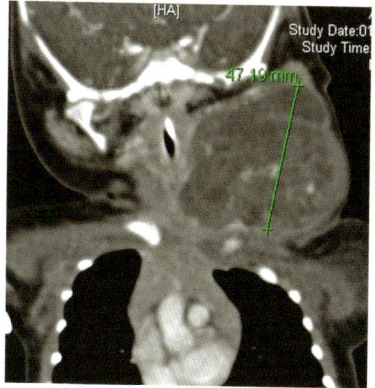

**Figura 35.3.** Tomografia em reconstrução coronal mostrando teratoma de tireoide em recém-nascido com algumas horas de idade atendido em quadro de falência respiratória aguda.
Observa-se o efeito de massa do tumor sobre a traqueia.

- Uma dosagem das α-fetoproteínas é efetuada em pré-operatório e, em seguida, a cada 3 meses durante 2 anos.

## Massas não congênitas

Com exceção das lesões congênitas de manifestação tardia, essas massas são, geralmente, firmes e duras à palpação. Distinguiremos as massas ganglionares e, em cada categoria, as lesões benignas das lesões malignas.
O diagnóstico pode ser sugerido pelos exames de imagem, mas necessitam, quase sempre, de um exame histológico.

### Massas não ganglionares

#### Tumores benignos

*Pilomatricoma [3]*
- É uma massa superficial, intradérmica, aderente ao plano superficial, e não aderente aos planos profundos (Figura 35.4).
- A ultrassonografia revela um aspecto de microcalcificações.
- O tratamento é cirúrgico, consistindo em uma exérese completa.

*Lipoblastoma*
- Trata-se de uma massa maleável, irregular, geralmente fixa em plano profundo.
- A ultrassonografia mostra massa tecidual.
- A tomografia ou a RM mostram tecido de natureza gordurosa e podem mostrar a extensão para as estruturas adjacentes.
- O tratamento tem por base uma exérese cirúrgica completa.

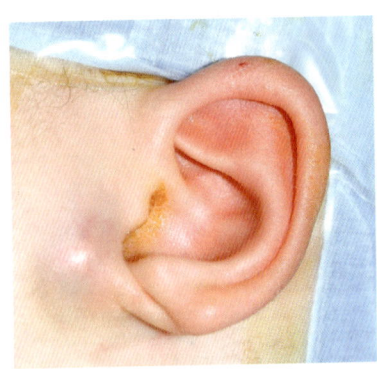

Figura 35.4. Pilomatricoma pré-auricular esquerdo.

## Tumores malignos

### Neuroblastomas

- São os tumores malignos mais frequentes nas crianças pequenas.
- A localização cervical é mais frequente antes dos 3 anos de idade.
- As manifestações cervicais consistem em adenopatia metastática; déficits neurológicos são observados em relação à invasão das raízes do plexo braquial e até da medula espinal. Existe também a possibilidade de síndrome de Claude Bernard-Horner.
- A investigação laboratorial compreende dosagem das catecolaminas urinárias (ácidos homovanílico e vanilmaldélico) e dosagem da *enolase neurônio-específica*, cuja elevação determina o diagnóstico.
- TC ou RM permitem avaliar a extensão local. Uma cintilografia com MIBG (metaiodobenzilguanidina) permite o diagnóstico positivo em caso de fixação (Figura 35.5) e localização de metástases a distância.
- Uma taxa de amplificação do oncogene N-MYC, determinada a partir da amostragem tecidual da lesão, é um elemento prognóstico importante [4]. A idade inferior a 1 ano é um critério de bom prognóstico, qualquer que seja a extensão inicial [5].
- O tratamento curativo será em função do estágio e poderá consistir em cirurgia e/ou quimioterapia (Figura 35.6).

### Rabdomiossarcomas

- Um terço dos rabdomiossarcomas são de localização cervical.
- O pico de frequência está entre 1 e 4 anos.
- O prognóstico depende da histologia (melhor prognóstico para as formas embrionárias que para as formas alveolares) e da localização anatômica (melhor prognóstico para as formas não parameníngeas).

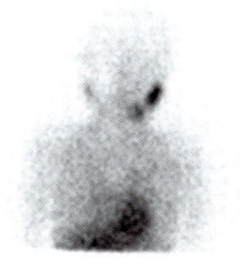

LADO ANTERIOR
DIREITO     ESQUERDO

**Figura 35.5.** Cintilografia com MIBG demonstrando hipercaptação de neuroblastoma cervical esquerdo.

- A determinação da extensão depende principalmente dos exames de imagem (Figura 35.7).
- O tratamento se dá em função da extensão e se baseia em quimioterapia mais ou menos associada à cirurgia (Figura 35.8) e até à radioterapia.

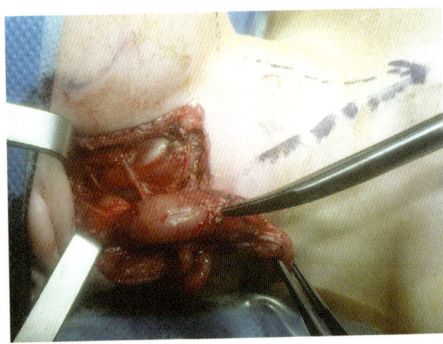

Figura 35.6. Vista operatória do neuroblastoma cuja cintilografia aparece na Figura 35.5.

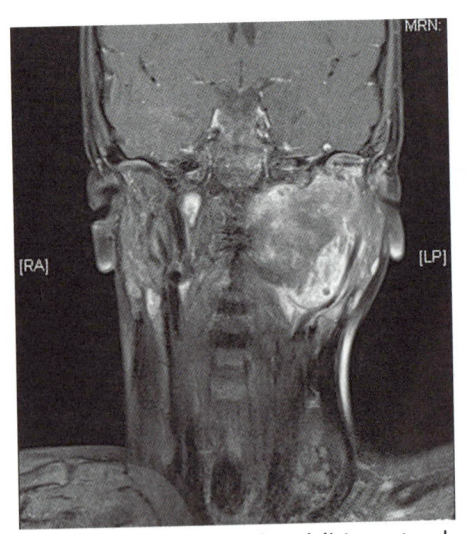

Figura 35.7. RM em sequência T1 com injeção de gadolínio mostrando rabdomiossarcoma da fossa infratemporal esquerda descendo para a parte alta do pescoço.

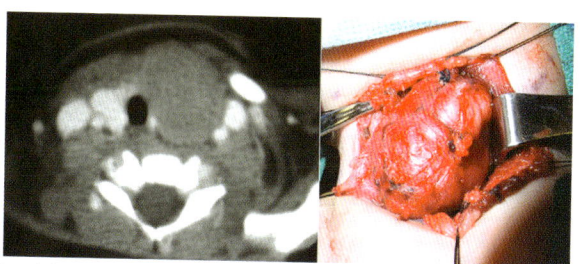

**Figura 35.8.** Rabdomiossarcoma da região tireóidea esquerda.
a. TC, corte axial com injeção de contraste. b. Vista operatória quando da exérese do resquício.

## Massa ganglionares

### Lesões benignas

*Adenites*

Ver Capítulo 31.

### Adenopatias malignas

*Metástase ganglionar de lesão primitiva (Figura 35.9)*
- Pode se tratar:
  - de um neuroblastoma;
  - de um tumor do *cavum*;
  - de um rabdomiossarcoma;
  - de um tumor da tireoide, que deve ser sistematicamente procurado em caso de massa ganglionar em base cervical.
- O tratamento destas metástases é específico de cada tipo tumoral e depende da localização do câncer primitivo e de sua extensão.

*Linfoma*
- Trata-se de uma lesão ganglionar primitiva.
- Ela se apresenta na forma de adenopatia volumosa.
- Não há contexto infeccioso.
- Uma alteração do estado geral frequentemente é observada.
- A taxa de LDH (desidrogenase lática) é muito alta.
- A investigação consiste em exames de imagem do corpo todo em busca de outros sítios, biópsia osteomedular e punção lombar.
- O tratamento consiste em quimioterapia por vezes associada à radioterapia [6] – os corticoides são formalmente proscritos neste contexto.

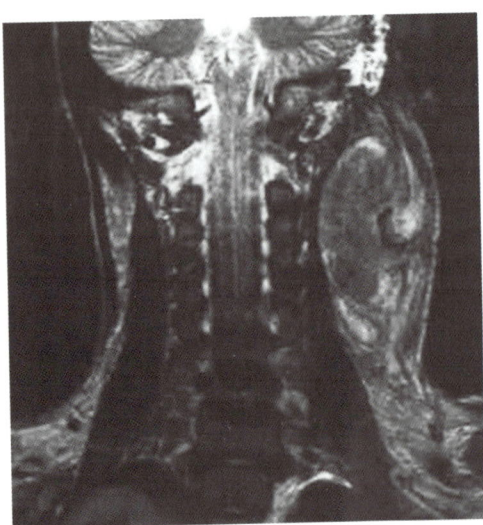

**Figura 35.9.** RM em sequência T2, reconstrução sagital mostrando volumosa adenopatia metastática de um neuroblastoma.

## Tumefação da região mediana

### Lesões congênitas
Trata-se de cistos do ducto tireoglosso e de cistos dermoides (ver Capítulo 33).

### Lesões não congênitas
São os nódulos da tireoide. Frente à descoberta destas lesões em uma criança sem antecedente particular, convém:
- realizar palpação cervical cuidadosa em busca de adenopatia;
- realizar investigação laboratorial com dosagem da $FT_3$, $FT_4$, $TSH_{US}$, TCT;
- em seguida, efetuar ultrassonografia com, idealmente, punção aspirativa com agulha fina [7,8].

Em função do resultado citológico, será tomada a decisão de monitorar ou operar a criança [8].

O algoritmo de diagnóstico, frente à tumefação cervical em uma criança, é apresentado na Figura 35.10.

# Massas Cervicais

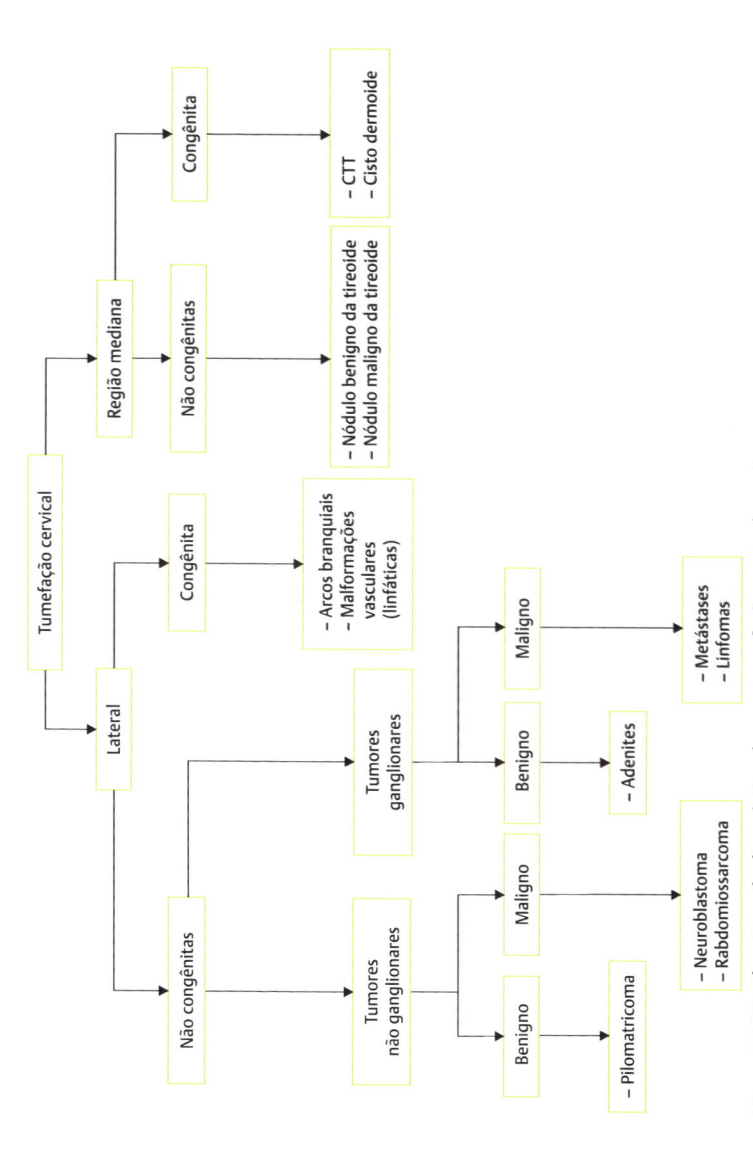

**Figura 35.10.** Algoritmo de diagnóstico de uma tumefação cervical na criança.
CTT: cisto do ducto tireoglosso.

## Referências

[1] Skelton E, Howlett D. Fibromatosis colli : the sternocleidomastoid pseudotumour of infancy. J Paediatr Child Health 2014 ; 50(10) : 833–5.

[2] Sheikh F, Akinkuotu A, Olutoye OO, et al. Prenatally diagnosed neck masses : long-term outcomes and quality of life. J Pediatr Surg 2015 ; 50(7) : 1210–3.

[3] Kwon D, Grekov K, Krishnan M, et al. Characteristics of pilomatrixoma in children : a review of 137 patients. Int J Pediatr Otorhinolaryngol 2014 ; 78(8) : 1337–41.

[4] Goto S, Umehara S, Gerbing RB, et al. Histopathology (International Neuroblastoma Pathology Classification) and MYCN status in patients with peripheral neuroblastic tumors : a report from the Children's Cancer Group. Cancer 2001 ; 92(10) : 2699–708.

[5] Navarro S, Amann G, Beiske K, et al. European Study Group 94.01 Trial and Protocol. Prognostic value of International Neuroblastoma Pathology Classification in localized resectable peripheral neuroblastic tumors : a histopathologic study of localized neuroblastoma European Study Group 94.01 Trial and Protocol. J Clin Oncol 2006 ; 24(4) : 695–9.

[6] Urquhart A, Berg R. Hodgkin's and non-Hodgkin's lymphoma of the head and neck. Laryngoscope 2001 ; 111(9) : 1565–9.

[7] Moudgil P, Vellody R, Heider A, et al. Ultrasound-guided fine-needle aspiration biopsy of pediatric thyroid nodules. Pediatr Radiol 2016 ; 4(3) : 365–71.

[8] Francis GL, Waguespack SG, Bauer AJ, et al. The American Thyroid Association Guidelines Task Force on Pediatric Thyroid Cancer. Management guidelines for children with thyroid nodules and differentiated thyroid cancer. Thyroid 2015 ; 25(7) : 716–59.

CAPÍTULO 36

# Patologias das Glândulas Salivares

Frédéric Faure ▪ Jérôme Nevoux

## ESTRUTURA DO CAPÍTULO

- **Patologias obstrutivas**
  - Litíases
  - Parotidite recorrente juvenil
  - Rânula
- **Distúrbio de salivação**
- **Patologias tumorais**
  - Epidemiologia
  - Diagnóstico
  - Diagnóstico diferencial
  - Tratamento

> **Pontos-chave**
> - As litíases salivares são raras e essencialmente submandibulares. Elas resultam em inchaços doloridos (cólicas salivares) submandibulares ou parotídeos. São localizadas por ultrassonografia ou por TC. O tratamento de primeira linha consiste em retirar a litíase por via intraoral, possivelmente, por sialoendoscopia.
> - A parotidite recorrente juvenil leva a inchaços inflamatórios parotídeos doloridos que têm início por volta dos 3 anos de idade e com frequência se curam na puberdade. A ultrassonografia mostra dilatações dos ductos salivares excretores. Uma investigação laboratorial elimina um déficit imunitário ou doença autoimune subjacente.
> - Os cistos salivares ou rânulas são ligados à obstrução dos ductos excretores salivares e são de extensão variável. Seu tratamento consiste na abertura, maior possível, do cisto (marsupialização) eventualmente associada à exérese da glândula sublingual.
> - Os tumores das glândulas salivares podem ser benignos (hemangiomas parotídeos do bebê, adenomas pleomorfos) ou malignos (essencialmente carcinomas mucoepidermoides e carcinomas de células acinares).
> - Linfangiomas ou cistos da 1ª fenda branquial também podem afetar a parótide.

## Patologias obstrutivas

### Litíases

- As litíases salivares são raras nas crianças (menos de 200 casos descritos). Elas representam 5% das litíases, qualquer que seja a idade. Elas atingem essencialmente as glândulas submandibulares.
- O diagnóstico clínico coloca em evidência inchaços do território submandibular ou parotídeo durante as refeições podendo ser associados à dor (cólica) e até à superinfecção (submandibulite ou parotidite).
- A palpação bidigital continua essencial ao diagnóstico das litíases submandibulares de tamanho superior a 5 mm.
- Os exames complementares permitem confirmar a presença de litíases únicas ou múltiplas e sua localização:
  - a ultrassonografia é indicada em fase aguda, mas pode ignorar as litíases do canal de Wharton ou as litíases de pequeno tamanho de assoalho anterior;
  - a tomografia e o *cone beam* avaliam melhor o tamanho, número e localização das litíases (Figura 36.1).
- Tratamentos:
  - o tratamento de primeira escolha é conservador;
  - a extração das litíases submandibulares palpáveis pode ser proposta a partir de um acesso intraoral para extração associada a um controle por via endoscopica (sialoendoscopia);

- a sialoendoscopia permite retirar, com uma sonda em cesta, pelo ducto, as litíases flutuantes do ducto ou de fragmentar por *laser* as litíases encravadas (Figuras 36.2 e 36.3).

## Parotidite recorrente juvenil

- É a mais frequente das patologias parotídeas na criança, após a caxumba.
- Ela se define como uma sucessão de inchaços parotídeos de repetição, uni ou bilaterais, sem superinfecção (não há pus no nível do canal de Stenon).
- A parotidite se inicia a partir de 3 anos de idade e melhora classicamente na puberdade.

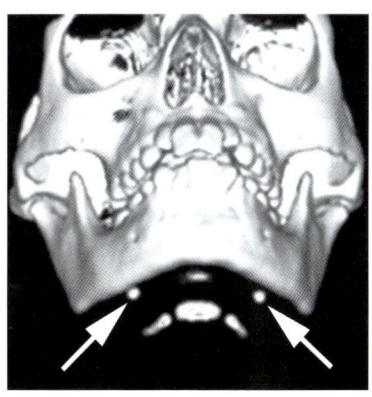

**Figura 36.1.** Tomografia para litíases submandibulares laterais.
As litíases são visíveis (setas) na forma de nódulos calcificados nas regiões submandibulares.

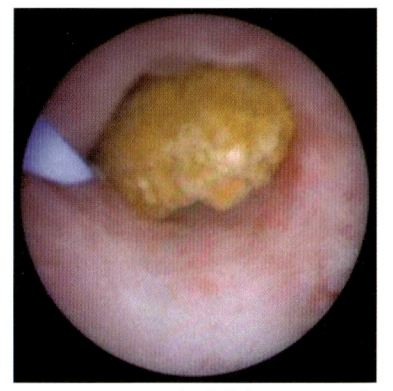

**Figura 36.2.** Extração de litíase com sonda em cesta.

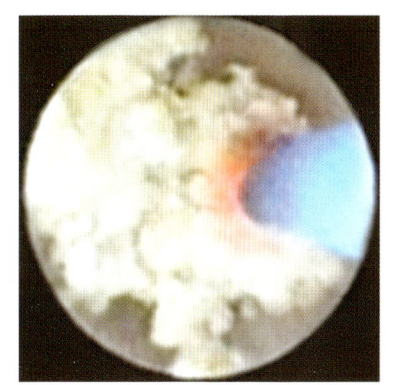

**Figura 36.3.** Fragmentação a *laser* de litíase.

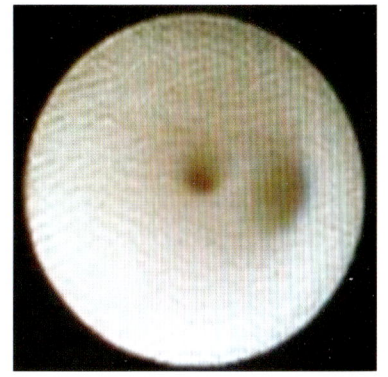

**Figura 36.4.** Aspecto endoscópico de parotidite recorrente juvenil.

- A ultrassonografia evidencia um aspecto de sialectasia (retenções puntiformes múltiplas de saliva) interpretada, muitas vezes erroneamente, como múltiplas microlitíases.
- Encontra-se na parotidite crônica juvenil um aspecto esbranquiçado metaplásico confirmando inflamação crônica (Figura 36.4).
- O tratamento é sintomático quando dos episódios de inchaço.
- Nas formas incapacitantes, a irrigação por cateterismo das vias salivares pode ser proposta. A sialoendoscopia sob anestesia geral permite confirmar o diagnóstico e dilatar o canal de Stenon pela passagem forçada do sialoendoscópio associada à irrigação forçada com soro fisiológico.

## Rânula

- Comumente apresentando aspecto de "ventre de rã", as rânulas devem ser classificadas no grupo dos cistos salivares.
- Os cistos salivares são uma dilatação cística de glândula salivar (sublingual ou acessória) por acúmulo de saliva em razão da obstrução do ducto de evacuação.
- A rânula pode permanecer limitada, se estender para o assoalho posterior ou passar sob os músculos genioglossos (*plunging ranula*) (Figura 36.5).
- O tratamento baseia-se na marsupialização do cisto e, em caso de recidiva, na ablação da glândula sublingual que "alimenta" o cisto.

## Distúrbios de salivação

A abordagem da produção salivar, no escopo de um tratamento de salivação ou de obstrução faríngea, é tratada no Capítulo 23.

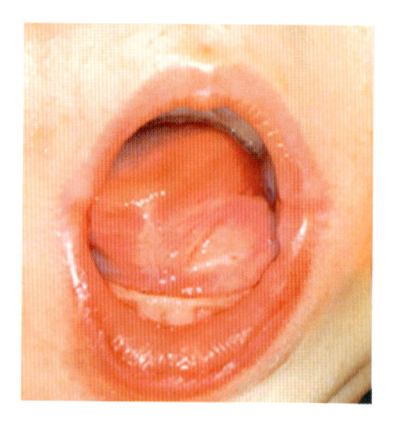

**Figura 36.5.** Rânula.

## Patologias tumorais
### Epidemiologia
- As patologias tumorais das glândulas salivares são raras (1% dos tumores de cabeça ou do pescoço). Somente 5% concernem crianças de menos de 16 anos [1]. Elas são benignas em apenas 55% dos casos.
- Os tipos histológicos mais frequentes são:
    - antes de 1 ano de idade: hemangioma (59%), geralmente da região parotídea (Figura 36.6) [1,2];
    - após os 10 anos de idade, outros tumores sólidos:
        - o adenoma pleomorfo (Figura 36.7) representa 50% dos tumores salivares, dos quais 82% são tumores benignos. A idade média no momento do diagnóstico é de 15 anos. O tumor atinge a parótida em 62% dos casos e a glândula submandibular em 26% dos casos) [2];

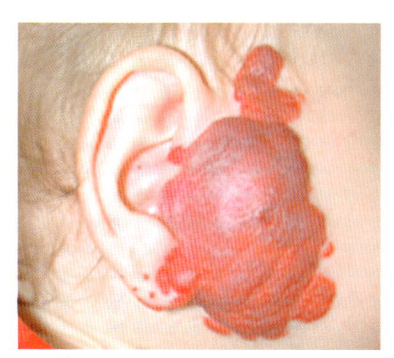

Figura 36.6. Angioma parotídeo.

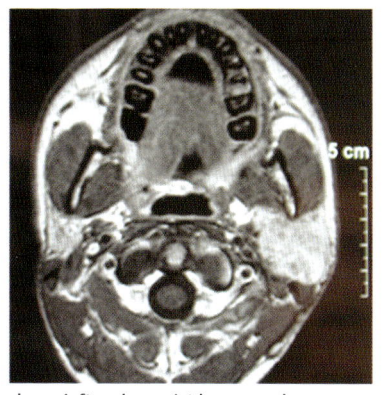

Figura 36.7. Adenoma pleomórfico da parótida esquerda.

– os tumores malignos representam 50% dos tumores das glândulas salivares após os 10 anos; a localização é parotídea em 82% dos casos. A idade média no momento do diagnóstico é de 13 anos. Os tipos histológicos mais frequentes são o carcinoma mucoepidermoide e o carcinoma de células acinares [2]. A sobrevida aos 5 anos de idade se dá em 95% dos casos;

– os tumores mesenquimatosos benignos (lipomas, neuromas) ou malignos (sarcomas), assim como os linfomas são mais raros (Figura 36.8). Eles podem ocorrer em qualquer idade. Existe uma extensão frequente para além da cavidade parotídea e elevado risco de metástase.

## Diagnóstico

■ A anamnese visa avaliar os antecedentes pessoais e familiares; episódios de inchaço em ligação com alimentação; quando apareceu e a evolução da massa; característica das dores; presença de um contexto infeccioso.

■ O exame físico deve analisar a consistência da massa, sua mobilidade, a cor da pele sobrejacente, a presença de dor e de outras massas palpáveis. Uma paralisia facial é encontrada em 4% dos casos, adenopatias satélites em 3,5% dos casos.

■ Ultrassonografia e RM são os dois exames complementares de referência. Este último dá as indicações sobre a provável natureza benigna ou maligna do tumor graças a uma avaliação CDA (coeficiente de difusão aparente) e à curva de perfusão em T1 [3]. A punção com aspiração fina por agulha é possível e facilitada por uma orientação por ultrassonografia, mas a acurácia diagnóstica é fraca (33%) e desaconselhada por alguns em virtude da grande frequência de patologia malignas [4]. Em caso de suspeita de adenopatia intraglandular

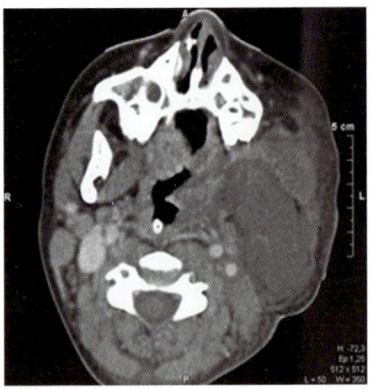

**Figura 36.8.** Tomografia contrastada mostrando rabdomiossarcoma da fossa infratemporal esquerda estendido à região parotideana.

ou de tumores malignos mesenquimatosos, amostragem por biópsia pode ser necessária, tomando-se o cuidado de realizar o procedimento à distância ou após monitoramento dos ramos do nervo facial.

## Diagnóstico diferencial

Os principais diagnósticos diferenciais são os linfangiomas (formas microcísticas), os pilomatrixomas, o cisto da primeira fenda branquial, as infecções crônicas (micobactérias, doença da arranhadura de gato), as adenopatias intra ou justaparotideanas.

## Tratamento

- Para as formas mal toleradas de hemangiomas (afecção cutânea com riscos de sequelas estéticas do tipo "pele queimada", estenoses do conduto auditivo com maceração) β-bloqueadores (propranolol) são administrados.
- Para os tumores, qualquer que seja sua histologia, uma parotidectomia é realizada com eventual exame histológico prévio. Existem diferentes tipos segundo a histologia e as extensões: exofacial, total, conservadora ou não do nervo facial, associada ou não à limpeza ganglionar cervical. Em caso de tumores malignos, a abordagem é discutida em reunião pluridisciplinar de oncologia pediátrica. O tratamento pode necessitar de quimioterapia ou radioterapia adjuvante, principalmente para tumores mesenquimatosos.

### Referências

[1] Bentz BG, Hughes CA, Lüdemann JP, et al. Masses of the salivary gland region in children. Arch Otolaryngol Head Neck Surg 2000; 126(12): 1435–9.
[2] Lennon P, Silvera VM, Perez-Atayde A, et al. Disorders and tumors of the salivary glands in children. Otolaryngol Clin North Am 2015; 48(1): 153–73.
[3] Espinoza S, Felter A, Malinvaud D, et al. Warthin's tumor of parotid gland: Surgery or follow-up? Diagnostic value of a decisional algorithm with functional MRI. Diag Intervention Imag 2016; 97(1): 37–43.
[4] Védrine PO, Coffinet L, Temam S, et al. Mucoepidermoid carcinoma of salivary glands in the pediatric age group: 18 clinical cases, including 11 second malignant neoplasms. Head Neck 2006; 28(9): 827–33.

CAPÍTULO 37

# Hemangiomas e Malformações Vasculares Cervicais

Natacha Teissier

## ESTRUTURA DO CAPÍTULO

- **Hemangiomas**
  - Quadro clínico
  - Topografias e extensões eventuais
  - Complicações
  - Diagnósticos diferenciais
  - Investigação
  - Tratamento
- **Linfagiomas**
  - Quadro clínico
  - Investigação
  - Tratamento

> **Pontos-chave**
> 
> - Os hemangiomas são tumores vasculares benignos muito frequentes, essencialmente cutâneos, mais raramente de localizações mais profundas (laringe, parótide etc.). O tratamento de primeira linha das formas volumosas com risco de sequela estética e das formas periorificiais com riscos funcionais (laringe, olho, ducto auditivo etc.) é a prescrição de β-bloqueadores orais.
> - As malformações vasculares são numerosas, de débito e de evolução variáveis (linfangiomas, malformações venosas, angiomas planos, malformações capilarovenosas, arteriovenosas). O diagnóstico e a avaliação da extensão necessitam de exames de imagem direcionados. O tratamento, incluindo tratamento clínico e cirúrgico, será discutido em função da natureza, da extensão, da sintomatologia e do risco evolutivo de cada lesão.

## Hemangiomas

### Quadros clínicos (Quadro 37.1)

- O hemangioma é um tumor vascular benigno frequente; corresponde à proliferação de células endoteliais.
- Aparece nas duas primeiras semanas de vida, até a idade de 2 a 3 meses.
- Existem 3 fases:
  - proliferativa: aumento rápido entre 6 e 12 meses; nas localizações cutâneas, um componente vermelho vivo, elevado, depressível é encontrado, com preenchimento rápido no relaxamento cutâneo;
  - de platô seguida de involutiva: 18 meses a 7 anos; observa-se uma parada no crescimento do hemangioma e regressão de seu tamanho, assim como empalidecimento da superfície cutânea para as formas de localização cutânea;
  - cicatricial: tecido fibroadiposo residual ± telangiectasias.
- Os hemangiomas aparecem nas zonas de fusões embriológicas com vascularizações terminais [1].

### Topografias e extensões eventuais

- Os sítios são os seguintes:
  - a ponta do nariz (angioma Cyrano) (Figura 37.1);
  - cervicofacial em barba (Figura 37.2) ou parotídeo (Figura 37.3) – busca de hemangioma subglótico;
  - periorbital – busca de extensão intra ou extracônica (Figura 37.4);
  - laríngeo (Figura 37.5): de localização subglótica, sobretudo situado à esquerda, os hemangiomas laríngeos se manifestam por laringites reinci-

**Quadro 37.1.** Características das diferentes lesões angiomatosas superficiais (de acordo com [7]).

|  | Diagnóstico clínico | Exames complementares | Tratamento |
|---|---|---|---|
| Hemangioma | Evolução trifásica<br>Três formas:<br>– tuberosa cutânea: vermelha, bordas nítidas, lisas e depois sobressalente<br>– subcutânea: tumefação firme, pele sã/azulada<br>– mista | Fibroscopia ORL, se houver dispneia<br>Ultrassonografia/RM | Abstenção na maioria das vezes<br>Betabloqueadores<br>Corticoides<br>Cirurgia de exérese |
| Angioma plano | Lesão vermelho denso/violeta frio: "mancha de vinho"<br>Território de inervação do V<br>Sem regressão | Sem investigação, a não ser:<br>– em caso de dúvida de diagnóstico (malformação arteriovenosa)<br>– síndrome de Sturge-Weber (RM/controle oftalmológico) | *Laser*<br>Cirurgia |
| Malformação capilovenosa | Presente desde o nascimento<br>Massa depressível, sobressalente, indolor<br>Aumento em posição de declive/no esforço | RM<br>Investigação da coagulação | Embolização percutânea<br>Cirurgia de redução |
| Malformação arteriovenosa | Falso angioma plano; quente, ausência de sistematização<br>Tumor batente com frêmito e sopro<br>Alterações quando de traumatismos | Doppler pulsado<br>Arteriografia<br>TC/RM com contraste<br>Ecocardiografia | Embolização por via arterial, intra-angiomatosa ± Cirurgia |
| Linfangioma | Translúcido<br>Vesículas mucosas ± hemorrágicas<br>Episódios inflamatórios quando de infecções | RM<br>Tomografia<br>Ultrassonografia | Cirurgia (parcial/total)<br>Embolização<br>*Laser* nas lesões mucosas |

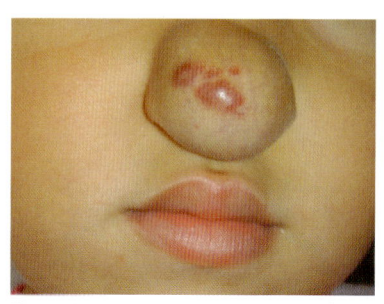

**Figura 37.1.** Angioma em ponta nasal (*Cyrano nose*) – risco estético.

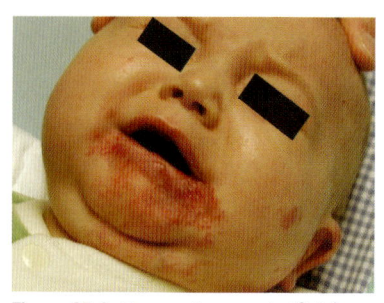

**Figura 37.2.** Hemangioma periorificial – risco estético e ulcerações.

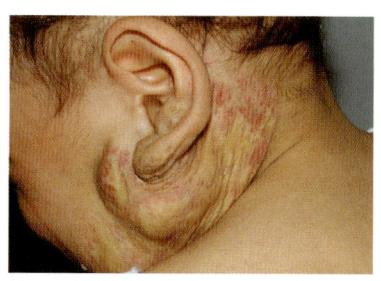

**Figura 37.3.** Hemangioma parotídeo esquerdo – risco estético e funcional (auditivo).

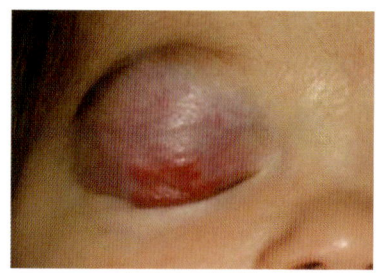

**Figura 37.4.** Hemangioma palpebral – riscos funcionais (ambliopia/compressão, se intracônico) e estético.

dentes ou resistentes ao tratamento iniciado antes de 6 meses de idade, com risco de asfixia; um angioma cutâneo está associado em 30 a 50% dos casos.
- Existem também localizações múltiplas; deve-se pesquisar afecção hepática e hipotireoidismo.
- A síndrome PHACE se apresenta com anomalias das fossas posteriores, hemangiomas capilares, anomalias das artérias cerebrais e malformações cardiovasculares.

## Complicações

As complicações são as seguintes:
- crescimento, ulceração, sangramento, infecção, necroses cutâneas;
- dificuldades alimentares, respiratórias, visuais (ambliopia, astigmatismo);

- sequelas estéticas;
- insuficiência cardíaca por roubo vascular (raro na esfera ORL).

## Diagnósticos diferenciais

Os diagnósticos diferenciais são:
- hemangioma congênito – proliferação intrauterina, apogeu ao nascimento;
- o granuloma piogênico ou o botriomicoma – tumor vegetante não revestido por tecido epitelial, aparecendo após trauma ou ferida;
- o fibrossarcoma – tumor maligno brilhante, violeta, esférica, com ulceração central;
- hemangiopericitoma – tumor maligno subcutâneo, eritematoso, crescente.

## Investigação

- Uma ecografia-Doppler em cores encontra massa tecidual circunscrita de coestruturas variáveis segundo o estágio evolutivo: hipervascularização difusa em período proliferativo, velocidades arteriais elevadas, índice de resistência fraca. Pode ser utilizada para acompanhamento [2].
- Uma endoscopia subglótica é realizada em caso de dispneia, de disfonia ou de angioma cervical (Figura 37.5). Ela é, por vezes, falsamente reconfortante.
- Angio-RM é efetuada em caso de dúvida envolvendo extensão mediastinal.

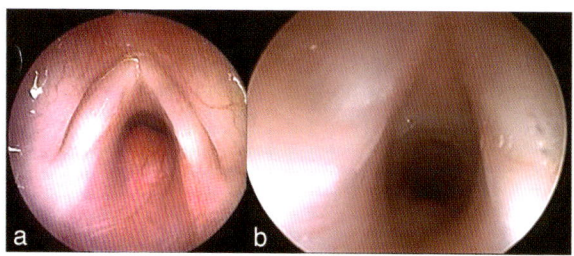

**Figura 37.5. Hemangioma subglótico visto em endoscopia.**
a. Vista endoscópica mostrando massa laríngea posterolateral esquerda de cor rosada obstruindo mais de 70% da luz laríngea. b. Aspecto da mesma laringe após um mês de tratamento por propranolol.

## Tratamento

- Apenas o acompanhamento, com abstenção terapêutica, é necessário na maior parte dos casos.
- Em caso de dispneia sobre hemangioma subglótico, aerossóis de adrenalina são administrados.
- Corticoterapia por via oral (1-2 mg/kg/dia) ou local pode, ainda, ser administrada (com acompanhamento endocrinológico em caso de tratamento prolongado).
- Os betabloqueadores são o tratamento de referência [3]:
    - introdução progressiva de propranolol: 1 mg/kg 2 vezes por dia por 1 semana, seguido de aumento a 2-3 mg/kg por vez a cada semana, durante 6 a 18 meses;
    - contraindicações: asma/bronquiolites (escolher um betabloqueador cardiosseletivo: Atenolol®, Sectral®, nadolol);
    - efeitos secundários: broncospasmos, efeito de rebote em caso de interrupção, hipoglicemia, hipotensão, bradicardia, distúrbios do comportamento ou da memorização [4];
    - acompanhamento: tensão arterial, frequência cardíaca, glicemia em 1 e 2 horas após a introdução do tratamento ou modificação da dose;
    - fator preditivo de sucesso: tratamento iniciado antes dos 6 meses; associação inicial a 2 semanas de corticoterapia [5].
- Tratamentos adjuvantes podem ser administrados, como tratamento antirrefluxo, interferon e vincristina (raramente).
- Cirurgia é praticada em caso de fracasso ou em fase sequelar:
    - fatores de risco relativos incluem: sexo feminino, prematuridade e hemangiomas cervicais/faciais;
    - ressecção estética é efetuada em caso de angioma de ponta nasal (*Cyrano nose*);
    - o *laser* é menos utilizado desde a introdução dos betabloqueadores;
    - uma ressecção cirúrgica pode ser realizada para angioma subglótico, com laringoplastia [6].

## Linfagiomas

### Quadro clínico (Quadro 37.2, Figuras 37.6 e 37.7)

Observa-se:
- malformação vascular de baixo débito – hiperplasia dos vasos linfáticos; início antes dos 2 anos de idade;
- tumefação mole, não dolorosa, flutuante, com pele normal ao olhar; ela pode crescer brutalmente em caso de infecção ORL ou de sangramento intracístico.

**Quadro 37.2.** Características clínicas dos linfangiomas.

|  | Linfangiomas macrocísticos | Linfangiomas microcísticos |
|---|---|---|
| Apresentação clínica | Superficiais (40%) sub-hióideos, laterocervicais; cistos de grande dimensão (Figura 37.6) | Cavernosos e infiltrantes (60%), sub-hióideos, parotideanos, assoalho bucal; numerosos cistos de pequena dimensão; repercussões na respiração, a alimentação (Figura 37.7) |
| Abordagem | Exérese cirúrgica geralmente completa<br>Injeção intracística de agentes esclerosantes (Ethibloc®, bleomicina, OK-432, etanol etc.) | Redução cirúrgica limitando as sequelas funcionais<br>*Laser*/radiofrequência<br>Betabloqueadores (?)<br>Traqueostomia, sonda gástrica/gastrostomia |
| Prognóstico evolutivo | Alguns episódios inflamatórios/sangramento intracístico, recidivas (moderadas, mesmo após exérese cirúrgica) | Episódios inflamatórios; sangramento intracístico e mucoso (assoalho bucal)<br>Progressão da extensão linfagiomatosa e deformação facial (mandíbula etc.)<br>Aspecto fibroso e cicatrizante no pós-operatório |

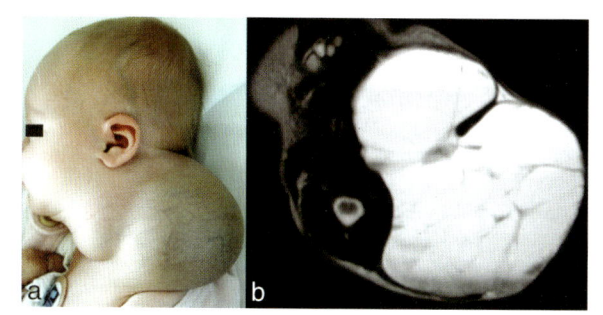

**Figura 37.6.** Linfangioma macrocístico cervical esquerdo em recém-nascido.
a. Aspecto clínico. b. RM cervical em corte axial e na sequência T2 mostrando macrocistos hiperintensos separados por paredes.

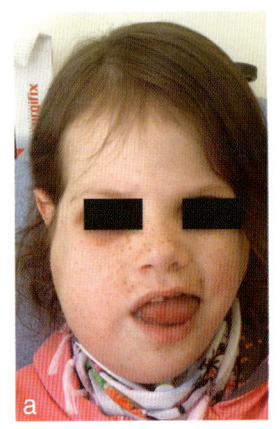

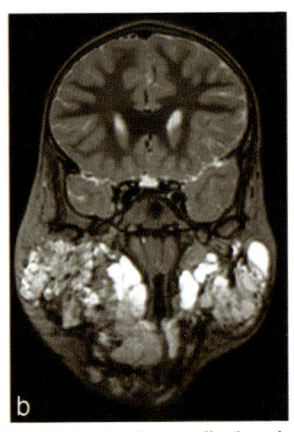

**Figura 37.7.** Linfangioma microcístico parotídeo bilateral e do assoalho bucal.
a. Aspecto clínico. b. RM em sequência T2, corte coronal.

## Investigação

- A ultrassonografia cervical revela massa líquida encapsulada, cistos de volumes variáveis, sangramento intracístico.
- A tomografia pode evidenciar massa hipodensa sem alteração de volume após injeção de contraste, e uma extensão para as regiões parotídea, parafaríngea, mediastinal.
- A RM (hipo-T1, hiper-T2) oferece melhor definição do conteúdo e das relações anatômicas. Ela revela níveis líquidos em caso de hemorragia intracística. Há ausência de alteração de volume após injeção de gadolínio (ao contrário do hemangioma).

## Tratamento

- Para os episódios de agudização:
  - 1 semana de antibioticoterapia + corticoterapia;
  - tratamento analgésico;
  - punção evacuadora em caso de compressão.
- O tratamento etiológico é indicado no Quadro 37.1.

### Referências

[1] Haggstrom AN, Lammer EJ, Schneider RA, et al. Patterns of infantile hemangiomas : new clues to hemangioma pathogenesis and embryonic facial development. Pediatrics 2006 ; 117(3) : 698. 70.
[2] Kutz AM, Aranibar L, Lobos N, Wortsman X. Color doppler ultrasound follow-up of infantile hemangiomas and peripheral vascularity in patients treated with propranolol. Pediatr Dermatol 2015 ; 32(4) : 468–75.
[3] Biesbroeck L, Brandling-Bennett HA. Propranolol for infantile haemangiomas : review of

report of a consensus conference. Arch Dis Child Educ Pract Ed 2014; 99(3) : 95–7.

[4] Labreze C, Voisard JJ, Delarue A, Moore N. Risk of neurodevelopmental abnormalities in children treated with propranolol. Br J Dermatol 2015; 173(6) : 1562–4.

[5] Aly MM, Hamza AF, Abdel Kader HM, et al. Therapeutic superiority of combined propranolol with short steroids course over propranolol monotherapy in infantile hemangioma. Eur J Pediatr 2015; 174(11) : 1503–9.

[6] Siegel B, Mehta D. Open airway surgery for subglottic hemangioma in the era of propranolol : Is it still indicated ? Int J Pediatr Otorhinolaryngol 2015; 79(7) : 1124–7.

[7] Brette MD. Angiomes superficiels cervico-faciaux chez l'enfant. In : Garabédian EN, Bobin S, Monteil JP, Triglia JM, editors. ORL de l'enfant. Paris : Flammarion Médecine-Sciences; 2006. p. 349–64.

CAPÍTULO
38

# Traumatismos Cervicofaciais

Grégory Hosana ▪ Pierre Fayoux

## ESTRUTURA DO CAPÍTULO

- **Quadros clínicos**
- **Abordagem**
  - Investigação
  - Tratamento
  - Exploração

## Patologias Cervicofaciais

> **Pontos-chave**
> - As principais causas dos traumatismos cervicofaciais são as agressões, quedas, os acidentes esportivos e as mordidas de animais.
> - Eles podem ser isolados ou associados a fraturas ósseas ou dentares e se integram, com frequência, em um contexto de politraumatismo.
> - A avaliação inicial buscará lesões vasculares, nervosas ou comprometimento dos órgãos cavitários.
> - A limpeza das feridas deve ser considerada nas primeiras 6 horas, a exploração cirúrgica pode ser mais urgente, dependendo das lesões associadas.

## Quadros clínicos

- Os quadros clínicos dependem dos tipos de traumatismo: contusão, dermoabrasão, ferida simples, dilacerante, puntiforme, queimaduras (Figura 38.1).
- Um desconforto funcional pode ser observado em função de afecção dos nervos mistos.
- Hematoma compressivo por extensão para faringe ou língua também pode ser observado.
- Uma lesão periorifícios pode ser labial, nasal ou de pálpebras (Figura 38.2).
- Também pode existir comprometimento estético.

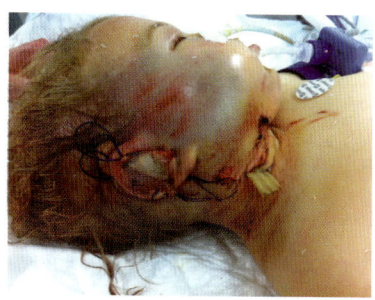

**Figura 38.1. Contusão e dermoabrasão da hemiface direita.**
Os hematomas profundos sobre o pavilhão da orelha e a face foram drenados.

## Abordagem

### Investigação

- Um exame clínico muito preciso deve ser realizado, acompanhado de registro minucioso e, se possível, de fotografias.
- Um exame inicial pode ser falseado por hematomas ou inflamação (deformação nasal, afecção sensorial ou motora).

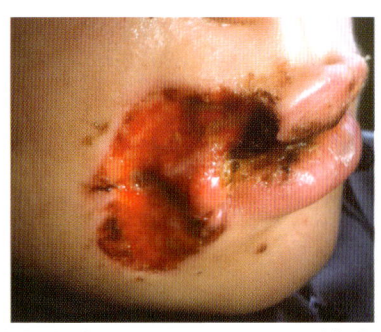

**Figura 38.2.** Mordida da bochecha com comprometimento labial.

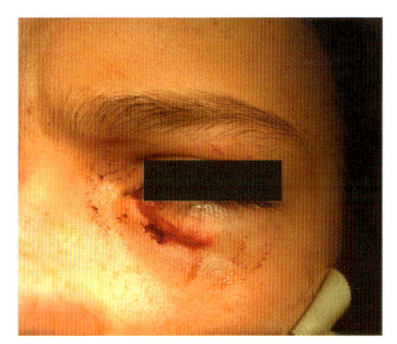

**Figura 38.3.** Ferida da pálpebra inferior.

- Segundo o contexto ou a localização, é necessário buscar:
  - pulsos de carótidas ou sopro vascular;
  - déficit motor ou sensorial;
  - enfisema ou ferida soprante (ver Capítulo 19);
  - lesão do canal de Stenon;
  - lesão do ducto nasolacrimal (Figura 38.3);
  - hematoma de septo (Figura 38.4).
- Convém levantar a questão de maus tratos em casos de lesões múltiplas.
- Os exames de imagem compreendem:
  - ultrassonografia dos vasos do pescoço em caso de contusão com diminuição dos pulsos ou percepção de sopro vascular cervical;
  - TC da face e cervical sem e com contraste em caso de traumatismo complicado (Figura 38.5) (acidente na via pública, hematoma facial, sinais neurológicos).

Não se efetua radiografia dos ossos específicos do nariz quando se trata de traumatismo simples do nariz (Figura 38.6).

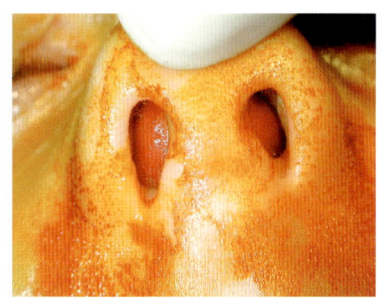

**Figura 38.4. Hematoma do septo.**
Observa-se, de um lado e de outro do septo, uma tumefação avermelhada que confirma o diagnóstico.

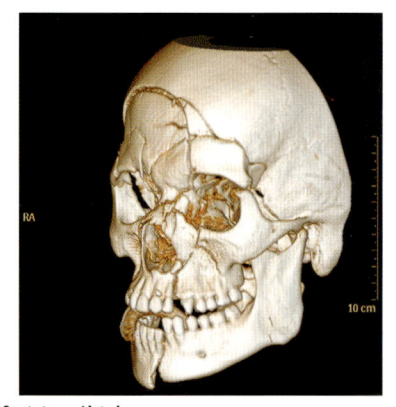

**Figura 38.5. Fraturas faciais múltiplas.**
Tomografia de face mostrando múltiplas fraturas ósseas atingindo todos os andares da face.

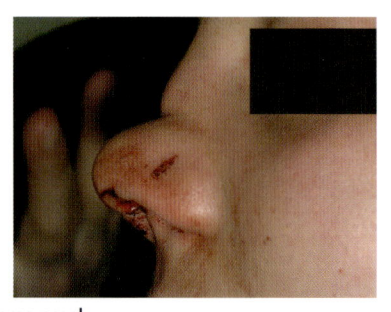

**Figura 38.6. Traumatismo nasal.**
Fratura nasal com ferimento na columela e fratura do septo responsável pelo afundamento do dorso nasal. Neste tipo de lesão, exames de imagens se fazem necessários.

## Tratamento

- Uma exploração é realizada em consulta ou no bloco cirúrgico após indicação especializada.
- Dependendo da idade, é possível recorrer à mamadeira adoçada ou ao MEOPA (mistura equimolar oxigênio-protóxido de nitrogênio) em associação à anestesia local ou geral.
- As feridas que necessitam de abordagem especializada são as seguintes:
    - ferida no globo ocular – é uma emergência oftalmológica;
    - afundamento, exteriorização de substância cerebral ou vazamento de líquido cefaloraquidiano – elas determinam a transferência para ambiente neurocirúrgico;
    - feridas de pálpebras que ultrapassem o plano cutâneo ou afetem sua borda livre;
    - feridas profundas de bochechas, as feridas extensas da língua e da cavidade bucal;
    - feridas transfixantes de orelha e do nariz;
    - feridas com perda de substância;
    - hematomas compressivos;
    - feridas dos órgãos cavitários.

## Exploração

- O prazo para sutura é, tradicionalmente, de 6 horas.
- O fechamento de feridas após lavagem e proteção por compressa úmida pode ser retardado em até 24 horas sem aumento do risco infeccioso nem comprometimento do resultado estético.
- Os tipos de suturas realizados são os seguintes:
    - ponto simples: plano superficial ou plano profundo – sutura mais comum;
    - cola cirúrgica: plano superficial, para uma ferida de tamanho inferior a 10 cm, pouco profunda, linear e sem sangramento;
    - sutura contínua simples: fechamento rápido, mas pouco estético;
    - grampos: feridas pouco hemorrágicas do couro cabeludo. Essa sutura é rápida e fácil, mas pouco estética; necessita de pinça especial para a ablação.

### Leitura sugerida

Garabédian EN, Bobin S, Monteil JP, et al. ORL de l'enfant. 2e éd. Paris : Médecine-Sciences Flammarion ; 2006.
Indications de la radiographie du crâne et/ou du massif facial. Rapport HAS ; février 2008.
Les plaies de la face et du cou. Monographie Amplifon ; 2010.
www.infectiologie.com/UserFiles/File/medias/_documents/consensus/consensus-COURT-plaies2006.pdf.

# PARTE 5

# Capítulos Transversais

| | | |
|---|---|---|
| Capítulo 39 | Refluxo Gastroesofágico e Patologias ORL *(Thierry Van Den Abbeele)* | 307 |
| Capítulo 40 | ORL Pediátrica e Genética *(Sandrine Marlin, Dominique Bonneau)* | 313 |
| Capítulo 41 | Distúrbios Auditivos e Ventilatórios nas Doenças Ósseas Constitucionais *(Vincent Couloigner)* | 325 |
| Capítulo 42 | Exames de Imagem *(Monique Elmaleh-Bergès)* | 331 |
| Capítulo 43 | Abordagem da Dor *(Cécile Mareau, Chantal Wood)* | 343 |

CAPÍTULO
**39**

# Refluxo Gastroesofágico e Patologias ORL

Thierry Van Den Abbeele

## ESTRUTURA DO CAPÍTULO

- **Introdução**
- **Quadros clínicos – manifestações extradigestivas**
  - Desconforto severo e apneia no bebê
  - Estridor
  - Laringite de repetição
  - Estenoses subglóticas
  - Outras manifestações laríngeas
  - Outras manifestações ORL
- **Abordagem**
  - Investigação
  - Tratamento

### Pontos-chave

- O refluxo gastroesofágico (RGE) é definido pelo retorno anormal e repetido de conteúdo gástrico no esôfago com ou sem regurgitações ou vômitos.
- As duas manifestações ORL mais frequentes do RGE são a disfonia e a sensação de corpo estranho na faringe (*globus* faríngeo), mas laringites de repetição, tosse crônica, obstrução faríngea e inflamação nasossinusal ou da orelha média são igualmente possíveis. O RGE é, por outro lado, muitas vezes associado às laringomalacias e paralisias laríngeas, nas quais agrava os sintomas.
- A investigação complementar do diagnóstico varia de acordo com a gravidade dos sintomas e dos tratamentos sugeridos: nasofibroscopia em busca de laringite de refluxo, pH-metria das 24 horas, impedanciometria esofágica, trânsito esofagogastroduodenal, manometria esofágica, lavagem broncoalveolar, cintigrafia gástrica.
- O tratamento de RGE é adaptado à severidade dos sintomas, indo de simples medidas higienodietéticas (alimentação espessa, higiene alimentar, alginatos) à cirurgia antirrefluxo, passando pelos anti-$H_2$ ou os inibidores da bomba de prótons (IBPs).

## Introdução

- Existem três formas principais de RGE:
  - o refluxo fisiológico ocorrendo em período pós-prandial;
  - o refluxo "funcional" englobando náuseas e/ou regurgitações sem complicações;
  - e o refluxo "doença" que compreende sinais de complicações digestivas ou extradigestivas.
- O RGE surge em cerca de dois terços dos bebês com menos de 4 meses, em mais da metade dos quais se torna assintomático antes dos 10 meses de idade, e em 80% aos 18 meses de idade [1,2].
- Os distúrbios ORL ligados ao refluxo são particularmente frequentes na criança e fazem agora parte da definição da doença [3]. Mais recentemente, a tendência é, inclusive, individualizar esses distúrbios na forma de "síndrome faringolaríngea do refluxo", cuja definição é o retorno de conteúdo gástrico até a laringe e a faringe.

## Quadros clínicos – manifestações extradigestivas

### Desconforto severo e apneia no bebê [1,4,5]

O risco de morte súbita do bebê parece estreitamente correlacionado ao número de episódios de refluxo [10].

### Estridor

- O RGE muitas vezes é observado em casos de laringomalacia (mais de 80% dos casos) e agrava consideravelmente o desconforto respiratório pela presença de edema da margem laríngea.
- Também é associado à discinesia laríngea, se manifestando por falta de coordenação nos movimentos das cordas vocais (ver Capítulo 17).

### Laringite de repetição

Nas crianças com menos de 6 meses, mesmo na presença de RGE evidente, a busca de malformações laríngeas, especialmente subglóticas, como estenose subglótica ou angioma, é imprescindível.

### Estenoses subglóticas

A responsabilidade do RGE na fisiopatogênese das estenoses subglóticas é aceita pela maioria dos autores.

### Outras manifestações laríngeas

- Algumas outras manifestações respiratórias devem levantar também a questão da participação de um RGE, em particular as disfonias crônicas da criança, a tosse crônica, a obstrução faríngea, o *globus* faríngeo (sensação de bola na garganta) e os episódios evolutivos de papilomatose laríngea.
- Por outro lado, o RGE pode agravar ou se associar a malformações esofágicas (atresia, fístula esofagotraqueal, fenda laringotraqueal), à hiper-reatividade brônquica ou a pneumopatias recidivantes, e até mesmo à broncodisplasia.

### Outras manifestações ORL

O papel do RGE na patologia infecciosa nasossinusal ou otológica de repetição é controverso, mas provável.

## Abordagem

### Investigação

- O diagnóstico de RGE muitas vezes é fácil e puramente clínico quando existem os sintomas digestivos associados, mas esta situação é rara na criança com mais de 18 meses.
- Os exames complementares que podem confirmar a presença de RGE são os seguintes:
    - nasofibroscopia: ela fornece argumentos indiretos de RGE mostrando laringite posterior com edema e eritema dos processos aritenóideos e da região retrocricoideana;
    - pH-metria esofageana de 24 horas: é o exame diagnóstico de referência. Nas manifestações de RGE, o índice de refluxo, assim como as particularidades dos picos ácidos, estão sujeitos à controvérsia. Uma pH-metria negativa não permite eliminar totalmente RGE;
    - impedanciometria: ela permite medir os refluxos qualquer que seja sua natureza, mas não existe normatização na criança;
    - lavagem broncoalveolar com busca por macrófagos carregados de lipídeos: ela dá argumentos a favor de um refluxo que atinge a árvore respiratória;
    - cintilografia gástrica: ela pode trazer informações complementares com relação à pH-metria – refluxo não ácido, refluxo nas vias aéreas, atraso no esvaziamento gástrico;
    - seriografia esofagogastroduodenal e manometria esofageana: são efetuadas, sobretudo, em pré-operatório de eventual cirurgia antirrefluxo.

### Tratamento

- A conduta a ser tomada frente às manifestações laríngeas do RGE depende da gravidade da doença.
- A abordagem terapêutica pode ser graduada em três fases:
    - fase 1: medidas higienodietéticas (alimentação espessa, higiene alimentar, alginatos); observa-se que a posição elevada a 30º não é mais recomendada nos bebês, pois ela favorece as mortes súbitas;
    - fase 2: anti-$H_2$ e/ou inibidor de bomba de prótons (IBP); reavaliação após 6 a 8 semanas de tratamento. Em caso de persistência dos sintomas, uma avaliação endoscópica das lesões deve ser efetuada;
    - fase 3: cirurgia tipo Nissen; ela é indicada nos casos de não resposta ao tratamento médico e de sintomatologia muito severa.
- Observa-se que os procinéticos (cisaprida, metoclopramida, domperidona) não são mais recomendados no RGE da criança em função do risco de efeitos indesejáveis.

## Referências

[1] Vandenplas Y. Reflux gastro-œsophagien. In : Navarro J, Schmitz J, editors. Gastro-entérologie pédiatrique. 2e éd Paris : Médecine-Sciences Flammarion; 2000. p. 131–54.

[2] Shepherd R, Wren J, Evans S, et al. Gastroesophageal reflux in children. Clinical profile, course and outcome with active thérapy in 126 cases. Clin Pediatr 1987; 26 : 55–60.

[3] Burton DM, Pransky SM, Katz RM, et al. Pediatric airway manifestations of gastroesophageal reflux. Ann Otol Rhinol Laryngol 1992; 101 : 742–9.

[4] McGuirt WF. Gastroesophageal reflux and the upper airway. Pediatr Clin N Am 2003; 50 : 487–502.

[5] Yellon RF, Goldberg H. Update on gastroesophageal reflux disease in pediatric airway disorders. Am J Med 2001; 111(8A) : 78S–84S.

[6] Jolly SG, Halpern LM, Tunnell WP. The risk of sudden infant death from gastroesophageal reflux. J Pediatr Surg 1991; 26 : 691–6.

CAPÍTULO 40

# ORL Pediátrica e Genética

Sandrine Marlin ▪ Dominique Bonneau

**ESTRUTURA DO CAPÍTULO**

- Epidemiologia
- Diagnóstico genético
- Diferentes mecanismos genéticos
  - Hereditariedade monogênica
  - Hereditariedade multifatorial
  - Anomalias cromossômicas
- Novos métodos de diagnóstico

> **Pontos-chave**
> - As doenças genéticas dizem respeito à surdez de criança, mas também às malformações nasais, craniofaciais, laríngeas, e de tumores benignos ou malignos.
> - O interesse do diagnóstico é múltiplo: conforto psicológico para o paciente e sua família; possibilidade de aconselhamento genético; constituição de grupos homogêneos de pacientes nos ensaios terapêuticos; possibilidade de desenvolvimento de modelos animais ou celulares.
> - Distingue-se mecanismos genéticos monogênicos – autossômicos recessivos, dominantes ou ligados ao cromossomo X – ou multifatoriais. As afecções podem consistir em um só tipo de malformação ou de disfunções, ou associar diferentes anomalias no quadro de uma síndrome.
> - Dentre as crianças acolhidas em consulta de genética, mais de 60% retornam sem etiologia genética precisa. Os novos instrumentos diagnósticos, em particular o sequenciamento de nova geração (NGS), deveriam permitir a diminuição desta porcentagem em um futuro próximo.

## Epidemiologia

As doenças genéticas atingem 2 a 3% da população, ou seja, 3 milhões de pacientes na França e 35 milhões na Europa. Essas doenças representam até 70% das surdezes congênitas, mas elas são igualmente responsáveis por numerosas patologias de malformação nasal, craniofacial e laringotraqueal, assim como de alguns tumores como os neurofibromas, os paragangliomas ou os carcinomas medulares da tireoide.

## Diagnóstico genético

Os principais interesses do diagnóstico genético são os seguintes:
- benefício de diagnóstico finalizado: psicológico para o paciente e sua família; financeiro também por encerrar as investigações;
- constituição de coortes homogêneas de pacientes, pré-requisito essencial à inclusão em eventual ensaio terapêutico;
- pré-requisito para o desenvolvimento de modelos animais ou celulares;
- possibilidade de aconselhamento genético: análise dos parentes, e até para algumas formas de surdez sindrômica, diagnóstico pré-natal ou diagnóstico pré-implantação;
- abertura de opções terapêuticas – novidades genéticas e outras.

# Diferentes mecanismos genéticos

## Hereditariedade monogênica

■ A hereditariedade monogênica corresponde à alteração de um único gene.
■ A base *Online Mendelian Inheritance in Man* (OMIM) (www.ncbi.nlm.nih.gov/omim/) referencia, atualmente, 6.852 fenótipos correspondendo a este tipo de hereditariedade, sendo os mecanismos moleculares conhecidos apenas para menos da metade deles (3.065).

### Hereditariedade autossômica dominante (Figura 40.1, Quadro 40.1) – exemplo da síndrome brânquio-otorrenal (BOR)

■ Dois genes foram identificados, *EYA1* e *SIX1*, codificando os fatores de transcrição.
■ Observa-se surdez de percepção, de transmissão ou mista. Ela é acompanhada de malformações da orelha externa (hélices das orelhas malformadas, aplasias de orelha, encondromas, estenose dos condutos auditivos), os ossículos ou a orelha interna (incluindo dilatação do aqueduto do vestíbulo).
■ Existem anomalias branquiais uni- ou bilaterais: fístulas pré-heliceanas (FPH) ou da 2ª fenda branquial (FDFB), excrescências cartilaginosas (encondromas) cervicais (Figura 40.2). FPH e FDFB tendo alta prevalência na população em geral, os critérios diagnósticos precisos da síndrome BOR foram estabelecidos [1].
■ As malformações renais podem ser maiores (agenesia ou hipoplasias maiores), menores (refluxo vesicoureteral) ou ausentes (síndrome brânquio-otológica).

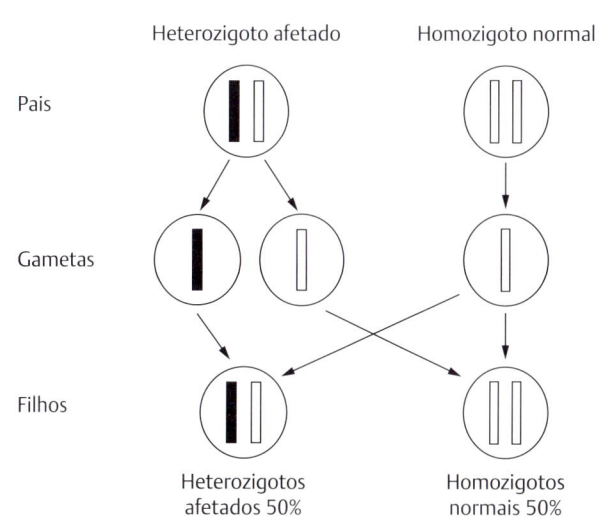

**Figura 40.1.** Esquema de transmissão de doença autossômica dominante (gene mutado em preto).

**Quadro 40.1.** Exemplos de doenças transmitidas de modo autossômico dominante.

| Doenças | Principais sinais clínicos | Gene |
|---|---|---|
| Síndrome CHARGE (Figura 40.3) | – Coloboma, microftalmia<br>– Cardiopatia<br>– Atresia coanal<br>– Retardo de crescimento, de puberdade e mental<br>– Surdez com ausência dos canais semicirculares laterais<br>– Ausência dos bulbos olfativos<br>– Fenda labiopalatina<br>– Anomalias genitais e renais | CHD7 |
| Síndrome de Treacher Collins (Francheschetti) | – Micrognatismo<br>– Hipoplasia malar<br>– Malformações dos pavilhões<br>– Coloboma da pálpebra inferior | TCOF1 |
| Síndrome de Waardenburg tipo 2 (Figura 40.4) | – Surdez de percepção<br>– Heterocromia de íris<br>– Mecha branca frontal<br>– Despigmentação cutânea | MITF<br>SOX10 |
| Síndrome de Van der Woude (Figura 40.5) | – Fenda labial/labiopalatina<br>– Fístulas labiais inferiores<br>– Hipodontia | IRF6<br>GRHL3 |
| Síndrome de Stickler | – Fenda palatina<br>– Sequência Pierre Rodin<br>– Surdez de percepção ou mista<br>– Miopia precoce e severa<br>– Degenerescência do humor vítreo<br>– Anomalias esqueléticas e cartilaginosas | COL2A1 (STL1)<br>COL11A1 (STL2)<br>COL11A2 (STL3) |
| Síndrome EEC (Figura 40.6) | – Ectrodactilia<br>– Fenda labiopalatina<br>– Anomalias ectodérmicas | TP63 |

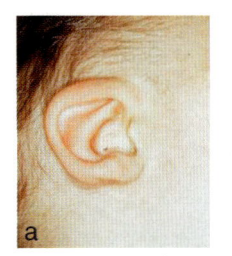

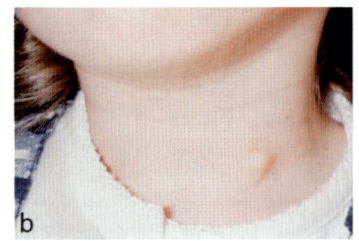

**Figura 40.2.** Síndrome BOR (brânquio-otorrenal).
a. Microtia e fístula pré-heliceana. b. Cisto branquial.

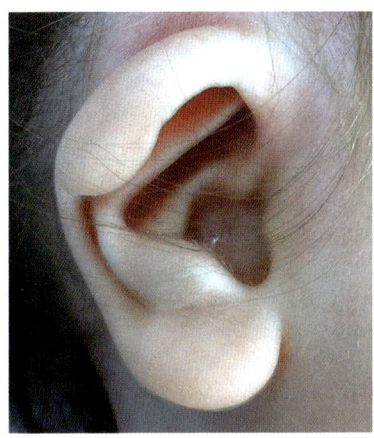

**Figura 40.3.** Síndrome CHARGE – malformação dos pavilhões.

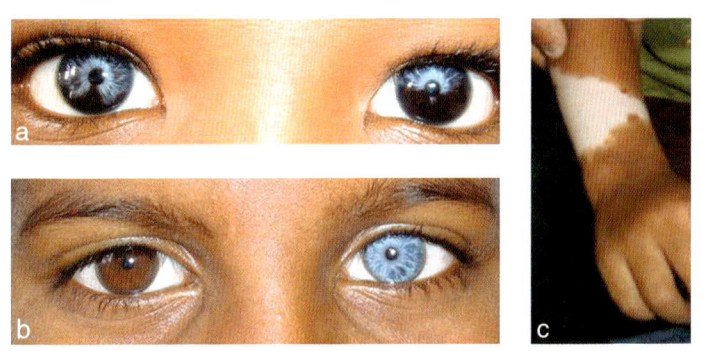

**Figura 40.4.** Síndrome de Waardenburg de tipo 2.
a, b. Heterocromia de íris. c. Despigmentação cutânea.

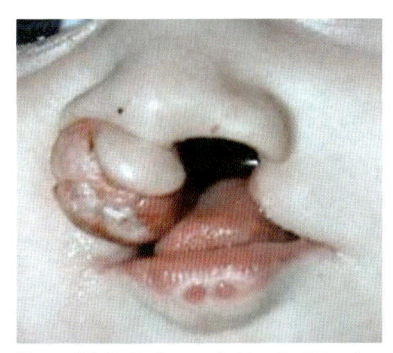

**Figura 40.5.** Síndrome de Van der Woude.
Fenda e fístulas labiais.

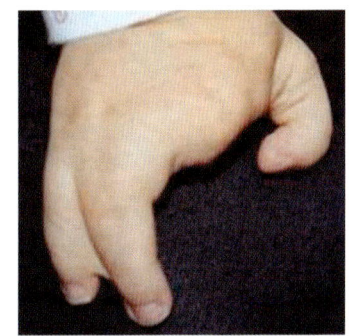

**Figura 40.6.** Síndrome EEC (*ectrodactyly, ectodermal dysplasia, clefting*).
Ectrodactilia: aspecto em "pinça de lagosta" dos dedos das mãos ou dos pés.

## Hereditariedade autossômica recessiva (Figura 40.7, Quadro 40.20) – exemplo da surdez por mutação do gene *GJB2* codificando para a conexina 26

- A mutação predominante é 35delG.
- Três quartos das surdezes de criança são genéticas; elas geralmente são monogênicas. Mais de 80 genes foram identificados nas surdezes isoladas e mais de 100 nas surdezes sindrômicas [2].
- O gene *GJB2* está envolvido na metade das surdezes recessivas congênitas e em 30% dos casos esporádicos congênitos na França [3].
- A surdez de percepção congênita é progressiva em 20% dos casos. Observam-se todos os graus de gravidade. As curvas audiométricas são planas ou descendentes; a função vestibular é normal; não há malformação da orelha interna [3,4].

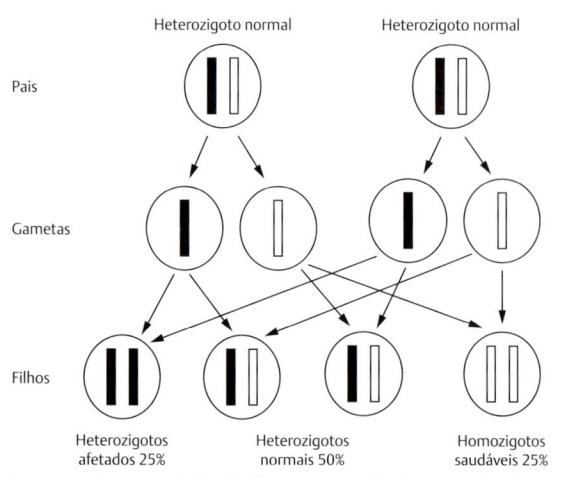

**Figura 40.7.** Esquema de transmissão de doença autossômica recessiva (gene mutado em preto).

**Quadro 40.2.** Exemplos de doenças transmitidas de modo autossômico recessivo.

| Doenças | Principais sinais clínicos | Genes |
|---|---|---|
| DFNB4 (Figura 40.8) Síndrome de Pendred | – Surdez de percepção<br>– Dilatação bilateral do aqueduto do vestíbulo<br>– Bócio tireodeano<br>– Hipotireoidismo | SCL26A4 |
| Síndrome de Jerwell e Lange-Nielsen | – Surdez de percepção profunda bilateral<br>– Espaço QT alongado (ECG)<br>– Mal-estar<br>– Morte súbita | KvLQT1<br>KCNE1(IsK) |
| Síndrome de Usher tipo 1<br>Síndrome de Usher tipo 2 | – Surdez de percepção profunda bilateral<br>– Retinite pigmentar<br>– Arreflexia vestibular bilateral, retardo motor<br>– Surdez de percepção média bilateral | MYO VIIA<br>CDH23<br>PCDH15<br>SANS<br>CIB2<br>USH1C<br>USH2A<br>VLGR1<br>WRHN |
| DFNB16 | – Surdez de percepção isolada média bilateral | STRC |
| DFNB9 | – Surdez de percepção profunda bilateral<br>– Otoemissões acústicas presentes<br>– Neuropatia auditiva | OTOF |

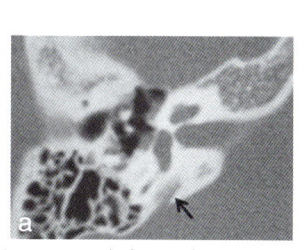

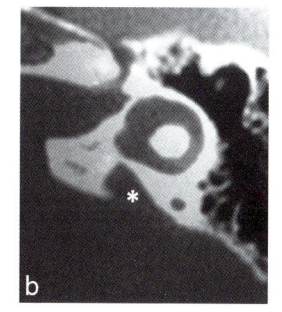

**Figura 40.8.** DFNB4 e síndrome de Pendred – TDM.
a. Aqueduto do vestíbulo normal a direita (seta). b. Dilatação do aqueduto do vestíbulo esquerdo (asterisco).

## Hereditariedade ligada ao cromossomo X (Figura 40.9, Quadro 40.3) – exemplo da síndrome de Alport

- Diversos genes foram identificados; o mais frequente é *COL4A5*, localizado no cromossomo X.
- Existe uma surdez de percepção evolutiva se iniciando durante a primeira década da vida. Uma glomerulopatia é desvendada por hematúria inicialmente microscópica [6]; a evolução para insuficiência renal é frequente e precoce no homem (90% aos 40 anos), mais rara e menos grave na mulher (30% aos 40 anos); anomalia da câmara anterior do olho é observada.

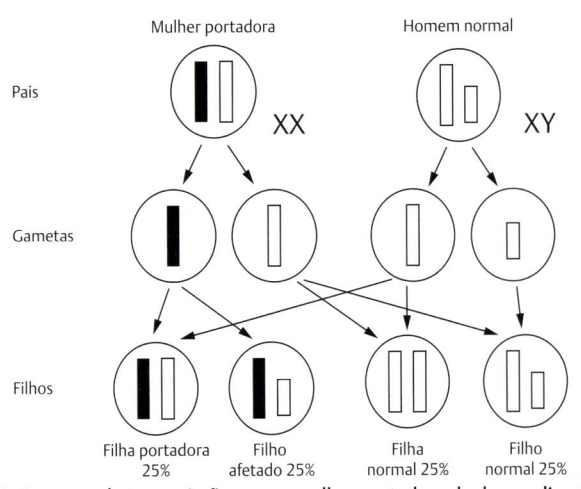

**Figura 40.9.** Esquema de transmissão para a mulher portadora de doença ligada ao X (gene mutado em preto).
As mulheres portadoras podem apresentar sinais clínicos menos severos que os homens afetados.

**Quadro 40.3.** Exemplos de doenças ligadas ao X.

| Doenças | Principais sinais clínicos | Gene |
|---|---|---|
| Síndrome de Geyser (Figura 40.10) | - Surdez de percepção bilateral<br>- Dilatação bilateral dos condutos auditivos internos | POU3F4 |
| Síndrome do G | - Fenda laríngea<br>- Malformações dos órgãos genitais<br>- Hipertelorismo | MID1 |

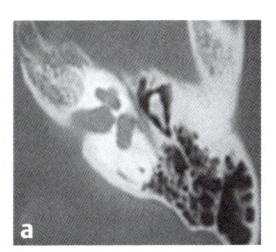

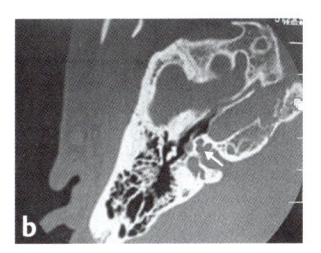

**Figura 40.10. Síndrome de Geyser – TDM.**
a. Conduto auditivo interno normal. b. Comunicação alargada entre o fundo do conduto auditivo interno e a cóclea (seta).

## Hereditariedade multifatorial

- As doenças multifatoriais se devem à ação combinada de fatores genéticos e ambientais. É o caso de muitas doenças comuns como a obesidade, o diabetes tipo 2, a hipertensão. Também é o caso da maioria das malformações congênitas não sindrômicas que afetam apenas um órgão.
- O exemplo mais frequente em ORL pediátrica são as fendas labiais isoladas:
  - os fatores etiológicos são múltiplos: fatores genéticos, origem geográfica, tabagismo, tomada de medicamentos ao longo da gravidez;
  - o risco de recorrência em uma próxima gravidez frente a um caso esporádico de fenda labial isolada é de 4%. O adulto afetado tem risco similar de transmissão a sua descendência.

## Anomalias cromossômicas

### Prevalência e ferramentas diagnósticas

- A prevalência global é 9 a cada 1.000 nascidos vivos; essas anomalias são observadas em 6 a 12% dos natimortos e são responsáveis por cerca de 6% das malformações congênitas.
- O nível de detecção de um cariótipo convencional é de 3 a 10 megabases. No entanto, algumas anomalias cromossômicas podem ser de menor tamanho (alguns milhares de pares de bases), necessitando acesso a técnicas de hibridação fluorescente *in situ* (*fluorescence in situ hibridization* [FISH]) para evidenciá-las. O nível de detecção das anomalias cromossômicas ainda pode ser aumentado por técnicas de citogenética molecular (CGH-array).
- O caso mais frequente é uma anomalia de novo ocorrendo ao longo da meiose, durante a formação de um dos dois gametas, com cariótipos parentais normais. O risco de reincidência quando de uma futura gravidez é bem baixo.

- O caso mais raro é aquele de um dos pais portadores de anomalia cromossômica equilibrada sem consequências fenotípicas para ele. Existe risco para esse pai de má segregação meiótica e de formação de um gameta e depois de um zigoto portador de anomalia cromossômica desequilibrada.

## Exemplo da microdeleção 22q11

- A incidência de 1/3.000 nascimentos [6]: é a segunda síndrome genética após a trissomia do 21.
- A microdeleção 22q11 é responsável por muitas entidades clínicas anteriormente descritas como distintas, como a síndrome de DiGeorge e a síndrome velocardiofacial.
- Uma dismorfia facial é quase constante: nariz proeminente, base do nariz larga, boca pequena e fendas das pálpebras estreitas e pavilhões displásicos (Figura 40.11); anomalias ORL além da surdez ocorrem em 49% dos indivíduos; surdez, em 33%; malformações cardíacas, em 75%; hipocalcemia por hipo- ou aplasia da paratireoide, em 60%; patologias geniturinárias, 36%; distúrbios imunológicos por hipo- ou aplasia tímica, em 2%; retardo de linguagem e distúrbios de aprendizagem quase constantes; retardo mental leve a moderado, em 40 a 50%; distúrbios de comportamento ou patologia psiquiátrica entre 3 e 18 anos, em 7% - os distúrbios psiquiátricos pioram quando da adolescência; anomalias vertebrais das quais 15% consistem em escolioses [7].
- As anomalias ORL são as seguintes: insuficiência velofaríngea (27%); frequentes distúrbios de deglutição ou estridor durante os primeiros meses de vida por incompetência do arcabouço faringolaríngeo; otites favorecidas por anomalias anatômicas ou imunitárias (≥ 50% das crianças); malformações laríngeas; perdas auditivas de condução por malformação ossicular ou de percepção por malformação da orelha interna.
- O método diagnóstico mais utilizado é o FISH (o cariótipo padrão é insuficiente).
- A deleção aparece de novo em mais de 90% dos casos; no entanto, dado o fato da grande variabilidade fenotípica, é indicado o cariótipo dos dois pais em caso de indexação.

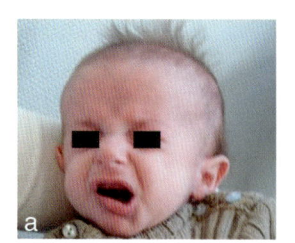

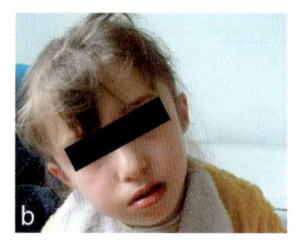

**Figura 40.11.** a, b. Deleção 22q11 – dismorfia facial.

## Novos métodos de diagnóstico

Dentre as crianças acolhidas em consulta genética, mais de 60% saem sem diagnóstico (genético, já que a maior parte tem um diagnóstico médico "clássico"). É a razão pela qual as abordagens de sequenciamento de nova geração se impõem atualmente como o método de referência e de progresso. O sequenciamento de DNA de nova geração (*next-generation sequencing* [NGS]) ocorre, atualmente, em três versões:

- sequenciamento completo do genoma;
- exoma consistindo em sequenciar o conjunto de genes codificando para proteínas (a sequência dos nossos 22.000 genes);
- análise de painel genômico, abordagem mais focada visando analisar um grupo de genes conhecidos como responsáveis por uma patologia.

Se o estudo do genoma completo ainda está relativamente distante das aplicações clínicas, as duas últimas abordagens, não exclusivas, e de cujo uso sequencial podemos imaginar (painel seguido, em caso de resultado negativo, de exoma), têm vantagens e inconvenientes contrastados:

- sequenciamento de exoma: mais completos, porém mais custoso e mais complexo;
- análise de painéis genômicos: menos completa; ela não permite a descoberta de novos genes implicados na patologia.

### Referências

[1] Krug P, Moriniere V, Marlin S, et al. Mutation screening of the EYA1, SIX1, and SIX5 genes in a large cohort of patients harboring branchio-oto-renal syndrome calls into question the pathogenic role of SIX5 mutations. Hum Mutat 2011; 32 : 183–90.

[2] Van Camp G, Smith RJH. Hereditary hearing loss homepage. http://hereditaryhearingloss.org.

[3] Denoyelle F, Marlin S, Weil D, et al. Clinical features of the prevalent form of childhood deafness, DFNB1, due to a connexin 26 gene defect : implications for genetic counselling. Lancet 1999; 353 : 1298–303.

[4] Marlin S, Feldmann D, Blons H, et al. GJB2 and GJB6 mutations : genotypic and phenotypic correlation in a large cohort of hearing-impaired patients. Arch Otol Laryngol 2005; 131(6) : 481–7.

[5] Kimberling WJ, Borsa N, Smith RJ. Hearing loss disorders associated with renal disease. Adv Otorhinolaryngol 2011; 70 : 75–83.

[6] Marlin S, Denoyelle F, Garabédian EN. Microdélétion 22q11 : ce qu'on sait aujourd'hui. Réalités Pédiatriques 2014; 185 : 32–5.

[7] Ryan AK, Goodship JA, Wilson DI, et al. Spectrum of clinical features associated with interstitial chromosome 22q11 deletions : a European collaborative study. J Med Genet 1997; 34 : 798–804.

CAPÍTULO 41

# Distúrbios Auditivos e Ventilatórios nas Doenças Ósseas Constitucionais

Vincent Couloigner

**ESTRUTURA DO CAPÍTULO**
- Síndrome de Pierre Robin
- Acondroplasia
- Síndrome de Franceschetti ou de Treacher Collins
- Osteogênese imperfeita (OI)

> **Pontos-chave**
> - Os distúrbios respiratórios e auditivos são muito frequentes nas crianças portadoras de doenças ósseas constitucionais.
> - Os distúrbios ventilatórios se devem, principalmente, às modificações morfológicas, que podem ser avaliadas por endoscopia e exame de imagem focado. O tratamento terá por base a correção cirúrgica da obstrução, se isso for possível, ou ventilação não invasiva. O recurso à traqueostomia ainda é, por vezes, necessário. Os distúrbios auditivos devem ser sistematicamente avaliados. Eles podem estar ligados à disfunção tubária (retração, otite serosa), à afecção ossicular, à afecção coclear ou à afecção das vias auditivas. O diagnóstico se baseia em testes auditivos adaptados à idade e a exames de imagem, se necessário. A abordagem pode implicar uma reabilitação auditiva e um apoio reeducativo e psicossocial.

# Síndrome de Pierre Robin

■ Trata-se de uma tríade composta por retrognatia, glossoptose e fenda velopalatina (Figura 41.1), isolada (50% dos casos) ou associado a outras anomalias no quadro de síndromes mais complexas rotuladas ou não (50% dos casos).

■ No plano funcional, observam-se: distúrbios de motricidade bucofaringoesofágica com distúrbios da sucção-deglutição e um refluxo gastroesofágico; dificuldades respiratórias mais importantes durante o sono, ligadas à glossoptose; uma desregulação orto-/parassimpática.

■ As anomalias morfológicas e funcionais são reversíveis ou não, segundo a etiologia. Nos casos favoráveis, a deglutição melhora a partir de 4 a 6 meses, as anomalias respiratórias nos primeiros 18 meses e as anomalias morfológicas desaparecem por volta dos 6 anos.

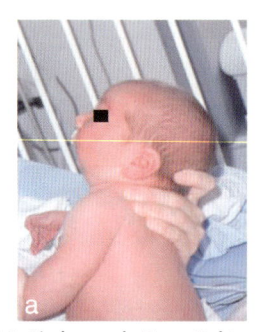

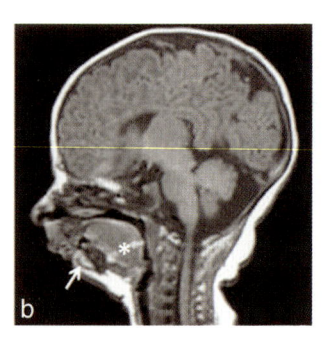

**Figura 41.1. Síndrome de Pierre Robin.**
Retrognatia (a) e glossoptose vista em corte sagital por RM (b). A base da língua em posição mais dorsal (asterisco) obstrui a orofaringe. Retrognatia (seta).

- A abordagem da ORL é a seguinte:
  - fechamento da fenda velopalatina em torno dos 7 a 9 meses de vida; ela pode agravar as dificuldades respiratórias;
  - abordagem das dificuldades respiratórias adaptada à sua gravidade e dependendo das escolas: monitoramento, posicionamento da criança facilitando a respiração e limitando o refluxo, cânula de Guedel (não mais que 15 dias), entubação nasofaríngea, labioglossoplexia, osteodistração mandibular, ventilação não invasiva (VNI) noturna por máscara, traqueostomia;
  - no plano da alimentação segundo gravidade e duração dos distúrbios: monitoramento, sonda nasogástrica, gastrostomia;
  - no plano auditivo: a fenda velopalatina é acompanhada de mau funcionamento da tuba auditiva na origem de otites serosas, necessitando de monitoramento e tratamento direcionados.

## Acondroplasia

- É uma síndrome autossômica dominante (gene *FGFR3*) caracterizada por nanismo com rizomelia, hiperlordose, braquidactilia, macrocefalia com testa proeminente e hipoplasia do terço médio da face (Figura 41.2).
- As anomalias ORL são ligadas às malformações de base craniana com estreiteza constitucional das fossas nasais, da rinofaringe e das tubas auditivas.
- Existe também a síndrome de apneia obstrutivas do sono (SAOS), ligada à estreiteza nasal e rinofaríngea. Ela é confirmada por um estudo do sono. O tratamento é cirúrgico (repermeabilização endoscópica das fossas nasais e do *cavum*, amigdalectomia) ou por instauração de uma VNI enquanto se espera o crescimento do maciço facial. Apneias centrais podem coexistir pelo fato de uma estreiteza da junção craniovertebral e podem necessitar de descompressão neurocirúrgica da junção.

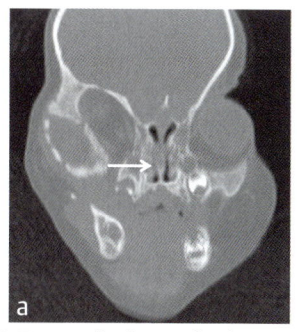

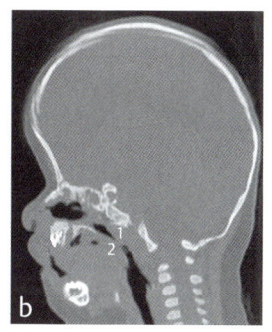

**Figura 41.2. Tomografia de acondroplasia.**
Estreiteza constitucional das fossas nasais (a, corte frontal) e do *cavum* (b, corte sagital; 1. vegetações adenoides; 2. véu do palato).

- As otites seromucosas são ligadas à estreiteza das tubas auditivas. Elas podem levar à surdez leve bilateral com consequências na linguagem ou evoluir para outras formas mais severas de otites crônicas (bolsas de retração timpânica, colesteatomas).

## Síndrome de Franceschetti ou de Treacher Collins

- Trata-se de uma displasia otomandibular bilateral autossômica dominante (genes *TCOF1*, *POLR1C* ou *POLR1D*) (Figura 41.3).
- As anomalias observadas são as seguintes: dismorfia facial (hipoplasia bilateral dos ossos malares, da borda infraorbital e da mandíbula, anomalias da articulação temporomandibular, obliquidade antimongoloide das fendas das pálpebras, coloboma das pálpebras inferiores), hipoplasia ou aplasia dos pavilhões da orelha, dos condutos auditivos externos, malformações dos ossículos.
- Um SAOS está presente em três quartos dos pacientes, em razão da hipoplasia mandibular com glossoptose. O tratamento das formas graves é realizado em idade baixa com VNI ou até traqueostomia; a partir de 6 anos, um reposicionamento mandibular por técnica de osteodistração pode ser praticado.

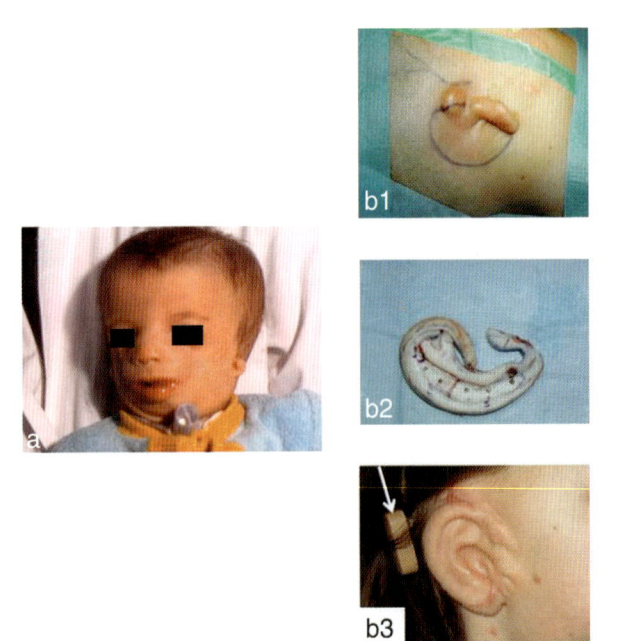

**Figura 41.3. Síndrome de Franceschetti.**
a. Dismorfia facial. Traqueostomia. b. Reconstrução de uma aplasia de orelha. b1. Aspecto inicial. b2. Arcabouço cartilaginoso costal. b3. Aspecto do pavilhão após reconstrução e prótese auditiva de ancoragem óssea do tipo BAHA® (seta).

- No plano auditivo, em caso de malformação do conduto auditivo externo ou dos ossículos com surdez de transmissão, é possível propor um aparelho auditivo de condução óssea seguido de próteses de ancoragem óssea (BAHA®, Sophono®, Bone Bridge® etc.).
- Uma abordagem estética é possível:
  - uma aplasia do pavilhão da orelha: cirurgias plásticas com uso de enxertos autólogos e/ou próteses;
  - correção da dismorfia facial (tecido mole e estruturas ósseas).

## Osteogênese imperfeita (OI)

- É um grupo heterogêneo de doenças genéticas com fragilidade óssea e diferentes outras anomalias (esclerótica azul, dentinogênese imperfeita, pequena estatura) em função do tipo de OI (tipos 1 a 5).
- Em 95% dos casos, a transmissão é autossômica dominante, ligada à mutação dos genes *COL1A1* ou *COL1A2* codificando para o colágeno do tipo 1.
- No quadro ORL observa-se deficiência auditiva em 23 a 58% dos pacientes, de transmissão, de percepção ou mistas; elas podem, ainda, ser adquiridas, revelando-se normalmente entre as 2ª e 4ª décadas de vida. O grau de surdez é independente do tipo de OI. O tratamento das hipoacusias de transmissão mal toleradas consiste em cirurgia ossicular (*bypass* de estribo bloqueado por prótese ossicular); e aquele das perdas auditivas de percepção mal tolerada compreende aparelho auditivo e até implante coclear para os casos graves.

CAPÍTULO
42

# Exames de Imagem

Monique Elmaleh-Bergès

## ESTRUTURA DO CAPÍTULO

- **Introdução**
- **Técnicas de exame de imagem**
  - Radiografia padrão
  - Ultrassonografia
  - Tomografia
  - CBCT
  - RM
- **Situações clínicas**

> **Pontos-chave**
> 
> - Na criança, as técnicas sem irradiação (ultrassonografia, RM) devem ser privilegiadas, principalmente em caso de exames repetidos.
> - A radiografia padrão mantém poucas indicações (torácica em caso de aspiração, ou de pescoço e torácica em caso de ingestão de corpo estranho).
> - A ultrassonografia, muitas vezes associada ao Doppler, é o primeiro exame para exploração de massa de tecido mole.
> - A tomografia é um exame rápido e aquele a ser escolhido, em caso de urgência, na patologia traumática craniofacial, nas rinossinusites e nas otites e, mais raramente, nos abcessos cervicais ou nas litíases salivares.
> - A CBCT *(cone beam computed tomography)* é útil quando a visualização dos tecidos moles não é necessária.
> - A RM pode ser empregada em todos os campos da ORL pediátrica.

## Introdução

Os exames de imagem ocupam lugar central no diagnóstico da maioria das patologias ORL pediátricas, como as otites crônicas (Figura 42.1), as surdezes de transmissão (Figura 42.2) ou de percepção (Figuras 42.3 e 42.4), as obstruções nasais (Figuras 42.5 e 42.6), ou as massas cervicais (Figura 42.7).

Quatro modalidades de exames de imagem estão disponíveis: duas utilizando raios X, a radiografia padrão e a tomografia computadorizada (TC), e duas sem radiação, a ultrassonografia e as imagens de ressonância magnética (RM). A esses acrescenta-se cada vez mais, em alguns campos da ORL, a *cone beam computed tomography* (CBCT) ou tomografia computadorizada de feixe cônico, que é uma técnica com uso menor de radiação que a TC. Quando exames de imagem com radiação são necessários, as recomendações dosimétricas da *Société Française d'Imagerie Pédiatrique et Prénatale (SFIPP)* adaptadas à idade da criança devem ser respeitadas [1].

As indicações dos diferentes exames estão detalhadas no *Guide du bon usage des examens d'imagerie médicale* (*Société française de radiologie* e *Société française de médecine nucléaire* sob a égide da *Haute autorité de santé* e da *Autorité de sûreté nucléaire*) (http://gbu.radiologie.fr/).

## Técnicas de exame de imagem

### Radiografia padrão

A radiografia padrão mantém poucas indicações: radiografia do tórax em caso de aspiração, ou de pescoço e do tórax, em caso de ingestão de corpo estranho. As radiografias do *cavum*, dos seios, dos ossos específicos do nariz e da laringe não são mais indicadas.

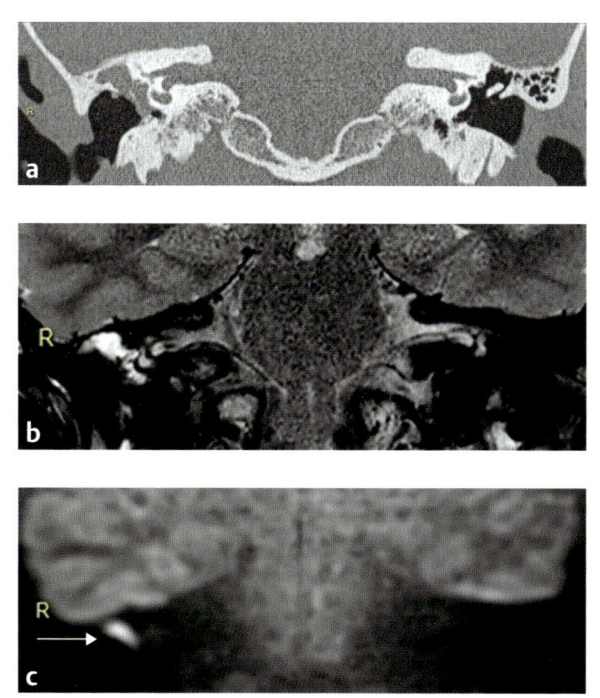

**Figura 42.1. Colesteatoma operado. Interesse da difusão.**
a. TC: obliteração do conjunto das cavidades aéreas da orelha média esquerda. b. RM em ponderação T2: hipersinal inespecífico da obliteração. c. RM: sequência de difusão: hipersinal, testemunhando uma restrição de difusão, situado unicamente no ático, de 5 mm, correspondendo a uma pérola de colesteatoma (seta branca).

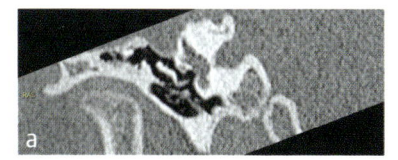

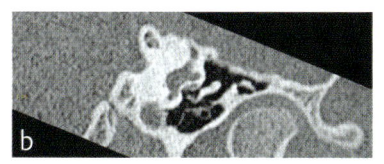

**Figura 42.2. Surdez de transmissão com tímpano normal. Agenesia da fenestra vestibular.**
TC, cortes frontais. a. Orelha direita, janela oval normal. b. Orelha esquerda, continuação óssea entre o promontório e o canal semicircular lateral: agenesia da janela oval. O canal facial está em posição.

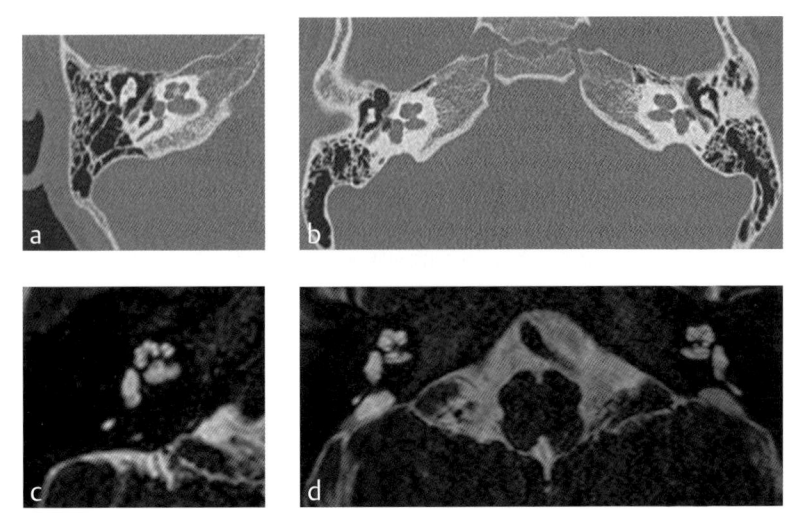

**Figura 42.3. Surdez de percepção bilateral, malformação labiríntica bilateral. Balanço pré-implante.**
a. TC, OD normal. b. TC, corte axial, cóclea não completamente enrolada: partição incompleta de tipo II, hipoplasia do modíolo e dilatação do aqueduto do vestíbulo. c. RM, orelha direita normal. d. RM 3DT2 de alta resolução que mostra o labirinto membranoso: assimetria das rampas vestibulares e timpânica, enrolamento incompleto, hipoplasia do modíolo e dilatação do saco endolinfático: esse apresenta volumosa porção extraóssea e sinal heterogêneo.

## Ultrassonografia

A ultrassonografia deve ser o primeiro exame na exploração de uma massa de tecidos moles. Ela permite localizá-la em relação às estruturas vizinhas, diferenciar massa sólida de lesão cística e buscar calcificações. Associada ao Doppler, ela possibilita, também, avaliar a vascularização de uma lesão (as lesões vasculares são frequentes na criança), suas relações com as estruturas vasculares ou a permeabilidade destas.

## Tomografia

A tomografia é um exame muito rápido com duração das aquisições de alguns segundos, permitindo, geralmente, evitar a sedação após os 4 anos. Ela é o exame a ser escolhido, em caso de urgência, na patologia traumática craniofacial assim como nas complicações das infecções nasossinusais, temporais e por vezes cervicais. Além destas situações, sua indicação é para as patologias crônicas da orelha média e rinossinusais.

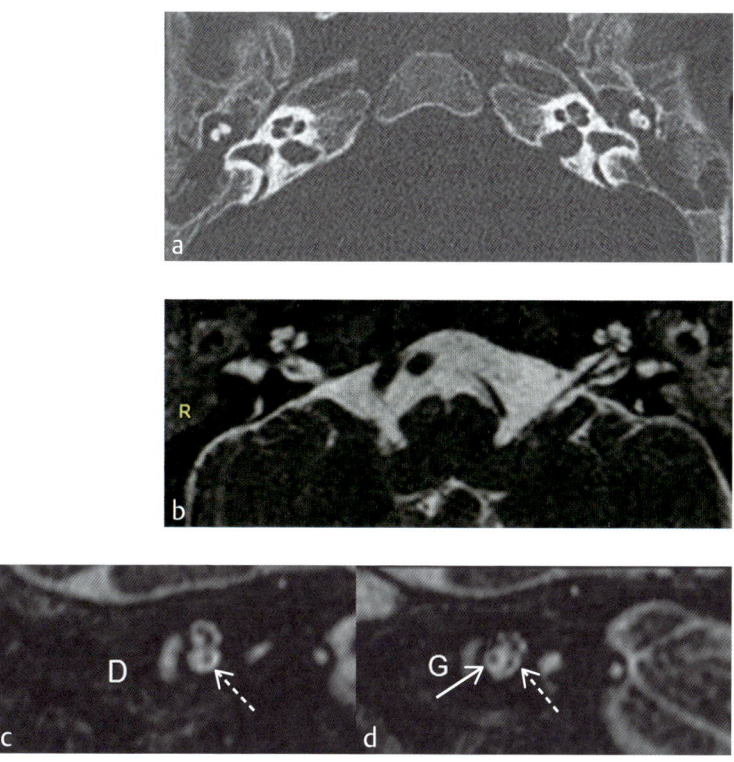

**Figura 42.4. Cofose unilateral direita.**
a. TC, corte axial, discreta assimetria de calibre do meato auditivo interno (MAI), estenose do canal do nervo coclear direito. b. RM, sequência 3DT2 alta resolução, aquisição axial: MAI estreito e agenesia do nervo coclear direito confirmada pelas reconstruções perpendiculares ao eixo do MAI. c. Orelha direita: nervo vestibular inferior (seta pontilhada). d. Orelha esquerda: nervo coclear (seta cheia) e nervo vestibular inferior (seta pontilhada).

## CBCT

A CBCT é utilizada em substituição à TC em muitas de suas indicações ORL [2,3], quando a visualização dos tecidos moles não é necessária. Ela tem resolução espacial superior à da tomografia para uma irradiação 30 a 40% menor [4]. A maior parte dos aparelhos, primeiramente desenvolvidos para a patologia dentária, necessitam de uma posição sentada ou de pé quando da aquisição. O principal inconveniente com a criança é a duração da aquisição (imobilização estrita durante 10 a 20 segundos). O surgimento de aparelhos de aquisição em posição deitado possibilita estender as indicações a crianças mais jovens.

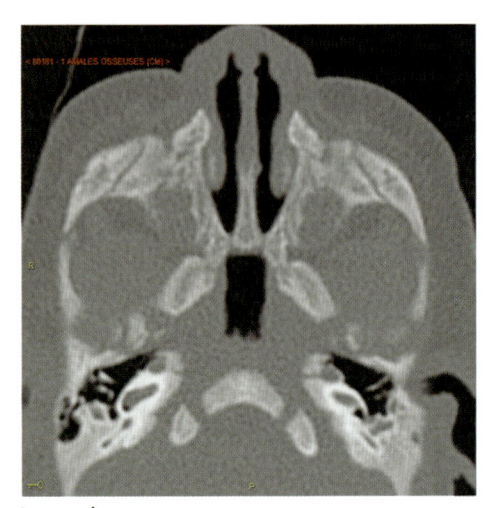

**Figura 42.5. Atresia coanal.**
TC, corte axial em janela óssea. Atresia óssea das coanas com medialização dos maciços pterigóideos, espessamento do vômer. A tomografia direita possibilita observar as estruturas labirínticas em busca de uma agenesia dos canais semicirculares, indicando síndrome de CHARGE.

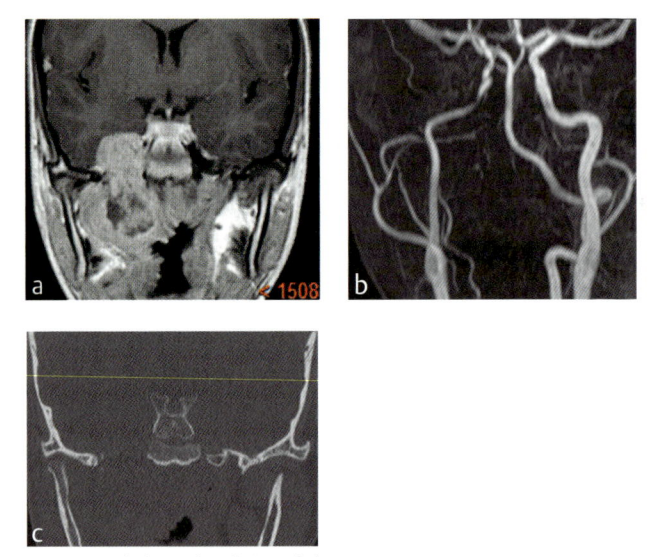

**Figura 42.6. Tumor da base do crânio: rabdomiossarcoma.**
a. RM com injeção e supressão de gordura, corte frontal. Volumoso tumor da fossa pterigomaxilar estendido ao endocrânio. b. Angio-RM sem injeção: o tumor engloba e estenosa a carótida interna. c. TC em janela óssea, corte frontal: lise da asa maior do esfenoide.

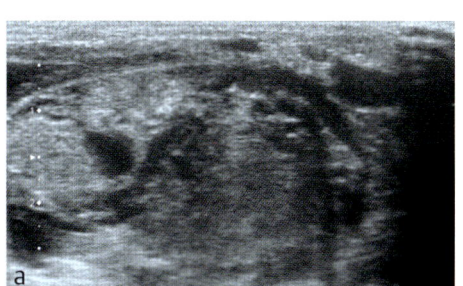

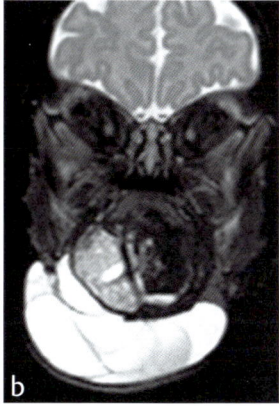

**Figura 42.7.** Massa cervical submandibular: linfangioma.
a. Ultrassonografia: lesão heterogênea apresentando macrocistos em superfície e infiltrando o assoalho bucal, dissecando o milo-hioidiano direito com um componente "sólido" microcístico. A ultrassonografia aponta um linfangioma, mas não pode fazer a avaliação de extensão em virtude de seu tamanho. b. RM: sequência T2 com saturação de gordura: evidencia a dupla composição do linfangioma, aponta a infiltração do assoalho bucal e aperfeiçoa a delimitação da lesão.

## RM

A RM incorre em necessidade de sedação para menores de 5 anos. Ela tem seu papel em todos os campos da ORL pediátrica. A discriminação tecidual é muito superior à da tomografia. Numerosas técnicas de RM permitem melhorar as *performance*s destas: sequências em alta resolução (orelha interna, nervo facial, base do crânio), sequências de difusão (colesteatoma da orelha média, síndrome de massa craniofaciocervical), com supressão de gordura (base do crânio, órbita), angio-RM, técnicas de perfusão.

No estudo da base do crânio e do maciço facial, a dupla TC sem injeção-RM com injeção pode se revelar útil para caracterizar alteração tecidual e avaliar sua consequência no osso.

## Situações clínicas

Um lembrete das indicações das diferentes técnicas e de suas respectivas contribuições nas principais situações clínicas é proposta nos Quadros 42.1 a 42.3.

**Quadro 42.1.** Situações clínicas frequentes em otologia.

| Situação clínica | Exame de imagens | Resultados/comentários |
|---|---|---|
| Mastoidite aguda | TC IV+ | Abcesso subperiosteal, lise óssea, complicações intracranianas (trombose do seio sigmoide, abcesso epidural, abcesso do cerebelo ou temporal, meningite) [5] |
| Otite crônica | TC IV– | Busca de lise ossicular ou das paredes da caixa, sinais em favor de um colesteatoma |
| Colesteatoma no diagnóstico | TC IV– | Análise de extensão: lise ossicular ou das paredes ósseas, canal facial, estruturas labirínticas |
| Colesteatoma operado – monitoramento | IRM diffusion ± TDM IV– | Restrição de difusão em caso de recidiva (detecção de colesteatoma > 3 mm); ± TC pré-operatório [6] |
| Aplasia maior | TC IV– | Pneumatização, malformação ossicular, posição do canal facial, estruturas labirínticas |
| Surdez de transmissão com tímpano normal | TC IV– | Cadeia ossicular, janelas, canal facial: malformação (aplasia menor), sequela pós-otite, traumática [7] |
| Surdez de percepção bilateral congênita | RM IV–/TC IV– | Estruturas labirínticas: malformações, labirintite (meningite); nervos cocleovestibulares, tronco cerebral, parênquima [7] |
| Surdez de percepção unilateral | RM IV–/RM IV+ | Estruturas labirínticas: malformações, labirintite (meningite); nervo coclear, tronco cerebral, parênquima [7] |

**Quadro 42.1.** *(Cont.).*

| | | |
|---|---|---|
| Investigação pré-implante coclear | RM IV– + TC IV– | Estruturas labirínticas, nervos, parênquima [7] |
| Surdez de transmissão ou surdez de percepção pós-traumática | TC IV– | Fratura ossicular/translabiríntica |
| Paralisia facial periférica | RM IV+, ao menos 15 dias após o início em caso de paralisia facial periférica isolada não regressiva | Tomada de contraste de VII no fundo de meato auditivo interno sem massa: paralisia facial idiopática<br>Exploração do tronco cerebral à parótida: tumores, infecções etc. |
| Paralisia facial periférica congênita | TC IV – 6 semanas após o nascimento, se não regressiva | Hipoplasia do canal facial homolateral/sequelas do trauma obstétrico |

IV-: sem injeção intravenosa de contraste, IV+: com injeção intravenosa de contraste.

**Quadro 42.2.** Situações clínicas frequentes em patologia rinossinusial.

| Situação clínica | Exame de imagem | Resultados/comentários |
|---|---|---|
| Rinites e sinusites agudas | Nenhum exame de imagem é indicado | |
| Complicações de infecções rinossinusiais | TC IV+ ± RM IV+ | Abcesso subperiosteal, lise óssea, busca por complicações intracranianas (trombose venosa, abcesso epidural, abcesso parenquimatoso, meningite) |
| Rinossinusites crônicas, polipose nasossinusial, mucoviscidose | TC IV–, eventualmente com sinusonavegação/CBCT | TC: indicada se uma intervenção é considerada; CBCT: interesse para as poliposes (repetição dos exames) |
| Obstrução nasal neonatal | TC IV– ± RM | TC: atresia coanal, estenose dos orifícios piriformes; RM para avaliação da extensão das lesões de componente endocraniana: glioma, meningocele, dermoide [8] |
| Distúrbios do olfato | TC IV–/RM | TC: patologia inflamatória ou traumática; RM IV–: malformação, agenesia dos bulbos olfativos; RM IV+: avaliação tumoral |
| Patologia traumática | TC IV–/CBCT | TC em caso de urgência para avaliar as lesões dos tecidos moles; CBCT à distância: melhor resolução espacial |
| Patologia maxilofacial malformativa | CBCT/TC IV– | CBCT: interesse em decorrência de cirurgias interativas e repetição dos exames |
| Patologia da base do crânio | TC IV–/RM IV+ | Avaliação óssea por TC; estudo dos tecidos moles extracranianos, do parênquima cerebral e dos nervos cranianos por RM IV+ |

**Quadro 42.3.** Situações clínicas frequentes em patologia cervicofacial [9].

| Situação clínica | Exame de imagem | Resultados/comentários |
|---|---|---|
| Adenites e abscessos | Ultrassonografia | Coleção organizada, diagnóstico diferencial: tumor, cisto branquial com superinfecção |
| Abscesso para- e retrofaríngeas | TC IV+ em urgência; ± RM IV+ | Vias aéreas, busca de trombose venosa, estenose arterial, lise óssea da base do crânio, complicações intracranianas (abcesso epidural, abcesso parenquimatoso, meningite) |
| Celulite cervicofacial | TC IV+ em urgência; ± RM IV+ | Extensão (mediastino), presença de ar (anaeróbias, necrose) busca de trombose venosa, estenose arterial |
| Cistos e fístulas cervicais | Ultrassonografia ± RM | A localização em ultrassonografia geralmente indica o diagnóstico; a RM pode ser útil para apreciar a extensão (parotídea: 1ª fenda, para a orofaringe: 2ª fenda) |
| Massas cervicais | Ultrassonografia ± RM | Ultrassonografia: localização, ecoestrutura, vascularização (Doppler); RM: extensão para a base do crânio e/ou para o tórax (por exemplo, linfangioma) |
| Glândulas salivares | Ultrassonografia ± RM | Ultrassonografia: localização, ecoestrutura, vascularização (Doppler), adenopatias; RM: extensão (rânula dissecante); RM IV+ com difusão/perfusão: tentativa de caracterização dos tumores |
| Hemangiomas e malformações vasculares | Ultrassonografia ± RM | Ultrassonografia-Doppler; RM: avaliação de extensão |

## Referências

[1] Ministère du Travail, de l'Emploi et de la Santé. Arrêté du 24 octobre 2011 relatif aux niveaux de référence diagnostiques en radiologie et en médecine nucléaire. Annexe 1. JO du 14 janvier 2012.
[2] Mornet E, Valette G, Mériot P, et al. Imagerie par cone beam en ORL. La Lettre d'ORL et de chirurgie cervico-faciale. In : 2012. p. 328.
[3] Casselman JW, Gieraerts K, Volders D, et al. Cone beam CT : non-dental applications. J Belge Radiol 2013 ; 96(6) : 333–53.
[4] Al Abduwani J, ZilinSkiene L, Colley S, et al. Cone beam CT paranasasinuses versus standard multidetector and low dose multidetector CT studies. Am Otolaryngol 2016 ; 37(1) : 59–64.
[5] Vazquez E, Castellote A, Piqueras J, et al. Imaging of complications of acute mastoiditis in children. Radiographics 2003 ; 23(2) : 359–72.
[6] De Foer B, Vercruysse JP, Bernaerts A, et al. Detection of postoperative residual cholesteatoma with non-echo-planar diffusion-weighted magnetic resonance imaging. Otol Neurotol 2008 ; 29(4) : 513–7.
[7] Elmaleh-Bergès M, Van Den Abbeele T. Le sourd est un enfant : qu'est-ce que ça change ? J Radiol 2006 ; 87(11 Pt 2) : 1795–812.
[8] Adil E, Huntley C, Choudhary A, et al. Congenital nasal obstruction : clinical and radiologic review. Eur J Pediatr 2012 ; 171(4) : 641–50.
[9] Stern JS, Ginat DT, Nicholas JL, et al. Imaging of pediatric head and neck masses. Otolaryngol Clin North Am 2015 ; 48(1) : 225–46.

CAPÍTULO
43

# Abordagem da Dor

Cécile Mareau ▪ Chantal Wood

## ESTRUTURA DO CAPÍTULO

- Introdução
- Etiologias
- Como avaliar a dor de uma criança
  - Para as crianças com mais de 6 anos: autoavaliação
  - Para as crianças de 4 a 6 anos: autoavaliação ou heteroavaliação
  - Para as crianças com menos de 4 anos ou não comunicantes: heteroavaliação
- Tratamento da dor
  - Princípios e recomendações gerais
  - Meios farmacológicos
  - Meios não farmacológicos
- Conclusão

> **Pontos-chave**
> - A dor é um sintoma frequente em ORL pediátrica e acarreta numerosas consultas, sobretudo em casos de urgência.
> - Ela pode ser a manifestação de uma patologia otorrinolaringológica clínica (angina, otite, faringite, estomatite etc.) ou ser a consequência de uma cirurgia (amigdalectomia, por exemplo). Ela pode, então, se manifestar de maneira prolongada (até 20 dias após amigdalectomia) e acarretar importante emagrecimento na criança.
> - A dor em ORL acomete, muitas vezes, as crianças com menos de 5 anos e a avaliação far-se-á com os instrumentos de heteroavaliação nos menores, e uma autoavaliação nos mais velhos.
> - O tratamento é complicado e depende da etiologia.
> - Além disso, os pais têm tendência a banalizar a dor em seus filhos, que muitas vezes são menos confortados quando de seu retorno a sua casa.

# Introdução

Neste capítulo abordaremos as causas habituais de dor em ORL pediátrica, a avaliação da dor em função da idade da criança, a abordagem medicamentosa levando em conta as últimas recomendações, e o aconselhamento a ser feito com a família.

# Etiologias

As etiologias mais frequentes das dores em ORL pediátrica são:
- as etiologias clínicas: otite média aguda, otite externa aguda, angina, rinossinusite, gengivoestomatite, faringite;
- as etiologias cirúrgicas ou pós-cirúrgicas: amigdalectomia, faringoplastia, cirurgia do véu palatino.

As dores provocadas não são abordadas aqui.

# Como avaliar a dor de uma criança

- A avaliação da dor se efetua em função da idade da criança, do tipo de dor e de seu caráter evolutivo [1].
- Em período pós-operatório, a dor deve ser avaliada regularmente de maneira sistemática, assim como antes e após cada administração de analgésicos.
- Numerosas escalas de avaliação pediátrica estão disponíveis, mas abordaremos apenas aquelas que são atualmente mais utilizadas.

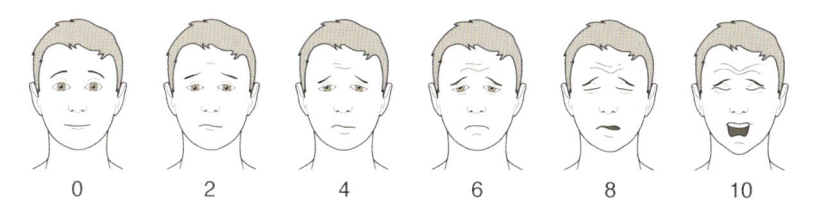

**Figura 43.1.** Escala das faces (*Faces Pain Scale – Revised* [FPS-R]).
As pontuações são, da esquerda para a direita: 0, 2, 4, 6, 8, 10. 0 corresponde, então, à "sem dor alguma" e 10 corresponde a "muito, muito mal".

## Para as crianças com mais de 6 anos: autoavaliação

A partir dos 6 anos de idade a criança pode explicar como se sente mal e avaliar a intensidade de sua dor.
Três escalas são utilizáveis:
- a escala das faces (*Faces Pain Scale – Revised* [FPS-R]), pode ser utilizada a partir dos 4 anos (Figura 43.1);
- a escala visual analógica (EVA) serve, principalmente, a partir dos 5 ou 6 anos;
- a escala numérica ("que nota entre 0 e 10 você dá a sua dor?") é utilizada a partir de 8 anos (a criança deve saber contar e manipular os números).

Buscaremos utilizar a mesma ferramenta (aquela que convém à criança) para a mesma criança, e reavaliar a intensidade da dor sistemática e regularmente, em especial após cada modificação terapêutica.

## Para as crianças de 4 a 6 anos: autoavaliação ou heteroavaliação

As crianças entre 4 e 6 anos de idade têm tendência a escolher os extremos das escalas que lhe são propostas. Uma escala de autoavaliação pode ser experimentada (em prioridade, escala das faces), mas é aconselhado utilizar duas escalas (escala das faces e EVA, por exemplo). É necessário ser prudente e, em caso de discordância, não hesitar em reavaliar a dor com uma escala de observação comportamental (heteroavaliação).

## Para as crianças com menos de 4 anos ou não comunicantes: heteroavaliação

A avaliação da criança de menos de 4 anos de idade (ou da criança momentânea ou definitivamente desprovida de meios de comunicação suficientes) se baseia na observação de seu comportamento.

Aconselhamos as escalas seguintes:
- EVENDOL (*Évaluation Enfant Douleur*) para a dor aguda em situação de emergência (Figura 43.2);
- FLACC (*Face, Legs Activity, Cry, Consolability*) para a dor pós-operatória (Figura 43.3), a dor ligada aos cuidados ou à dor de criança deficiente;
- EDIN (*Échelle de douleur et d'inconfort du nouveau-né*) para o recém-nascido;
- e HEDEN (*Hétero-évaluation de la douleur de l'enfant*) para a dor prolongada (detecção da atonia psicomotora).

Quando do retorno para casa, os pais podem usar a escala PPPM (*Parents' Post-operative Pain Measure*). Esta escala existe agora em forma resumida com 10 itens (traduzida para o francês por C. Wood) (Figura 43.4) [2].

Cada escala possui seu próprio limiar de tratamento que é necessário conhecer (Quadro 43.1). Essas diferentes escalas estão disponíveis no sítio www.pediadol.org.

## Tratamento da dor

### Princípios e recomendações gerais

A dor em ORL pediátrica geralmente é aguda e pode ser muito intensa. O tratamento analgésico deve ser adaptado à intensidade da dor e a sua etiologia. A eficiência do tratamento analgésico será avaliada em função da evolução da dor (o nível de dor deve descer abaixo do patamar de indicação terapêutica e/ou a atividade da criança voltar ao normal), da tolerância ao tratamento, da ausência de efeitos indesejáveis [3].

Principalmente em pós-operatório, os analgésicos devem ser administrados de maneira sistemática, em horários regulares e na dose máxima enquanto perdurar o fenômeno álgico. A abordagem multimodal (associação sistemática dos patamares I e II ou III) é uma regra primordial.

O tratamento analgésico deve ser encaminhado de forma eficaz, enquanto necessário.

A *Agence française de sécurité sanitaire des produits de santé* (AFSSAPS) emitiu recomendações no que concerne "ao uso de medicações para tratamento da dor aguda e crônica na criança" em 2009. Essas recomendações foram largamente modificadas pelas restrições de utilização da codeína emitidas em 2013 pela *Agence nationale de sécurité du médicament et des produits de santé* (ANSM) e pela *European Medicines Agency* (EMA) [4-6].

A abordagem da dor no quadro da amigdalectomia foi objeto de recomendações em 2014 [7].

Em janeiro de 2016, a *Haute Autorité de Santé* (HAS) editou normativa considerando alternativas à codeína [8].v

# Abordagem da Dor

**Evaluation Enfant Douleur**

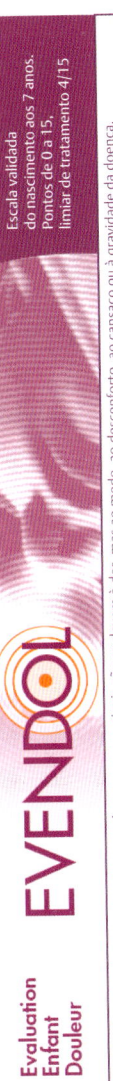

# EVENDOL

Escala validada do nascimento aos 7 anos.
Pontos de 0 a 15.
limiar de tratamento 4/15

Anote tudo o que observa... mesmo se você pensa que os sinais não se devem à dor, mas ao medo, ao desconforto, ao cansaço ou à gravidade da doença.

| Nome | Sinal ausente | Sinal fraco ou passageiro | Sinal médio ou entorno da metade do tempo | Sinal forte ou quase permanente | Avaliação na chegada | | Avaliações seguintes Avaliações após analgésico[3] | | | | | | |
|---|---|---|---|---|---|---|---|---|---|---|---|---|---|
| | | | | | Durante refeição[1] em descanso (D) | Durante exame[2] ou em mobilização (M) | D | M | D | M | D | M | |
| **Expressão vocal ou verbal** chora e/ou grita e/ou geme e/ou diz que sente dor | 0 | 1 | 2 | 3 | | | | | | | | | |
| **Mímica** tem a fronte enrrugada e/ou sobrancelhas franzidas e/ou boca tensa | 0 | 1 | 2 | 3 | | | | | | | | | |
| **Movimentos** se agita e/ou se enfigece e/ou fica tenso | 0 | 1 | 2 | 3 | | | | | | | | | |
| **Posições** têm uma atitude inabitual e/ou antálgica e/ou se protege e/ou fica imóvel | 0 | 1 | 2 | 3 | | | | | | | | | |
| **Relação com o ambiente**, pode ser consolado e/ou se interessa pelos jogos e/ou se comunica com o entorno | normal 0 | diminuida 1 | muito diminuida 2 | ausente 3 | | | | | | | | | |
| Observações | | | | Pontuação total/15 | | | | | | | | | |
| | | | | Data e hora | | | | | | | | | |
| | | | | Iniciais do avaliador | | | | | | | | | |

[1] *Durante refeição ou em descanso (D)*: observar a criança antes de todo procedimento ou exame, nas melhores condições possíveis de conforto e de confiança, por exemplo, à distância, com os pais, enquanto brinca...
[2] *Durante exame ou mobilização (M)*: trata-se de exame clínico ou da mobilização ou palpação da área dolorida pela enfermeira ou pelo médico.
[3] *Reavaliar regularmente*, em especial após analgésico, no momento do pico de ação: após 30 a 45 minutos se oral ou retal, 5 a 10 minutos se IV. Especificar a situação, em descanso (D) ou em movimento

Escala validada para mensurar a dor (aguda ou prolongada com atonia), de 0 a 7 anos, em pediatria, nas emergências, no SAMU, em sala de despertar, em pós-operatório – Referência Bibliográfica: Archives de Pediatrie 2006, 13, 922, P129-130. Archives de Pédiatrie 2012, 19, 922, 265-276. Pain 2012, 153, 1573-1582. Contato: elisabeth.fournier-charriere@bct.aphp.fr - © 2011 – Grupo EVENDOL

Comunicação Zid e Zen - 01 46 49 96 79 - 08/12

**Figura 43.2. Escala EVENDOL** (*Évaluation Enfant Douleur*)*.

## ESCALA DE AVALIAÇÃO COMPORTAMENTAL DA DOR
### FLACC
*(Face - Legs - Activity - Cry - Consolability)*

Etiqueta paciente

| | |
|---|---|
| 0 | = relaxado e confortável |
| 1-3 | = leve desconforto |
| 4-6 | = dor moderada |
| 7-10 | = dor severa ou grande desconforto |

| FLACC *MODIFICADO PARA CRIANÇA COM DEFICIÊNCIA* | | Date/heure | | | | | |
|---|---|---|---|---|---|---|---|
| **Face** | | | | | | | |
| Sem expressão particular ou sorriso | Sem expressão particular ou sorriso | 0 | | | | | |
| Careta ou franzir ocasional das sobrancelhas, retração, desinteressado | Parece triste ou inquieto | 1 | | | | | |
| Franzir frequente a permanente das sobrancelhas, mandíbulas contraídas, queixo tremendo | Face aflita; expressão de medo ou de pânico | 2 | | | | | |
| **Pernas** | | | | | | | |
| Posição habitual ou relaxada | Posição habitual ou relaxada | 0 | | | | | |
| Desconforto, agitado, tenso | Tremulações ocasionais | 1 | | | | | |
| Chutes de pés ou pernas encolhidas | Aumento marcado de espasmos; tremulações ou sobressaltos permanentes | 2 | | | | | |
| **Atividade** | | | | | | | |
| Calmamente alongado, em posição habitual, mexe facilmente | Calmamente alongado, em posição habitual, mexe facilmente | 0 | | | | | |
| Se contorce, se balança de frente para trás, está tenso | Medianamente agitado (p. ex.: mexe sua cabeça de frente para trás, agressivo); respiração superficial, entrecortada, suspiros intermitentes | 1 | | | | | |
| Arqueado, imóvel ou sobressaltado | Agitação severa, bate a cabeça, tremedeira (não rígida); prende a respiração, ofega ou inspira profundamente (ou busca longe sua respiração); respiração entrecortada importante | 2 | | | | | |
| **Grito** | | | | | | | |
| Sem grito (acordado ou adormecido) | Sem grito (acordado ou adormecido) | 0 | | | | | |
| Gemidos ou choros, lamento ocasional | Explosão verbal ou resmungo ocasional | 1 | | | | | |
| Choros ou gritos constantes, gritos ou soluços, lamentos constantes | Explosão verbal repetida ou resmungo constante | 2 | | | | | |
| **Consolabilidade** | | | | | | | |
| Contente | Contente | 0 | | | | | |
| Relaxado, tranquilizado ocasionalmente pelo toque, o abraço ou a fala, pode ser distraído | Relaxado, tranquilizado ocasionalmente pelo toque, o abraço ou a fala, pode ser distraído | 1 | | | | | |
| Difícil de consolar ou de reconfortar | Afasta o cuidador, se opõe aos cuidados ou gestos de conforto | 2 | | | | | |
| | | **PONTUAÇÃO TOTAL** | | | | | |

*Cada um dos 5 itens (F, face; L, pernas; A, atividade; C, grito; C, consolabilidade) é cotado de 0 a 2, o que dá uma pontuação total entre 0 e 10. Cotação: 0 = relaxado e confortável; 1-3 = leve desconforto; 4-6 = dor moderada; 7-10 = dor severa ou desconforto maior.
De acordo com Merkel SI, Voepel-Lewis T, Shayevitz JR, Malviya S. The FLACC: a behavioral scale for scoring postoperative pain in young children. Pediatr Nursing 1997; 23:293-7.
Tradução pela equipe da Unité d'évaluation et de traitement de la douleur, CHU Robert Debré, Paris.

**Figura 43.3.** Escala de avaliação comportamental da dor FLACC (*Face, Legs, Activity, Cry, Consolability*)*.

## Escala PPMP: *Postoperative Pain Measure for Parents* para a avaliação da dor pelos pais versão reduzida a 10 itens

| | DIA | | | | | | | |
|---|---|---|---|---|---|---|---|---|
| | HORA | | | | | | | |
| Choraminga ou se queixa mais que normalmente | | | | | | | | |
| Brinca menos do que normalmente | | | | | | | | |
| Não faz as coisas que ele ou ela costuma fazer | | | | | | | | |
| Parece mais inquieto que normalmente | | | | | | | | |
| Parece mais calmo que normalmente | | | | | | | | |
| Tem menos energia que normalmente | | | | | | | | |
| Come menos que normalmente | | | | | | | | |
| Segura o ponto doloroso de seu corpo | | | | | | | | |
| Geme ou resmunga mais que normalmente | | | | | | | | |
| Busca reconforto mais do que normalmente | | | | | | | | |
| PONTUAÇÃO TOTAL | | | | | | | | |

**Ponto 0 (sinal ausente) a 1 (sinal presente) para cada item, pontuação total: 10 pontos.**

De acordo com Chambers CT, Reid Gj, Mc Grath, Finley GA.: Development and preliminary validation of a postoperative pain measure for parents. Pain 1996; 68(2-3): 307-313. von Baeyer CL, Chambers CT, Eakins DM. Development of a 10-item short form of the parents' postoperative pain measure: the PPPM-SF. J Pain 2011: 12(3): 401-6.

**Figura 43.4.** Escala PPM (*Parents' Post-operative Pain Measure*)*.

Quadro 43.1. Idades e patamares de tratamentos indicativos em função da escala de avaliação da dor [1].

| | Escalas | Idade | Patamar de tratamento |
|---|---|---|---|
| Autoavaliação | | | |
| | FPS-R (faces) | A partir de 4 anos | 4/10 (3º rosto) |
| | EVA | A partir de 6 anos | 30/100 |
| | Escala numérica | A partir de 6-8 anos | 3/10 |
| Heteroavaliação | | | |
| | FLACC | Até os 18 anos | 4/10 |
| | EVENDOL | Até os 7 anos | 4/15 |
| | PPPM | Até os 12 anos | 6/15 |

## Meios farmacológicos

### Paracetamol

O paracetamol deve ser utilizado como primeira escolha em caso de dores fracas ou moderadas [8]. Ele pode, além disso, ser associado a todos os outros analgésicos. A via oral deve ser privilegiada. A biodisponibilidade por via retal é fraca e imprevisível [4].

### Ibuprofeno

No que diz respeito aos anti-inflamatórios não esteroides (AINES), o ibuprofeno deve ser recomendado como primeira escolha em pediatria na maioria das dores agudas moderadas a intensas [8]. Entretanto, algumas situações particulares devem ser objeto de precauções, especialmente em caso de infecção ORL grave, de infecção bacteriana grave, de infecção cutânea ou dos tecidos moles, em caso de risco hemorrágico ou de distúrbios de coagulação [8]. Eles devem ser prescritos nas posologias recomendadas e por uma duração curta (48 a 72 horas) [8].

### Codeína

A codeína, analgésico de patamar 2, era amplamente utilizada em crianças a partir de 1 ano para dores de intensidade moderada a intensa ou que não respondam ao uso de analgésicos de patamar 1 utilizados sozinhos. A codeína é transformada em morfina no organismo por uma enzima hepática, chamada citocromo P450 CYP2D6. A atividade desta enzima é submetida a um polimorfismo genético e sua atividade varia em função dos indivíduos.

Existem, portanto, os "metabolizadores fracos" para os quais a codeína não é ou é pouco eficaz, e metabolizadores rápidos ou "ultrametabolizadores", nos quais a metabolização da codeína produz uma quantidade importante de morfina, podendo levar à *overdose*. Mortes e eventos indesejáveis graves foram registrados principalmente em casos de falência respiratória e em pós-amigdalectomia, levando a ANSM a recomendar, em abril de 2013 [5, 8]:

- o uso de codeína em crianças de mais de 12 anos somente após o insucesso do paracetamol e/ou de um anti-inflamatório não esteroide (AINES);
- que não se utilize mais esse produto em crianças com menos de 12 anos;
- que não se utilize mais esse produto após amigdalectomia ou adenoidectomia;
- que não se utilize mais esse produto com a mulher que amamenta.

### Cloridrato de tramadol

O cloridrato de tramadol é uma combinação de dois enantiômeros que têm uma interação sinérgica antinociceptiva: agonista no nível dos receptores aos opiáceos µ e ação inibidora na recaptura da serotonina e da noradrenalina [9]. Seu metabolismo segue, em parte (e não em totalidade, como a codeína), a mesma via que a codeína pelo citocromo P450 e especialmente a enzima CYP2D6, provocando uma variabilidade interindividual [9]. Eventos indesejáveis graves podem, no entanto, acontecer. O tramadol pode ser recomendado em alternativa à codeína em crianças com mais de 3 anos em algumas situações clínicas de tratamento de uma dor intensa em primeira escolha, ou em caso de falha do paracetamol e do ibuprofeno [8].

### Nalbufina

A nalbufina é amplamente utilizada na França por via intravenosa e mais raramente por via intrarretal (sem *autorização de colocação no mercado* [AMM]) em meio hospitalar [8].

### Morfina oral

A morfina oral é recomendada no tratamento de dores intensas ou em caso de fracasso dos analgésicos menos potentes. Adaptadas à criança devem ser colocadas no mercado já que os frascos atuais contêm grandes quantidades de morfina.

Os dados farmacológicos dos analgésicos são relembrados no Quadro 43.2. O Quadro 43.3 relembra as situações clínicas mais frequentes e os tratamentos analgésicos propostos. O Quadro 43.4 indica os analgésicos para tratamento da dor no quadro de amigdalectomia.

**Quadro 43.2.** Dados farmacológicos dos analgésicos.

| | Analgésicos | Posologia | Vias de administração | Galênica | AMM |
|---|---|---|---|---|---|
| **PATAMAR 1** | Paracetamol | 60 mg/kg/dia em 4 doses (máx: 80 mg/kg/dia) | Oral ou IV Via intrarretal não recomendada | Comprimidos, comprimidos orodispersíveis, cápsulas, xarope, sachês, supositórios e ampolas IV | Desde o nascimento |
| | Ibuprofeno | 20 a 30 mg/kg/dia em 3 ou 4 doses (máx: 400 mg/dose) | Oral | Comprimidos, comprimidos orodispersíveis e xarope | 3 meses |
| **PATAMAR 2** | Tramadol | LI: 1 (a 2) mg/kg/dose todas as 6 a 8 horas (Máx: 100 mg/dose e 400 mg/dia) LP: 1 dose (50 à 200 mg em função da intensidade das dores) todas as 12 horas | Oral | LI: gotas: 1 gota = 2,5 mg Cápsulas: 50 mg LP: comprimidos: 50 mg, 100 mg, 150 mg, 200 mg | Gotas: 3 anos LI: 15 anos LP: 12 anos |
| | Codeína | 0,5 a 1 mg/kg/dia (máx: 6 mg/kg/dia e 180 mg/dia) | Oral | Associações paracetamol-codeína: 400 mg/20 mg ou 500 mg/30 mg | Comprimidos: 15 anos Comprimidos efervescentes: 12 anos |
| | Lamalina | 1 a 2 cápsulas/dose: 3 vezes/dia (máx: 10 cápsulas/d) | | Cápsula: paracetamol 300 mg, ópio 10 mg, cafeína 30 mg | 15 anos |

**Quadro 43.2. (Cont.).**

| | | | | |
|---|---|---|---|---|
| **PATAMAR 3** | Izalgi® | 1 cápsula 3 a 4 vezes por dia (máx: 8 cápsulas/dia) | Cápsula: paracetamol 500 mg, ópio 25 mg | 15 anos |
| | Nalbufina | IV: 0,2 a 0,3 mg/kg todas as 4 a 6 horas (máx: 20 mg) ou 1,2 mg/kg/24 horas na bomba de infusão IR: 0,4 mg/kg/dose a cada 4 à 6 horas | Ampola 20 mg | Intravenosa Intrarretal |
| | | | | IV: 18 meses IR: Sem AMM |
| | Morfina* | Posologia inicial: 0,2 mg/kg/dose: 6 vezes por dia (máx: 20 mg) Para < 1 ano: 0,1 mg/kg/dose Dose de ataque**: 0,4 a 0,5 mg/kg (máx: 20 mg) | Oral | 6 meses |
| | | | LI: gotas: 1 gota = 1,25 mg Embalagem de dose única: 10 mg/5 mL Cápsulas: 5 mg, 10 mg, 20 mg, 30 mg Comprimidos: 10 mg, 20 mg LP: cápsulas: 10 mg, 30 mg, 60 mg, 100 mg, 200 mg | |

IV: intravenosa; IR: intrarretal; LI: liberação imediata; LP: liberação prolongada; PSE: bomba de infusão.
* Doses iniciais em uma criança que nunca tomou morfina; a adaptação das posologias se faz em seguida dependendo da dor com aumentos de 50% por 24 horas. A posologia a atingir é aquela que alivia a dor sem acarretar efeitos indesejáveis ou incômodos.
** Em caso de dor muito intensa e em função da situação clínica.

**Quadro 43.3.** Proposta de tratamento analgésico em função das situações clínicas segundo a HAS [8].

| Patologias | Dor moderada | Dor intensa |
|---|---|---|
| Otite externa aguda | Tratamento local: antibióticos + anestésico (em ausência de perfuração timpânica) | Tratamento local: antibióticos + anestésico (em ausência de perfuração timpânica) associados ao paracetamol e ao ibuprofeno (intervalos curtos de 48 a 72 horas) |
| Otite média aguda | Associação paracetamol-ibuprofeno (em intervalo curto 48 a 72 horas) | Reavaliar (indicação paracentese?) e, se necessário, tramadol ou morfina oral |
| Faringite | Paracetamol ou ibuprofeno (em intervalo curto de 48 a 72 horas) | Associação paracetamol-ibuprofeno (em intervalo curto 48 a 72 horas) Em caso de odinofagia grave: reavaliação clínica |
| Gengivoestomatite | Associação paracetamol-ibuprofeno (em intervalo curto 48 a 72 horas) | Tramadol ou morfina oral e hospitalização em caso de fracasso |

**Quadro 43.4.** Padrões terapêuticos propostos para o tratamento da dor no quadro da amigdalectomia [7]*.

| | Opção AINES | Opção tramadol | Opção corticoides | Opção AINES (modificada) |
|---|---|---|---|---|
| No hospital | Dexametasona peroperatória | Dexametasona peroperatória | Dexametasona peroperatória | |
| | Morfina SRPI | Morfina SRPI | Morfina SRPI | Morfina SRPI |
| | Paracetamol IV ou via oral Ibuprofeno em hospitalização | Paracetamol IV ou via oral Tramadol em hospitalização | Paracetamol IV ou via oral | Paracetamol IV ou via oral Ibuprofeno em hospitalização |
| Em casa | Paracetamol via oral | Paracetamol via oral | Paracetamol via oral | Paracetamol via oral |
| | Ibuprofeno | Tramadol | Prednisolona | Ibuprofeno |

SRPI: sala de recuperação pós-intervenção.
* O paracetamol é administrado, em todos os casos, de forma sistemática. A escolha do padrão é função do contexto do paciente: em caso de síndrome de apneia do sono, é preferível evitar a opção tramadol; em caso de distúrbios de homeostase ou de riscos hemorrágicos, as opções AINES serão evitadas.

## Meios não farmacológicos

Os métodos não medicamentosos são muito interessantes dada sua eficiência, a ausência de efeitos indesejáveis e a simplicidade de implementação. Podemos citar: a informação do paciente e de seus pais, a distração, a hipnose.

## Conclusão

A dor é um sintoma frequente em ORL. É necessário não somente buscá-la, mas também avaliá-la com as ferramentas disponíveis. Deve-se também estimular os pais a avaliar a dor de seu filho de forma a incitá-los a dar tratamento analgésico se a dor se prolongar, já que essa pode persistir por alguns dias. Diferentes protocolos são atualmente propostos aos médicos pela comunidade científica e pela ANSM.

### Referências

[1] Vincent B, Horlé B, Wood C. Évaluation de la douleur de l'enfant. In : Pédiatrie. EMCParis : Elsevier Masson SAS ; 2009. 4-170-A10.
[2] Von Baeyer CL, Chambers CT, Eakins DB. Development of a 10-Item Short Form of the Parents' Postoperative Pain Measure : The PPPM-SF. J Pain 2011 ; 12(3) : 401–6.
[3] Prades JM. Dictionnaire de la douleur en oto-rhino-laryngologie. Société française d'oto-rhino-laryngologie et de chirurgie de la face et du cou. 2004.
[4] www.has-sante.fr/portail/jcms/c_2010340/fr/prise-en-charge-medicamenteuse-de-la-douleur-chez-l-enfant-alternatives-a-la-codeine.
[5] Comité pour l'évaluation des risques en matière de pharmacovigilance (PRAC). Médicaments contenant du diclofénac, de l'hydroxyéthylamidon, de la codéine (pour l'enfant) et solutions pour nutrition parentérale pour prématurés : Avis et recommandations du PRAC. PRAC ; 2013.
[6] Société Française d'Oto-Rhino-Laryngologie et de Chirurgie de la Face et du Cou, Association Française de Chirurgie Ambulatoire, Société Française d'Anesthésie et Réanimation. Prise en charge de la douleur dans le cadre de l'amygdalectomie chez l'enfant et chez l'adulte. Texte long. Paris : SFORL ; 2014.
[7] Constant I, Ayari Khalfallah S, Brunaud A, et al. How to replace codeine after tonsillectomy in children under 12 years of age ? Guidelines of the French Oto-Rhino-Laryngology--Head and Neck Surgery Society (SFORL). Eur Ann Otorhinolaryngol Head Neck Dis 2014 ; 131(4) : 233–8.
[8] Haute Autorité de Santé (HAS). Prise en charge médicamenteuse de la douleur chez l'enfant : alternatives à la codéine. Janvier 2016. www.has-sante.fr.
[9] Saudan S, Habre W. Particularités pharmacologiques du tramadol chez l'enfant. Ann Fr Anesth Reanim 2007 Jun ; 26(6) : 560–3. Epub 2007 May 23.

# Índice Remissivo

"Números acompanhados pelas letras **f** em negrito
e *q* em itálico indicam figuras e quadros respectivamente."

## A

Abscesso(s), 244
  definição, 244
  diagnóstico, 244
  laterocervical direito, **244f**
  para- e retrofaríngeos, 247
    complicações, 249
    diagnóstico, 249
    exame clínico, 249
    idade de ocorrência, 249
    lembretes anatômicos e
      generalidades, 248
    origem, 249
    sintomas, 249
    tratamento, *252q*
  pré-estiloide, 251
    complicações, 251
    diagnóstico, 261
    exame clínico, 251
    idade de ocorrência, 251
    sintomas, 251
  pós-estiloide, 249
    complicações, 249
    diagnóstico, 249
    exame clínico, 249
    idade de ocorrência, 249
    sintomas, 249
  quadros clínicos, 249
    sinais de alerta, 249
  sinais clínicos, 244
  tratamento, 245
Acondroplasia, 327
  definição, 327
Adenites, 277
  e abscessos, 241
    avaliação
      complementar, 243
    clínica, 241
    diagnóstico diferencial, 241
    etiologias, 243
      aguda isolada, 243
      cervicais múltiplas
        agudas, 243
      supurações, 244

    sinais de gravidade, 242
Adenoidectomia, 102
Adenoma
  pleomorfo, 285
Adenopatias malignas, 277
Afonias
  psicogênicas, 160
Aftas comuns, 185
  apresentação, 185
  frequência, 185
Agenesia, 50
  do nervo facial, **50f**
Amigdalectomia, 102
Amigdalite caseosa, 93
Anginas
  de repetição, 94
  e faringites, 87
    complicações, 90
      gerais, 90
      locorregionais, 90
    definição, 87
    diagnóstico(s), 89
      clínico, 89
      diferenciais, 89
      teste rápido de detecção
        para o estreptococo do
        grupo A, 89
    epidemiologia, 87
    formas clínicas
      particulares, 90
    tratamento, 90
Angiofibroma juvenil, **224f**
Angioma
  parotídeo, **285f**
Anosmia
  congênita, **231f**
Aplasias
  maiores, 40
    da orelha
      protocolo de avaliação, **42f**
    do pavilhão auricular, **41f**
  menores, 43
    apresentações clínicas, 44
    avaliação, 44

    da orelha esquerda, **44f**
    epidemiologia, 43
    exame clínico, 44
Apneia
  no bebê, 309
  síndrome de
    e hipopneia obstrutiva, 95
    definição, 95
    diagnóstico, 98
      clínico, 98
    estudo do sono, 98
    epidemiologia, 95
      natureza e etiologia do
        obstáculo, 96
    principais objetivos do
      manejo, 98
    tratamento, 102
Arcos branquiais, 5, **6f**
  derivados dos, *3q*
  evolução dos, **7f**
Arnold-Chiari
  malformação de, 129
Associação CHARGE, 51
  diagnóstico da, 51
Avaliação auditiva, 57
Avaliação ortopédica
  dentofacial, 101, **101f**
Audiometria, 27
  vocal, **35f**

## B

Bolhas, 186
Bolsa
  de retração, 27
Broncoscópio, **148f**
Bruxismo, 100
Bucolinguofacial
  reeducação motora, 102

## C

Cefpodoxima
  para otite, 15
Ceratodermias
  palmoplantares
    congênitas, 183

# Índice Remissivo

CHARGE
  associação, 51, 229
Charles Bell
  paralisia de, 5
Cisto epidérmico
  unilateral, **157**
Cistos dermoides
  da região orbital, 266
    investigação
      complementar, 267
    quadro clínico, 266
    tratamento, 267
  do dorso nasal, 234
Cistos e fístulas cervicais, 255
  da 4ª bolsa branquial, 258
  diagnóstico, 257
  exame complementar, 257
  laterocervicais, 255
    da 1ª fenda branquial, 255
    da 2ª fenda branquial, 255
  medianos do pescoço, 260
Cistos e fístulas da face, 263
  do dorso nasal, 263
    complicações, 263
    investigação
      complementar, 264
    quadros clínicos, 263
    tratamento, 264
Cistos laríngeos, 122
  localização, 122
  sintomatologia, 122
  tratamento, 122
Cistos mucosos, 159
Cóclea
  malformações da, 45
Colesteatomas
  adquiridos, 26
  congênitos, 29
    clínica, 29
    conduta, 29
    diagnóstico, 29
    do tímpano esquerdo, **29f**
    fisiopatologia, 29
Cordas vocais
  distúrbios de mobilidade
    das, 160
  lesões das, 158
    disfonias por, 158
Corpos estranhos
  do conduto auditivo
    externo, 65
      contraindicações ao uso da
        lavagem da orelha, 68q
      situações urgentes, 66q
  no trato aerodigestório

e ingestão de substâncias
  cáusticas, 145, 149, 152
  clínica, 147
  conduta, 149
  diagnóstico, 149
  exames
    complementares, 147
  técnica de extração, 149
  tratamento, 147, 153
Crânio
  base do
    patologias da, 233
      infecções, 236
      malformações, 233
      tumores, 235
  e face, 2

# D

Deglutição
  distúrbios de, 169
    abordagem, 171
      anamnese e sinais
        clínicos, 171
      exame clínico, 172
    etiologias, 171
      obstrução mecânica, 171
      origem motora, 171
    introdução, 170
    quadros clínicos, 170
    sintomas, *172q*
    tratamento, 175
    videoendoscopia, 174
    videofluoroscopia, 175
Dermatite herpetiforme, 187
  acometimento, 187
  diagnóstico, 187
Dermoepidermite, 18
Desconforto respiratório alto
  conduta em caso de, 79
    diagnóstico positivo, 79
    procedimento
      diagnóstico, 80
      diagnóstico etiológico, 83
      diagnóstico
        topográfico, 83
      exame clínico geral, 81
      exame
        otorrinolaringológico, 81
      exames
        complementares, 82
        de tomografia
          computadorizada ou
          ressonância, 82
        ecografia, 82
        laringotraqueoscopia, 82

inspeção, 81
interrogatório dos pais, 80
sinais de gravidade, 81
semiologia, 79
Discinesia(s)
  laríngeas, 128, 132
Disfagia, 170
  febril, 82
Disfonia, 75
  crônica, 155
    avaliação, 155
      anamnese, 155
      exploração clínica da
        voz, 155
        exame da laringe, 156
        exame funcional, 156
    etiologias, 157
      com lesões das cordas
        vocais, 158
      conduta diagnóstica, 157
      por lesões provavelmente
        congênitas, 160
      sem lesão das cordas
        vocais, 160
    introdução, 155
Disosmia
  quantitativa, 228
Dispneias
  crônicas, 75
  de origem traqueal, 135
    diagnóstico, 135
    etiologias, 135
    tratamento, 138
  laríngea, 108
Doença de Darier, 182
  complicação, 182
  definição, 182
Doença de Kawasaki, 89
Doença de Lyme, 51
Doença de Ménière, 57
Doenças ósseas constitucionais
  distúrbios auditivos e
    ventilatórios nas, 325
Dor
  abordagem da, 343
    como aliviar a dor de uma
      criança, 344
      autoavaliação, 345
      heteroavaliação, 345
    etiologias, 344
    introdução, 344
    tratamento, 346
      idades e patamares, 350q
      meios farmacológicos, 350
        cloridrato
          de tramadol, 351

codeína, 350
ibuprofeno, 350
morfina oral, 351
nalbufina, 351
paracetamol, 350
meios não
farmacológicos, 355
Drenagem cirúrgica
para abscessos, 254
Ducto tireoglosso
cistos do, 260
origem, 260
frequência, 260

# E
Ecografia, 82
Embriologia
revisão da, 1
arcos branquiais, 5
crânio e face, 2
derivados dos arcos
branquiais, *3q*
estruturas faríngeas, 6
estruturas laríngeas, 10
introdução, 2
Empiemas
epi e subdural, 237
definição, 237
diagnóstico, 237
sinais, 237
tratamento, 237
Endognatia maxilar, 100
Epidermólises bolhosas
congênitas, 186
Epiglotite, 111
epidemiologia, 111
etiologia, 111
evolução, 111
sintomas, 111
tratamento, 111
Epistaxe, 209
etiologias, 210
na criança, *210q*
investigação, 212
anamnese, 212
exame clínico, 212
exames paraclínicos, 212
tratamento, 212
na ausência de
sangramento, 212
na presença de
sangramento, 213
Escarlatina, 90
Escore de Westley, *110q*
Esofagoscópio, **151f**
pinça do, **152f**

Estenoses do conduto auditivo
externo
com pavilhões normais, 43
apresentações clínicas, 43
epidemiologia, 43
exame clínico e avaliação, 43
manejo, 43
Estenoses laríngeas
adquiridas, 122
localização, 122
sintomatologia, 122
tratamento, 122
malformações e, 119
Estenoses subglóticas, 309
Estímulos sonoros
desenvolvimento de, 34q
Estridor, 309
conduta em caso de, 73
causa, 74
criança, 74
diagnóstico, 75
etiologias, 74
introdução, 74
manejo, 76
vídeos, 76
Estudo do sono, 98
Etmoidite
aguda, 193
avaliação, 193
tratamento, 193
classificação segundo
Chandler, *195q*
complicações, 196
ósseas, 197
Exame(s)
de imagem, 331
situações clínicas, 337
técnica de, 332
CBCT, 335
radiografia padrão, 332
RM, 337
tomografia, 334
ultrassonografia, 334
otorrinolaringológico, 81

# F
Face, 2
desenvolvimento da, **4f**
Faringite, **88f**, 88
complicações, 90
gerais, 90
locorregionais, 90
definição, 88
diagnóstico(s), 89
clínico, 89
diferenciais, 89

epidemiologia, 88
granulosa, 93, **93f**
tratamento, 90
Fenda facial, 268
investigação
complementar, 268
quadro clínico, 268
tratamento, 268
Fenda labiopalatina, **172f**
Fenda velopalatina, **165f**
Fendas laríngeas, 122
definição, 122
do tipo 2, 123
localização, 122
prognóstico, 123
tratamento, 123
Fibromatose *colli*, 272
aspecto, 272
tratamento, 272
Fístula traqueoesofágica, **137f**
Fístulas cervicais, 255
diagnóstico, 256
exérese de uma, **257f**
tratamento, 257
Fístulas pré-auriculares
congênitas, 265
complicações, 266
dos lábios, 266
quadro clínico, 266
tratamento, 266
investigação
complementar, 266
quadro clínico, 265
tratamento, 266
Fossas nasais
meningoceles das, 235
Franceschetti
síndrome, 328
anomalias, 328
definição, 328

# G
Gânglio geniculado, 52
Gengivite hipertrófica, **173f**
Glândulas salivares, 281
distúrbios da salivação, 284
patologias das, 281
obstrutivas, 282
tumorais, 285

# H
Hamartoma
ortoceratótico, 183
definição, 183
lesões, 183

Hemangioma(s), 75
  e malformações vasculares
    cervicais, 289
    complicações, 292
    diagnósticos diferenciais, 293
    investigação, 293
    quadros clínicos, 290
    topografias e extensões
      eventuais, 290
    tratamento, 294
  nas glândulas salivares, 285
Hematoma
  do septo, *302f*
Herpangina, 185
  causa, 185
  definição, 185
  sintomas, 185
Herpes, 187
  primoinfecção, 187
  tratamento, 187
  zóster, 188
    apresentação, 188
    tratamento, 188
Hialinose
  cutaneomucosa, 184, *184f*
    definição, 184
    evolução, 184
Hiperplasia epitelial focal, 182
  aspecto clínico, 182
  diagnóstico, 182
  virologia, 182
Hipoacusia, 68
Hipoplasia, 50
Hipotonia
  muscular faríngea, 96
House e Brackmann
  classificação de, *49q*

# I
Impetigo, 186
  apresentação, 186
  causa, 186
  definição, 186
Implante coclear
  orelha com, *37f*
Insônia, 100
Insuficiência velopalatina, 163
  avaliação clínica
    e paraclínica, 165
  definição, 164
  etiologias, 164
  sintomas, 165
  tratamento, 166

# J
Jadassohn-Lewandowsky
  síndrome de, 183

# K
Kawasaki
  doença, 89
KID
  síndrome, 183

# L
Labirintite, 16
Laringe
  embrionária, *10f*
Laríngeas
  malformações e estenoses, 119
Laringite
  aguda, 107
    definições, 108
    quadros clínicos, 108
    subglótica, 108
      diagnóstico diferencial, 109
      em endoscopia, 109
      epidemiologia, 18
      etiologia, 108
      evolução, 109
      sintomas, 109
      tratamento, 109
  de repetição, 309
  diftérica, 112
    epidemiologia, 112
    forma de aparecimento, 112
    sintomas, 112
    tratamento, 112
  espasmódica, 111
    diagnóstico diferencial, 112
    epidemiologia, 111
    evolução, 112
    sintomas, 112
    tratamento, 112
  exame da, 156
  trauma de, *141f*
Laringomalacia, 75, 113
  aspecto fibroscópico da, *115f*
  comorbidades, 115
  definição e epidemiologia, 113
  fisiopatologia, 114
  manejo, 115
    avaliação, 115
    tratamento, 115
  quadros clínicos, 114
Laringoscopia, 130
Laringotraqueíte viral, 108
Laringotraqueoscopia, 82
Lesões
  e corpos estranhos
    do conduto auditivo
      externo, 65
      manejo, 65
        esquema clássico, 66
        otorrinolaringológico, 67
        quadros clínicos, 65
        revisão da anatomia do
          meato acústico, 65
  faringolaringotraqueais, 141
  papulosas, hiperplásicas e
    hiperceratóticas, 182
Linfangiomas, 287, 294
  características clínicas, *295q*
  investigação, 296
  quadro clínico, 294
  tratamento, 296
Linguagem
  desenvolvimento da, *34q*
Lipoblastoma, 274
  definição, 274
  tomografia, 274
  tratamento, 274
Líquen escleroso, 184
  definição, 184
Litíases, 282
  diagnóstico clínico, 282
Lyme
  doença de, 51

# M
Macroglossia
  difusa, *173f*
Malformações
  de Arnold-Chiari, 129
  e estenoses laríngeas, 119
    definições e revisão de
      anatomia, 120
    fibrocartilaginosas, 121
      localização, 121
      sintomatologia, 121
      tratamento, 121
    membranas
      e diafragmas, 120
Massas cervicais, 271
  tumefação da região
    mediana, 278
  tumefação das regiões
    laterais, 271
    massas congênitas, 272
      dura, 272
        fibromatose *colli*, 272
        teratomas, 272
      firme, 272
    massas ganglionares, 277
    massas não congênitas, 274
      massas
        não ganglionares, 274
      não ganglionares, 274
        tumores benignos, 274
        tumores malignos, 275

Mastoidite
  aguda, 16
  aspecto clínico de, 17
  aspecto tomográfico de, 17
Meato acústico
  revisão da anatomia, 66
    inervação, 66
Melkerson-Rosenthal
  síndrome de, 52
Ménière
  doença de, 57
Meningite, 17
  sintomas, 17
Microssomias hemifaciais, 51
Miopatia
  e miastenia, 132
Miringoesclerose
  placas de, *25f*
Miringotomia, 14
Moebius
  síndrome de, 50
Mononucleose infecciosa, *93f*
Motor
  desenvolvimento
    principais etapas do, *34q*
Mucosa oral
  patologia da, 181
    bolhas, 186
    erosões e ulcerações, 185
    lesões papulosas,
      hiperplásicas e
      hiperceratóticas, 182
    vesículas, 187

# N
Narcolepsia, 100
Nasoangiofibroma, 235, ***236f***
  definição, 235
  sintomas, 235
  tratamento, 235
Nasofibroscopia, 310
Nasofibroscópio, *82f*
Nevo branco
  esponjoso, 183
    definição, 183
    extensão, 183
    lesões, 183
Nervo coclear
  malformações, 46
Nervo facial
  agenesia do, ***50f***
  fraturas e, 62
  neurite do, 16
Neurite vestibular, 59
  definição, 59
  sinais, 59

tratamento, 59
Neuroblastoma, 274
  definição, 275
  localização, 275
  manifestações clínicas, 275
  tratamento, 275
Neuropatias auditivas, 32
Neutropenia cíclica, 185
  causas, 185
  evolução clínica, 185, ***186f***

# O
Obstrução nasal, 215
  congênita, 215
    abordagem, 218
    etiologias, 216
      principais, *225q*
    fisiopatologia e diagnóstico
      clínico, 216
  na criança maior, 220
    consequências, 220
    diagnóstico clínico, 221
  no bebê, 220
Olfato
  distúrbios do, 227
    abordagem, 230
      investigação, 230
      tratamento, 230
    etiologias, 228
      distúrbios
        de percepção, 229
      distúrbios
        de transmissão, 229
    introdução, 228
    quadros clínicos, 228
Olfatometria, 230
Orelha
  externa
    anatomia da, 22
    malformações da, 39, 40
      epidemiologia, 40
      pavilhão, 40
        malformações do, 40
          apresentações
            clínicas, 41
          avaliação, 42
          exame clínico, 41
          epidemiologia, 40
          manejo, 43
  interna, 45
    anomalias do vestíbulo, 46
    cóclea, 45
  média, 43
    aplasias menores, 43
      apresentações clínicas, 44
      avaliação, 44

epidemiologia, 43
exame clínico, 44
manejo, 45
ORL
  pediátrica e genética, 313
    anomalias
      cromossômicas, 321
    diagnóstico genético, 314
    diferentes mecanismos
      genéticos, 314
    epidemiologia, 314
    hereditariedade autossômica
      recessiva, 318
    hereditariedade ligada ao
      cromossomo X, 320
    hereditariedade
      multifatorial, 321
    novos métodos de
      diagnóstico, 323
Osso temporal
  fratura(s) de, 52, 61
    epidemiologia, 61
    manejo, 62
      avaliação tomográfica, 62
    quadros clínicos, 61
    tratamento, 63
Osteogênese imperfeita, 329
  definição, 329
  transmissão, 329
Otite(s)
  adesiva, 30
  crônicas, 19
    aspectos gerais, 21
      quadro
        e epidemiologia, 21
      resumo de anatomia, 21
    simples, 24
      e perfuração timpânica
        sequelar, 24
      clínica, 24
      conduta, 24, ***25f***
      diagnóstico, 24
      fisiopatologia, 24
      tratamento, 25
    supurativa, 26
      clínica, 26
      complicações, 30
      conduta, 28
      diagnóstico, 26
        diferencial, 27
      fisiopatologia, 26
      tratamento, 28
  externa, 13, 18
    clínica, 18
    definição
      e aspectos gerais, 18

# Índice Remissivo

tratamento, 18
média aguda, 13
  complicações, 16
  definição
    e aspectos gerais, 14
  diagnóstico, 14
  tratamento, 15
média secretora, 22
  antiga, 23
  clínica, 22
  conduta, 23, **23f**
  diagnóstico, 23
  fisiopatologia, 22
  tratamento, 23
Otoliquorreia, 64
Otoemissões acústicas, 32
Otorragia isolada, 63
Otorreia
  tratamento local da, 28
Otoscopia, 14, 24

## P

Palato
  desenvolvimento do, **5f**
Papilomatose
  respiratória juvenil, 159
Paracentese, 14
Paralisia(s)
  bilaterais em abertura, 132
  bilaterais em fechamento, 131
  de Charles Bell, 53
  facial
    congênita hereditária, 51
  laríngeas, 127
    apresentação clínica, 128
    diagnóstico, 128
    etiologias, 129
    introdução, 127
    quais exames
      complementares
      fazer?, 129
    tratamento, 130
  parciais
    periféricas, 47
      adquiridas em crianças, 51
      contexto infeccioso, 51
      contexto traumático, 52
        fraturas do osso
          temporal, 52
      durante otites médias
        agudas, 51
      definição, 47
      diagnóstico etiológico e
        manejo, 48
      epidemiologia, 47
      neonatais, 50
      pós-traumáticas, 50
      quadro clínicos, 48
Paroidite
  recorrente juvenil, 283
Parosmia, 228
Patologias ORL, 306
Pênfigo
  vulgar, 186
    apresentação, 186
    diagnóstico, 186
    tratamento, 186
Pierre Robin
  síndrome, 326
    anomalias morfológicas, 326
Pilomatricoma, 274
  aspecto, 274
  definição, 274
  tratamento, 274
Pilomatrixomas, 287
Pinça óptica, **148f**
Pneumolabirinto, 64
Pólipos, 159
Polipose nasossinusial, **223f**
Pontos-chave, 2, 21, 32, 40, 56, 62, 74, 80, 88, 96, 114, 128, 136, 140, 156, 228, 308
Polissonografia, 98
Potenciais evocados auditivos
  automatizados, 32
  consumíveis, **33f**
Pott
  tumores de, 236
    definição, 236
    tratamento, 236
Primórdios mundiais
  desenvolvimento dos, **8f**

## Q

Queimaduras
  das vias aéreas
    superiores, 142
    manejo, 142
    quadros clínicos, 142

## R

Rabdomiossarcomas, 275
  craniofaciais, 236
    na criança, 236
    tratamento, 236
  frequência, 275
  prognóstico, 275
Rânula, 284
  tratamento, 284
Refluxo gastroesofágico
  e patologias ORL, 307
  abordagem, 310
    investigação, 310
    tratamento, 310
  introdução, 308
  quadros clínicos
    manifestações
      extradigestivas, 309
Ressonância magnética, 82
Rinite(s)
  alérgica, 203
    classificação, 204
    exploração da alergia, 203
    história clínica, 203
    investigação
      complementar, 204
    tratamento(s), 206
    comorbidades, 206
    imunoterapia específica, 206
    medicamentosos, 206
    medidas ambientais, 206
  e rinossinusite(s)
    agudas, 191
      complicações das
        infecções nasais e
        sinusais, 191
      complicações, 194
      definição, 192
    crônica, 200
      abordagem diagnóstica, 200
      anamnese, 200
      exame físico, 201
      exames
        complementares, 201
      tratamento, 201
    e rinite alérgica, 199
      exames
        complementares, 222
    hipertrófica, **222f**
      tratamento,
      tipos de, 193
Rinofaringite, 192
Roncos
  prevalência dos, 96

## S

Salivação
  distúrbios da, 284
Síndrome CHARGE, 46
Síndrome de apneia
  e hipopneia obstrutiva, 95
Síndrome de Franceschetti, 328

Síndrome de Jodassohn-
  Lewandowsky, 183
Síndrome de Melkerson-
  Rosenthal, 53
Síndrome de Moebius, 50
Síndrome de Pierre Robin, 326
Síndrome mão-pé-boca, 185
  causa, 185
  definição, 185
  sintomas, 185
Sinéquia
  de comissura anterior, 160
Sono
  estudo do, 98
  poligrafia do, 98
Substâncias cáusticas
  ingestão de, 152
    diagnóstico
      e classificação, 152
    manejo inicial, 152
      das complicações, 153
    monitoramento, 153
    tratamento, 153
Sulcos
  na disfonia crônica, 160
Surdez, 31
  diagnóstico, 31
    confirmação do
      diagnóstico, 33
    etiológico, 35
    triagem neonatal, 33
  de percepção permanente
    fatores de risco de, 34q
  infantil
    etiologias da, 36q
    manejo, 36
      outros, 36
      surdez de condução não
        operável, 36
Surdez de transmissão, 36

## T

Teratomas, 273
  apresentação, 273
  diagnóstico, 273
  tratamento, 273
Timpanosclerose, 30
Tireoide
  desenvolvimento da, **9f**
Tireoplastia, 130
Tomografia
  computadorizada, 82
  dos ossos temporais, 26, 42
Traqueomalacia, 74, 138
Traqueostomia, 124
  causada por estenose
    laríngea, **124f**
Trato digestório
  ingestão de
    corpos estranhos no, 149
    clínica, 149
    conduta, 149
    diagnóstico, 149
    técnica de extração, 149
Traumas laringotraqueais, 140
  manejo, 140
  quadros clínicos, 140
Traumatismos cervicofaciais, 299
  abordagem, 300
    investigação, 300
    exploração, 303
  quadros clínicos, 300
  tratamento, 303
Triagem neonatal
  algoritmo da, **33f**
Tromboflebites
  dos seios intracranianos, 237
    definição, 237
    diagnóstico, 237
    sintomas, 237
    tratamento, 237

## U

Ultrassonografia
  exame de imagem, 334

## V

Vertigens
  diagnóstico e manejo, 55
    anamnese, 55
    exame físico, 55
    exames complementares, 57
    principais etiologias e
      tratamentos, 57
    patologias observadas em
      crianças, 57
    patologias observadas em
      adultos, 57
Vesículas, 187
Vestibulometria, 57
Vias aéreas superiores
  corpo(s) estranho(s) em, 146
    brônquico, 146
    no vestíbulo laríngeo, 146
    transglótico, 146
    traqueal, 146
  traumas laringotraqueais e
    queimaduras das, 139
Videofluoroscopia
  da deglutição, 175
Videoendoscopia
  da deglutição, 174
Voz
  exame funcional da, 156
  exploração clínica da, 156

## W

Westley
  escore de, *110q*
Zona
  do gânglio geniculado, 52